Neuroscience Literacy

脳神経科学
リテラシー

[編著]
信原幸弘
Nobuhara Yukihiro

原 塑
Hara Saku

山本愛実
Yamamoto Manami

keiso shobo

はしがき

　科学技術の発展は相変わらず目覚ましいが、なかでも最近は、脳神経科学に著しい発展が見られる。昨今の「脳ブーム」は脳神経科学がつぎつぎと新たな興味深い成果を生み出していることのひとつの証であろう。

　脳神経科学は脳という物質的な次元から心を解明しようとする点に大きな特色がある。現代の科学は、物質や生命だけではなく、心にもすでに探究のメスを入れており、心理学や精神分析学、認知科学など、心の諸科学も、着々とその成果をあげつつある。そのようななかで脳神経科学は、心をたんに心として解明するのではなく、心をその物質的基盤である脳のレベルから解明しようとする点で、他の心の諸科学とは異なる大きな独自性がある。

　心をその物質的基盤である脳の次元から解明することには、ふたつの大きな意味があると考えられる。ひとつは、これまでの心の見方が根本的に塗り替えられ、まったく新たな見方が生まれる可能性があるということである。心がたんに心として探究されるかぎりでは、せいぜい心の未知な側面がいろいろ見いだされるだけで、心の見方が根本的に変わるということはおそらくないであろう。しかし、心がそれとはまったく異質とされる物質の次元から解明されるとなれば、心の見方も根本的に変わる可能性が十分、あるといえよう。じっさい、たとえば自由意志にかんする脳神経科学の研究は、自由意志の存在を否定しかねない成果を生み出している。わたしたち人間には自由意志があるということは、人間の心にかんする従来の見方の根幹をなすものである。脳神経科学による心の解明はそれを否定して、まったく新しい心の見方をもたらす可能性があるといえよう。

　従来の心の見方ないし既存の人間観を塗り替える新しい見方が生まれる可能性があるという点に加えて、もうひとつの大きな意味は、心をその物質的基盤

から解明することにより、心を物質のように計測・制御する技術が開発される可能性が出てくるだろうということである。これまでであれば、わたしたちは他人の心を知るためには、他人の言動に頼らざるをえなかったし、他人の心に働きかけるためには、説得や処罰のような方法を用いるしかなかった。しかし、心の働きがどのような脳の働きによって実現されているのかが分かれば、脳の働きを計測することによって、その人の心を知ることができるし、また脳に薬物を投与したり外科的な手術を施したりして、心のあり方を変えることができる。

このような脳にもとづく心の読み取り（マインド・リーディング）や心の制御（マインド・コントロール）は、じつにさまざまな領域での技術的応用を可能にする。たとえば、犯罪容疑者の脳活動を計測して嘘をついていないかどうか調べたり、手足の不自由な人の脳の運動指令を読み取って義手や義足を自由に操れるようにしたり、消費者の購買意欲を読み取ってもっとも好みの商品を提供したりすることができるようになる。また、脳に作用する薬物の投与や脳への電気刺激などによって、うつ状態を改善したり、集中力を強化したり、あるいは目先の利益にとらわれずに長期的な利益をはかる意志力を強化したりすることができるようになる。

脳神経科学の発展はこのようにわたしたちの既存の人間観や実生活に測り知れないほど大きな影響を与える可能性を秘めている。しかも、そのなかには必ずしもわたしたちにとって有益とはいえないものも含まれている。脳から心が読み取れるようになれば、わたしたちは人には知られたくない内心の秘密をむりやり暴かれてしまい、「心のプライバシー」を失うことになるのではなかろうか。薬物によって頭をよくすることができるようになったとしても、そのようにして賢くなることは、人間の生き方としてはたして意味のあることなのだろうか。また、自由意志の存在が否定されれば、わたしたちは自由意志を前提としないような新たな人間観や社会制度を構築しなければならないだろうが、そのようなことがはたしてできるのだろうか。もしできないなら、むしろそうしたわたしたちの手に負えない真実を暴き出す脳神経科学の研究そのものをやめにしたほうがよいのではないだろうか。

脳神経科学の成果からできるだけ多くの恩恵を引き出し、またできるだけ害を減らすためには、脳神経科学の成果をうまく活用する能力と、脳神経科学をわたしたちの生活や社会にとって役立つ方向に発展させる能力が必要である。

こうした能力が脳神経科学リテラシーである。

　脳神経科学の成果をうまく活用して実生活に役立てるためには、脳神経科学のどのような成果がとくにわたしたちの生活や社会に深い関わりがあるかを知る必要がある。脳神経科学の成果は、現状でもすでに膨大であり、その基本的な事項ですら、一般の人々にとっては習得が困難である。しかし、脳神経科学の成果のすべてがわたしたちの生活や社会に深く関係しているわけではない。たとえば、脳内のどのような処理過程によって知覚が成立するかということは、ほとんどわたしたちの生活には関係しないだろう。しかし、目撃証言の誤りをもたらすような見落としや見誤りが脳のどのようなメカニズムによって生じ、それによる災いを防ぐにはどうすればよいかということは、わたしたちの生活や社会に大きく関係しよう。脳神経科学リテラシーに必要なのは、必ずしも脳神経科学の基礎的な知識全般ではなく、むしろわたしたちの生活や社会に深く関係するかぎりでの脳神経科学の知識なのである。

　脳にかんする通俗的な書物がたいへん人気があり、脳ブームが生じているのも、そのような書物が脳神経科学の入門書とちがって、わたしたちの生活に役立つ脳神経科学の知識をおもに紹介しているからであろう。しかし、このような通俗書には用心すべきである。それらはお手軽な実用性を狙うあまり、脳神経科学の成果を過度に単純化したり、誇張したりしがちだからである。

　たとえば、脳の活動から嘘を検出する研究が行われているが、その精度は現在のところ、せいぜい 90% 程度にすぎない。それを 100% 確実であるかのように言うのは、誇張がすぎる。そのような誇張を鵜呑みにして、現在の嘘発見の技術を犯罪捜査などに利用したりすれば、むしろ弊害のほうが大きいであろう。脳はきわめて複雑な装置であり、しかも個人差もかなり大きい。脳にかんする知見は現状では、多くの被験者にかんするデータを統計処理して得られる平均的な結果にすぎない。そのような知見を誰にでも完全に当てはまるものと考えるのは、根本的な誤りである。

　とはいえ、脳神経科学の専門家でない一般の人々が脳神経科学の成果を学ぶためには、その時間的な制約から言っても、ある程度の単純化は避けられないだろう。また、実生活に活かすためには、そのような単純化されたものでも通常、十分であろう。しかし、害を及ぼす過度の単純化や誇張については、それを見抜いて、鵜呑みにしないようにすることが重要である。脳神経科学リテラシーはそのような過度の単純化や誇張を見抜く力をも提供するものである。

脳神経科学からできるだけ恩恵を引き出し、害を減らすようにするためには、そもそも脳神経科学をわたしたちの生活や社会にとってできるだけ有益かつ無害な方向に発展させていかなければならない。脳神経科学の研究の動向を大きく左右するのは、ひとつには、脳神経科学にかんする科学技術政策である。したがって、わたしたちはそのような政策に自分たちの価値観や希望を適切に反映させる能力を身につける必要がある。そしてそのためには、脳神経科学が今後、どのような成果をもたらしうるのか、またそれらの成果がわたしたちの生活や社会にどのような影響を及ぼしうるのかを的確に判断することができなければならない。そのような的確な判断力にもとづいて脳神経科学にかんする政策に自分たちの価値観や希望を反映させ、脳神経科学を望ましい方向に導いていく能力もまた、脳神経科学リテラシーの重要な部分である。

　脳神経科学リテラシーは、脳神経科学の専門家ではない一般の人々にとってとくに必要な能力であるが、脳神経科学の専門家やその卵の人たちにとっても、じつは重要である。たしかに専門家や卵の人たちは、脳神経科学の基礎的な知識をすでに獲得しているが、それがわたしたちの生活や社会にたいしてどのような利益や害をもたらす可能性があるのかということや、一般の人々が脳神経科学にたいしてどんなことを希望し、どんなことを忌避するかということについては、必ずしも十分な理解があるとはかぎらない。そのような理解を得るためには、かれらにとっても脳神経科学リテラシーが必要なのである。

　本書は脳神経科学リテラシーの教科書として作成したものである。大学での半年の授業に便利なようにと考えて、全部で15章の構成とした。しかし、大学での授業だけではなく、一般の方々にも、本書を読んで脳神経科学リテラシーをぜひとも身につけていただきたいと思う。脳神経科学が急速に発展するなかで、脳神経科学リテラシーの重要性はますます高まっている。本書を用いて多くの大学で脳神経科学リテラシーの授業が行われ、また多くの方々が本書を通じて脳神経科学リテラシーを身につけていただければ、これに勝る喜びはない。

編者代表　信原幸弘

脳神経科学リテラシー

目 次

はしがき

第1章　脳神経科学リテラシーに向けて ……………………1
1. 文理横断的な知識の必要性　2
2. 脳神経科学の社会的有用性　7
3. 応用に伴うリスク　11
4. 求められる脳神経科学リテラシー　14

I　認知機能の脳神経科学

第2章　知覚：環境変化の見落としについて ……………21
1. 見落としの視覚心理学　22
2. 脳内の二つの視覚メカニズム：腹側路と背側路　25
3. 変化盲の脳神経科学的実験①：機能的磁気共鳴画像法　28
4. 変化盲の脳神経科学的実験②：経頭蓋磁気刺激法　31
5. 日常生活にどう関わるか　33

第3章　記憶：偽記憶研究の現在と未来 ……………………37
1. 裁判員制度と記憶研究の接点　37
2. 人間の記憶システムと偽記憶　39
3. 偽記憶研究の実験　47
4. 応用可能性と問題点　51
5. 社会的な問題との結びつき　57

第4章　自由意志：常識的な見方を問い直す ……………61
1. 無意識的な過程の役割：心理学の知見　62
2. 無意識的な脳の活動が行為を引き起こす：脳神経科学の知見　65
3. 自由意志は錯覚か？　71

第5章　意思決定：薬物依存と意思決定の歪み ……………… 81
1. 薬物使用の実態　82
2. 意思決定における脳の状態　85
3. 報酬の価値と時間の関係　91

第6章　道徳：理性主義と感情主義 ……………………………… 101
1. 道徳とは何か　101
2. 哲学の3つの理論：道徳の理性主義①　104
3. 発達心理学の段階説：道徳の理性主義②　107
4. 脳神経科学の知見とインパクト：道徳の感情主義　111
5. 道徳観への影響とリテラシー　120

第7章　信頼：社会性の神経経済学 ……………………………… 125
1. 秩序問題　125
2. 社会的交換理論からの秩序問題へのアプローチ　127
3. 信頼にかんする脳神経科学　133
4. 信頼の向上による社会の増強可能性　139

II　脳神経科学と社会

第8章　マインド・リーディング
　　　：脳から人の心を読む ……………………………… 145
1. イメージング技術　145
2. イメージング技術を用いた虚偽検出　152
3. マインド・リーディングの倫理的問題　161

第9章　ブレイン・マシン・インターフェイス
　　　：脳と機械を結びつける ……………………………… 165

1. 侵襲型 BMI　167
2. 非侵襲型 BMI　174
3. BMI の今後の発展と社会的影響　179

第10章　精神疾患：心の病から脳の病へ　……………………187
1. 精神疾患と脳神経科学　187
2. うつ病の脳神経科学　193
3. 脳神経科学的な見方の問題点　199

第11章　スマートドラッグ
　　　　：薬物によるエンハンスメント　……………205
1. リタリンをめぐる現状　206
2. リタリンの効果と限界　209
3. スマートドラッグ開発の将来　214
4. 社会的影響　217

第12章　教育：神経神話を問い直す　……………………223
1. 脳神経科学と教育　223
2. 三歳児神話　225
3. 将来的な可能性　235

第13章　加齢：認知機能の変容　……………………241
1. 振り込め詐欺と高齢者　243
2. 加齢による認知機能の変容　246
3. なぜ高齢者は虚偽を信じやすいのか　248
4. 加齢による意思決定の変容　253
5. 振り込め詐欺被害を食い止めるために　256

第14章 広告利用：脳トレ広告にみる
　　　　脳神経科学言説の信頼性 …………………………………261
　1. fMRIの商業利用の問題　262
　2. 脳神経科学情報がもつ説得力　265
　3. 脳トレの販売戦略　270

第15章 脳神経科学によるイノベーションの創出……………287
　1. イノベーションが必要とされる理由　288
　2. 産業構造の転換　290
　3. 脳神経科学に基づくイノベーションの可能性　296
　4. 脳神経科学リテラシーの必要性　305

あとがき　309
図表出典一覧　311
人名索引　317
事項索引　319

第 1 章

脳神経科学リテラシーに向けて

　寝不足の朝、鏡を前にして朦朧としながら歯を磨き、徐々に意識がはっきりしていく過程で今日のうちに片付けなければならない仕事を思い出し、作業の手筈を考え始める。このように、鏡に映る自分を見やりながら歯を磨く時、こなすべき仕事を頭の内でリストアップして作業手順を考える時に、その心の働きを支えているのは脳である。脳は人間が行う認知活動の物質的基盤であり、脳が機能するメカニズムを明らかにすることができれば、人間がどのような認知活動をおこなっているのかをつきとめたり、それに人為的に介入したりすることができるようになるだろう。

　20 世紀末にいたるまでの間に脳の解剖学的構造や脳細胞の機能や働きについて多くの科学的知見が蓄積されてきたが、人間が実際に認知活動を行っている時に脳がどのように働いているのかは、なかなか調べることができなかった。しかし、1990 年代以降、人間の脳機能を計測するための様々な技術、例えば、機能的磁気共鳴画像法（fMRI）や近赤外分光法（NIRS）が開発され、現在では、人間の認知活動を支える脳の機能を計測することができるようになっている。このような脳神経科学技術の進歩のおかげで、人間の心についての科学研究が急速に進んでいる。

　人間の心に関する科学的知識を用いれば、心の機能不全が関与していると考えられる様々な問題（例えば、精神疾患や加齢に伴う認知機能の低下、自殺など）を解決する手掛かりが得られるかもしれない。また、読みとられた脳機能情報に基づいて制御される高度生活支援器具（例えば、ロボットスーツなど）を開発することで、自分の思い通りに身体を動かせなくなった高齢者や障害者の生活を支援し、自律的な生活を送れるようにサポートすることができるかもしれない。このような考えのもとに、近年では、応用が視野に入った仕方で脳神経

科学研究が進められている。

　また、人間の心に関する科学的知識が蓄積されて広く紹介されるようになると、それによって、これまで社会の中で受け入れられてきた人間観――例えば、人間はいつでも複数の選択肢から自分の気に入った一つを選び取った上で、その意思決定に基づいて行為を行っているといった見方――が一面的であると感じられ、変更を迫られるようになるかもしれない。現在の社会制度は従来型の人間観に依拠しているため、脳神経科学的人間観の広がりは、広範な社会的影響を及ぼす可能性がある。

　このように、脳神経科学上の知識や脳神経科学技術には社会問題の理解や解決に役立つものや、あるいは社会に対して思想的影響を及ぼす可能性をもつものがあるが、本書では、社会生活と深く関連している脳神経科学上の知見の理解やそれに基づく判断能力を、脳神経科学リテラシーと呼ぶ。章ごとに異なるテーマを取り上げながら、読者が脳神経科学リテラシーを習得できるように、脳神経科学の研究状況やその研究の社会的・文化的意義を説明していくことにしたい。

　脳神経科学リテラシーは脳を対象としているため、その習得に必要なのは理系的な知識・能力であると思われるかもしれない。しかし、そもそも脳神経科学を始めとする最近の科学技術には社会に対して大きな影響力をもつものが多く、その意味や意義を理解するためには、科学的知識だけでは不十分である。そこで、本章ではまず、現代の科学技術を理解するためには、理系的能力だけでは不十分であり、文系的能力が必要であることを明確化する。脳神経科学リテラシーでは、文理横断的な知識と発想とが求められているのである。その上で、応用を目指した脳神経科学研究の現状を説明し、それが社会にどのような影響を与える可能性があるのか、またそのリスクは何なのかを概観していこう。

1. 文理横断的な知識の必要性

　大学や研究所などの機関で研究されている学問には様々あるが、それらを分類するためにはどうしたらよいだろうか。そのための最も一般的な手法は、それぞれの学問が何を対象とするのかに注目することだろう。そこから、自然を探究する自然科学、人間を対象とする人文科学、社会を対象とする社会科学が区別されることになる。このような区別は、教育組織としての大学のあり方に

も反映されていて、たとえば理系の学生は自然科学に分類される授業科目を主に勉強し、文系の学生は人文社会科学に分類される授業科目を主に勉強する。また、それぞれの学生が文系・理系どちらの学部の出身なのかは、就職時に、どこの会社に、どのような仕方で採用されるかにも大きく影響する。このように大学卒業時に人材は大きく文理の観点から区別されるため、学生も教育課程のかなり早い段階で、自分が文理どちらの進路を選択するのかを決断するように迫られることになる。

ところが、この文理の区別は、実際に大学や研究機関で行われている研究の内容を正確に反映しているわけではない。いわゆる理系の学問には医学や工学が含まれるが、医学は人間がかかる疾患の原因の解明や治療、工学は社会の技術的進歩や社会的問題の技術的解決を目標としており、人間と社会に直接的に関わっている。したがって、医学や工学の研究には、社会システムや人間の生活のあり方についての理解を欠かすことができない。また、文系の学問についても、人間や社会を自然物や自然現象とみなすことは可能であり、最近では、人文社会科学研究をすすめる際に、自然科学研究で得られたデータの検討は不可欠になってきている。このように、研究対象の区別に基づいて、自然科学と人文社会科学を明確に区別することは困難なのである。

自然科学と人文社会科学はまた、研究手法の違いによっても区別されている。自然科学では、実験や論理的推論が代表的な研究手法として使われるが、これらの自然科学的手法は、研究に従事する人の価値判断や文化的属性に影響されず、そこから導き出される結論（科学的知識）は客観的で、価値中立的であり[1]、またどこの文化圏でも成立するはずであると想定されている。それに対して、人文社会科学では、たとえばルターによる聖書の翻訳がドイツ文化に与えた影響の研究や、満州事変が起こった原因の研究など、作品や文献の意義の理解や社会現象の解釈などが行われる。そこで使用される解釈的手法は、研究に従事する人の意味理解や価値判断の影響を受けるため、客観性や価値中立性を持たないとされる。つまり、自然科学的知識が客観的で価値中立的であるのに対して、人文社会科学的知識はそれらの性質を持たないとされるのである[2]

---

[1] 科学的知識が価値中立的であるとは、何が科学的に真であり、偽であるのか、どのような知識が科学的に重要であるのかといった判断が、社会で受け入れられている価値やその知識が応用される社会的文脈からの影響を受けないことを言う。

[2] ラヴェッツは、このことが、科学的知識の方が人文社会科学的知識よりも優位であるとする見

(Ravetz, 2006: p. 62)。

　たしかに、近年では、人文社会科学でも、文献解釈や思弁に基づく説明的手法ではなく、実験的手法が用いられることが多くなっている。実験を重視している文系の学問として長い伝統があるのは心理学だが、最近では、経済学や哲学の分野でも実験的研究が行われるようになっている（行動経済学や実験哲学）。このように、研究手法によって自然科学と人文社会科学を区別することは年々難しくなってきているが、それでも、ある現象が生じる条件を実験的手法によって人為的に統制することで、客観的、価値中立的、普遍的な科学的知識を獲得することができるはずだという思想は維持されている。したがって、理論の体系化を進め、理論の検証や反証を実験によって行っていく学問を自然科学だと考えれば、そのような手続きをおこなわない科学が、いわゆる純粋な人文社会科学であるとみなされることになる。

　以上のように自然科学と人文社会科学を区別することは確かに可能である。ところが、20世紀後半以降、先進諸国で主流となってきた、特定の問題解決を目的としたプロジェクト型科学研究（その多くは国家の財政的支援に基づいている）では、このような科学的知識の客観性や価値中立性が、無条件には保障されなくなってきている。たとえば、第二次世界大戦中のアメリカで実施され、1942年に本格始動したマンハッタン計画のことを考えてみよう（中島, 2008: pp. 171-7）。このプロジェクトでは、敵国であるドイツへの投下を目標とした原爆の開発が行われた。このプロジェクトで蓄積された知識——たとえば、天然ウランの中に微量に含まれるウラン235を取り出す（つまり、濃縮する）ために必要となる知識——は、戦争における勝利を目的として生産されており、その点では価値中立的ではない。

　また、脳神経科学に関連する問題においても、科学研究の客観性の限界を確認することができる。SSRI（選択的セロトニン再取り込み阻害剤）やSNRI（セロトニン・ノルアドレナリン再取り込み阻害剤）といった新しい抗うつ剤には、うつ病の治療薬として有効性があることが知られている[3]。自殺死亡者に関する調査では、その極めて多数が何らかの精神疾患の症状を示していたことが確認されているが、その中でももっとも比率が高いのが、うつ病もしくはうつ状態であり、自殺死亡者の30％を占めている（河西, 2009: p. 89; 高橋, 2006:

　方を生み出すと考えている（Ravetz, 2006: p. 62）。
3）このテーマについては第10章に詳細な説明がある。

p. 105)。最近日本で実施された聞き取り調査でも、自殺との関連性の高さが示唆されている様々な要因(うつ病のほか、家族の不和、負債、身体疾患、生活苦、職場の人間関係、職場環境の変化、失業、事業不振、過労など計68項目)のなかで、自殺と最も強い関連性を持っているのがうつ病、うつ症状であることが明らかになっており(自殺実態解析プロジェクトチーム, 2008)、うつ病対策が、自殺防止のための中心的な方策であると考えられている(河西, 2009: p. 94; 高橋, 2006: p. 106)。

　さて、先にあげたSSRIやSNRIのような新しい抗うつ剤の使用が、自殺対策として有効性をもつのではないかという推測が実際に妥当するのかどうかについて、客観的データに基づいて解答することを求められたとしよう。この問題に解答するのは実際のところ容易ではない。その理由の一つは、SSRIやSNRIの服用直後に、副作用として、不安感や焦燥感の悪化、衝動性の上昇、不眠状態の悪化などが現れることがあり、これらが自殺関連行動を惹起する可能性があることである(野村, 2007)。したがって、新しい抗うつ剤は、うつ症状を緩和して自殺を防ぐことにつながる可能性もあるが、逆に、自殺を誘発する可能性のある副作用を生じさせることも考えられる。さらに問題を複雑にしているのは、これらの副作用が、うつ病の症状そのものと見分けにくいものであるために、それが薬剤の投与によって生じたのか、そうではないのかを判別することが困難であることである(日本うつ病学会 抗うつ薬の適正使用に関する委員会, 2009)。個々の自殺死亡事例で、SSRIなどの投与によって自殺が生じたのか、そうではなくむしろうつ症状が不安定であったために自殺にいたったのかを明確に区別することは容易ではない(河西, 2009: pp. 107-8)。

　アメリカで、若年者のうつ病に対する治療としてSSRIを含めた抗うつ剤が使用される程度と若年者の年間自殺率との間の相関関係を地域別に調査したところ、それらの間に逆相関(つまり、抗うつ剤が使われる頻度の高さと若年者の年間自殺率の低さが同時に観測されること)が見られることが明らかとなった(Olson *et al.*, 2003; Gibbons, 2006)。これは、抗うつ剤の使用が自殺防止策として有効である可能性を示唆している。しかし、SSRIやSNRIに分類される9つの新しい抗うつ剤の未成年患者(大うつ病、強迫神経症や、その他の精神障害の患者)を対象とする臨床試験データを集めて、メタ分析[4]した研究による

---

4) メタ分析とは、独立に収集、分析された複数の研究データを集めて、統合的に統計分析なおす研究手法のことである。

と、新しい抗うつ剤の使用によって、自殺リスクが若干高まる（1〜3％程度）という結果が得られた（Hammad *et al.*, 2006）。これは、抗うつ剤の使用が、自殺対策として有効ではない可能性を示唆している。その後行われた別のメタ分析調査では、新しい抗うつ剤の使用と若年者のうつ病者の自殺リスクとの間には、関連性が確認できないという結果が得られている（Bridge *et al.*, 2007）。

では、結局のところ、新しい抗うつ剤の使用は、自殺対策として有効性をもつのだろうか。現時点では、この問いに対して、一義的な解答は得られていないとするのが正しい答えだろう[5]。また、研究が進めば、何らかの客観的な解答が得られるのかという問いにも、そのような保証はないと言わざるをえない[6]。先ほど紹介した日本での聞き取り調査でも明らかになったように、自殺には、経済環境、家族関係、健康状態などに関連する多数の要因が関与している。また文化的環境や社会制度の違いも自殺に大きく影響する[7]（Hendin, 1995）。こういった要因は、抗うつ剤の効果によって人間が実際に自殺してしまうのか、それともむしろ思いとどまるのかにも、関与すると考えられる。こういった自殺に関与する多様な要因を詳らかにすることは極めて難しいため、研究をどれだけ積み重ねても、抗うつ剤が自殺対策として有効かどうかについて確実な知見が得られるとは限らないだろう。またアンケートなどによる調査

5）　アメリカの食品医薬品局（FDA）は、2003年以降、抗うつ剤を若年者に投与した場合に、自殺に関連する思念や自殺行動のリスクを高める可能性があるという注意をたびたび発しているが、この注意勧告が発せられ始めて以降、若年患者でうつ病と診断される患者数と、SSRIの処方が急激に減少している（Libby *et al.*, 2007）。このように、医療関係者が、うつ病の診断や新しい抗うつ剤の使用に慎重になったため、多くの若年患者が、本来ならば受けるべき抗うつ剤による治療を受けられなくなっている可能性があると指摘されている（Pfeffer, 2007）。

6）　たとえば、河西は以下のように述べている。「SSRIについては、それ自体が自殺を引き起こすのではないかという懸念がしきりに言われているが、これには賛否両論あって、最終結論は出そうもない。服薬中の厖大な数の患者さんをきっちり追跡調査していくのは難しく、患者さんの経過や病状の多様性、病状と服薬のタイミングといった問題があるからである。また危険性を比較しようにも、SSRIによる標準的治療を行う群と行わない群のふたつに患者さんを分けることは人道上好ましくないという事情もある。もし行うにしても、患者さんを完全に無作為にそれぞれの群に割り付けなければならないし、自殺という事象の頻度からみて、理論上は世代ごとに相当多くの患者さんに協力してもらわなければならない」（河西, 2009: pp. 106-7）。

7）　たとえば、日本では完全失業率の上昇に伴って自殺死亡者数が増加しており、平成20年自殺対策白書には、以下のように述べられている。「65歳以上の人口比率が高いほど、完全失業率（過去3年間の平均）も高いほど、自殺死亡率が高くなるという関係が認められた」（内閣府, 2008: p. 22）。しかし、河西が紹介しているデータによれば、スウェーデンでは完全失業率が1992年から1994年の間にかけて2％から10％へと8％も上昇しているにもかかわらず、自殺者数は減少し続けている（河西, 2009: pp. 45-6）。

を実施する場合に、どの背景的要因を重視し、また無視するのかという考慮に研究者や調査対象者（たとえば、遺族や関係者など）の解釈や価値観が反映される可能性があり、その意味で、得られた結論が客観的ではないことも十分に考えられる。

　これらの例は、科学的知識の中には、価値相対的であり、文脈依存的であり、また客観的ではないものが含まれることを示している。特に、近年各国で国家的支援のもとで振興されている研究分野では、応用可能性や産業化を視野におさめつつ研究が行われており、そこでは、文脈依存的、価値相対的で、限られた客観性しか持たない知識が多数生産されていると考えられる[8]。このような応用を視野に入れた現代のプロジェクト型科学の特質を理解するためには、科学上の知識体系を習得するだけでは十分ではなく、その知識が生産され、使用される社会的文脈や、それらの知識が関連する価値についても学習する必要がある。脳神経科学は、そのような文理横断的な特質をもつ知識を生み出す典型的な科学分野である。

2. 脳神経科学の社会的有用性

　次に日本での脳神経科学研究の現状について確認してみよう。脳神経科学研究は、がん研究、ゲノム研究と並んで、ライフサイエンス分野の中で政府からの重点的な財政支援を受けてきたが、最近になって、全国の研究機関の役割分担を明確化するなどして脳神経科学研究を戦略的に振興していこうとする動きが現れている。たとえば、2007年夏に文部科学省内で、社会問題の解決を目指した脳神経科学の振興計画を実施することが決定され、10月18日に文部科学大臣から「長期的展望に立つ脳科学研究の基本的構想及び推進方策について」検討するようにとの諮問が、科学技術・学術審議会に出された。現在は、その諮問に応じて脳科学委員会が作られ、脳科学研究の推進戦略が検討されている。

　この諮問では、脳神経科学研究を振興していくべき理由が二つ指摘されている。第一の理由は、脳神経科学研究は、少子高齢化の進展から生じる社会的コストを軽減するための科学技術として活用可能だと考えられていることがある。

---

[8]　ラヴェッツは、ゲノム科学、ロボット工学、人工知能研究、脳神経科学、ナノテクノロジー研究がそのような自然科学分野の代表例だと考えている（Ravetz, 2006）。

新聞では、この点を強調する報道が目立った。たとえば、これは諮問が出されるより前の時点での報道であるが、2007年8月10日の『読売新聞』には、「脳科学の成果を医療、教育に本格応用…文科省が着手へ」という見出しで、以下のような記事（一部省略）が掲載された。「文部科学省は、脳科学の成果を医療や福祉、教育などに生かす応用研究に、来年度から本格的に着手することを決めた。…認知症やうつ病の予防、治療を目指すほか、脳で考えたイメージ通りに動く義手・義足などの福祉器具を開発する。また、脳科学の知見に基づいて、適切な予防を行い学習障害などの発達障害児を大幅に減らしたり、子供の能力を最大限に引き出す教育カリキュラムを開発したりするのに取り組む」（『読売新聞』2007年8月10日）。人口減少と高齢化が進展すれば、労働人口が減少し、経済成長率が低下するが、それだけではなく、高齢社会では認知症やうつ病など精神の病にかかる人口も増加し、その治療や介護のために多くの人手が必要となる。このため、老化の制御や精神神経疾患の原因の解明、予防法や治療法の確立や、高齢者向けの生活支援器具の開発をおこなっていくことが重要である。また、今後、社会での生産活動を行う年齢層の人口比率が低下していくため、若年層の生産性を上げるための方策——たとえば、発達障害の原因の解明や効果的治療法の開発、効果的な教育カリキュラムの開発——を、脳神経科学上の知見に基づいて、考案していくことが必要だと考えられているのである。

　また、報道で指摘されることは少ないが、諮問には、脳神経科学を振興するための理由がもう一つ述べられている。それは、脳はあらゆる認知活動の生物学的基盤であるために、脳機能を調べていくことによって、これまで人文科学や社会科学で蓄積されてきた人間についての知見を生物学的観点から統合的に再解釈していくことができるかもしれないということである。つまり、脳神経科学は、学際的な人間研究において中心的な役割を果たすことが期待されているのである。

　今後は、これらの二つの課題に関連する脳神経科学研究が実施されていくことになると予想される。それぞれの研究について簡単に見ていこう。

少子高齢化対策としての脳神経科学

　京都のATR（国際電気通信基礎技術研究所）に属する科学者グループと、アメリカのデューク大学の科学者グループとは、共同で、デューク大学で飼育さ

れているサルの大脳に電極を刺して、電気信号をとり、それをインターネットで日本に送って、その電気信号によってヒト型のロボットを動かす実験を行っている（科学技術振興機構，2008）。この脳神経科学技術の核になるのが、脳内の電気信号にコードされている情報を読み取る技術、つまりデコーディング技術である[9]。現時点では、このグループの実験では、サルの歩行に伴う脳情報を読み取り、それを使ってロボットを歩行させることしかできない。しかし、継続的に研究を進めていけば、体が動かなくなった人が自分の身体の代わりに人型ロボットを思考によって操ることで、介護者の助けなしでも、本人だけで日常生活で必要な雑事をこなし、自律的な生活を送ることを可能にする脳神経科学技術を開発することができる可能性がある。

また、医療の現場では、すでに脳神経科学上の知見が治療に応用されている。パーキンソン病は、身体運動の制御をつかさどる脳部位の機能が加齢に伴って低下し、運動障害がおこる神経変性疾患であり、多くの場合、薬物治療が行われる。しかし、薬物治療による効果が現れない場合や、強い副作用が現れる場合には、深部脳刺激による治療が選択される。深部脳刺激によるパーキンソン病の治療では、脳深部（視床近辺）に電極を埋め込み、その部位に電気刺激を加えることで、身体運動に必要となる脳活動を引き起こす。深部脳刺激は、パーキンソン病に対する標準的な治療法となっているが、欧米では、うつ病や強迫神経症などの精神疾患にも使用され始めている（Abott, 2005）。このように、精神疾患や神経変性疾患の有望な治療法として深部脳刺激の効果や安全性の検証が急がれている。

これらは、脳とその外部にあるコンピュータや機械などを直接結びつけて情報をやりとりする脳神経科学技術であり、BMI（brain-machine interface, ブレイン・マシン・インターフェイス）と呼ばれる[10]。サルとヒト型ロボットを結びつける場合のように、脳情報を読み取って外部に持ち出す装置は出力型BMI、深部脳刺激のように、外部から電気信号を脳内に送り、脳情報処理に影響を与える装置は入力型BMIである。現在、入力型BMIと出力型BMIを組み合わせることで身体を媒介とせずに脳と外界とで情報をやりとりするIBIT（interactive brain information technology, 脳情報双方向活用技術）の開発が

9） fMRI（functional magnetic resonance imaging, 機能的磁気共鳴画像法）などの脳画像法を使った脳情報の読み取り（マインド・リーディング）については、第8章で論じる。
10） BMIについての紹介と検討は、第9章で行う。

進められている。この技術により、高機能の義肢や人工感覚器、効果的な脳リハビリテーション法など、少子高齢化対策に直結する技術開発が進展することが期待されている（科学技術振興機構研究開発戦略センター, 2007）。

脳神経科学による人間理解の深化

素朴な日常的直観に基づく伝統的な人間観によると、人間は、行為から得られる利益や不利益、また行為がもたらす様々な副次的帰結などを意識的に熟慮する認知機構を持っており、知覚によって外界の状況を把握した後で、この認知機構を用いて熟慮と意思決定を行い、最終的に行動を実行すると想定されてきた。フロイトが無意識の認知過程を発見したことで、このような伝統的な人間観は一旦崩れかけたが、それでもこの素朴な人間観は、現在でもしっかりとわたしたちの日常生活や社会制度に根をおろし続けていると考えてよいだろう。

ところが、近年、認知科学や脳神経科学において、認知についての新しい見方が形成されてきている。それは、人間の認知活動は、自動的で潜在的な認知システムと熟慮的で意識的な認知システムという二つのシステムによって担われており、熟慮的で意識的な認知システムが果たす役割は、従来想定されていたのよりも、かなり小さいのではないだろうかという考えである（Daw *et al.*, 2005; Sakagami *et al.*, 2006）。

たとえば、視覚情報は、頭の最後部に位置する一次視覚野に入り、そこから側頭葉に下っていく腹側路（ventral stream）とそこから頭頂葉に上昇していく背側路（dorsal stream）という二つの経路で処理されると考えられている。腹側路の情報処理によって、知覚した事物の様々な性質、たとえば色や形態、見ている物のカテゴリーなどの認識が成立するが、ここでの情報処理は、対象の意識的知覚の形成に貢献する。一方、背側路の情報処理では、物体の動きが認識され、その物体に向かう注意や眼球運動、身体運動が制御されるが、この経路での情報処理は、対象の意識的知覚には貢献しない。そのため、腹側路に障害のある人の場合、対象を意識的に認識することができない（知人と出会っても、視覚だけではそれが誰だか認識できないし、また物を見ただけではその形を言い当てることができない）が、道具を手にしてうまく使用することはできる。それに対して、背側路に位置する頭頂葉後部に損傷を受けた人の場合、出会った人物や物の形を視覚的に認識することはできるのにもかかわらず、物を目で見て手でつかむことがうまくできない（Goodale and Milner, 2004）。

認知科学や脳神経科学が明らかにしてきたのは、人間の認知活動の多くは潜在的であるということである。とはいえ、潜在的に機能する自動的認知システムは、日常生活の多くの場面で、環境にあった仕方で人間の判断や振る舞いを導いてくれるので、人間が生活する上で困ることはあまりない。しかし、自動的認知システムがうまく作動せず、人間が正しい判断や振る舞いに失敗してしまうことがあり、それが見落としによる事故といったヒューマン・エラーの原因となる[11]。また、熟慮的認知システムは、自動的認知システムを補う役割をはたしており、自動的認知システムではうまく事態に対処できない場面で、問題の所在を分析的に明らかにするために活用される。高齢者が振り込め詐欺など商業詐欺の被害にあいやすい理由の一つとして、加齢にともなって熟慮的認知システムの機能が低下し、熟慮が必要な局面で、記憶や意思決定を熟慮的に制御することが困難になることが考えられる[12]。このように、見落としによるヒューマン・エラーや振り込め詐欺への対策を立てるためには、人間の認知メカニズムの機能の特徴を十分に考慮しなければならないが、この際に、脳神経科学上の知見は高い有用性をもつのである。

3. 応用に伴うリスク

人間は、利便性の高い人工物を技術的に生みだし、使用することで、社会に起こる問題の多くを解決し、豊かな生活を送れるようになった。しかし、人工物を作成し、使用することから生み出される有害な副産物が、制御しにくい仕方で環境に排出されることがある。たとえば、火力発電所から環境に排出される二酸化炭素は地球温暖化を促進してしまうかもしれない。また、火力により電気を生産するためには、大量の化石燃料が必要となるが、化石燃料は将来的に枯渇する可能性がある。このように、科学的知識の技術的応用から人間は利益を得ることができるが、同時に不利益（たとえば、地球温暖化や化石燃料の枯渇）も引き受けなければならないのであり、そのコスト（不利益）とベネフィット（利益）の両方を勘案しなければ、新しい技術を実際に使用すべきかどうか、合理的に決断することはできない。では、脳神経科学上の知見を応用すること

---

11) これは、第2章の主題である。他のヒューマン・エラーである記憶違いによる虚偽証言については、第3章で論じる。
12) 第13章を参照。

に伴うコストとは何だろうか。脳神経科学技術は、どのようなリスクを人間社会にもたらすのだろうか。

　BMIや脳機能画像技術を応用した嘘発見器、新しい向精神薬などは、脳神経科学技術によって生み出された人工物であり、高い利便性をもつことが期待される。しかし、他方で、これらの技術が人間にとって有害な作用をもつ（たとえば、BMIによる義肢が誤作動をおこして、使用者を傷つけたり、嘘発見器が嘘の検出に失敗したり、新しい向精神薬が重大な副作用を発揮するなどの）可能性は十分に考えられる。したがって、これらの新技術を使用する際には、リスク評価を事前に、あるいは使用と同時並行的に行うことが欠かせない。

　科学技術の使用が、人間や社会にとって有益な因果的作用をもつ一方で、有害な因果的作用も発揮する可能性があることは当然である。多くの場合、そのような因果的作用は、物理的性質や化学的性質をもつので、リスクを回避するためには、ある化学物質や物理的メカニズムがどの位の確率で、どの程度重大な化学的・物理的有害性を発揮するかを予測すればよい。ところが、脳神経科学の場合、単にその知識に基づいて物理的メカニズム（たとえばBMI）や化学物質（向精神薬）が生み出され、それが社会で使用されることで社会に利益や害がもたらされるだけではなく、脳神経科学上の知識に基づく新たな人間観が社会から受容されることによって、社会に利益や害がもたらされるという特徴がある。つまり、脳神経科学の使用に伴う有益性と有害性には、思想的な側面があるのである。それは、脳神経科学が、単に脳という臓器の生物学的性質を探究する科学であるだけではなく、脳の解明を通して人間の社会的生活の中心に位置する心の性質を探究する科学でもあるからである[13]。

新たな人間観がもたらす利益と損失

　一例として、自由意志の問題を考えてみよう[14]。先ほど述べたように、古典的で、現在でも多くの人が信じている見方では、人間には意識的な熟慮過程を支える認知機構が備わっており、その認知機構に基づいて、各人は自身が行う行為すべての意思決定を下していると想定されている。つまり、各人は、それぞれが行う行為すべての意思決定の主体であると考えられているのであり、こ

---

13) 広告などで使用される単純化された脳理論が及ぼす害も、脳神経科学的知識が社会的文脈でもつリスクとして考えることができるだろう。この問題は、第14章で扱う。
14) 自由意志は、第4章の主題である。

れが、人間は自由意志をもつという思想の核心をなしている。人間は、自分が行う行為を自身の熟慮に基づいて意思決定しているのだから、その行為に責任がある。したがって、意思決定を行った本人が行為の賞賛や非難、罰を受けるのは当然である。このように、責任、賞賛や非難、罰といった人間の日常的生活で重要な役割を果たしている概念は、人間が自由意志の主体であるという想定に立脚しているのである。

　ところが、認知科学や脳神経科学で支持されている認知の二重性が妥当であるとすると、このような自由意志の存在を容易に認めることはできなくなる。実際には、人間の行為は、単一の自由意志によって決定されるのではなく、自動的で潜在的な認知システム（ここでは、特に自動的で潜在的な行動選択システム）と熟慮的で意識的な認知システムとの相互作用によって決定されているのかもしれない。また、人間が行う行為の大部分は、自動的で潜在的な認知システムによって制御され、熟慮的で意識的な認知システムは行動の実際の制御には参加せず、自分が行為を行ってしまった後で、事後的にその行為の意味を解釈しているだけであるのかもしれない（Johannson *et al.*, 2005; Nisbett and Wilson, 1977）。とするならば、一体どのような場合に、人間は自分の行為に責任を負うことができるのだろうか。

　このような、自由意志が存在しないという信念が、個人の道徳的行動に影響を与える傾向があることが知られている。たとえば、自由意志は幻想である、あるいは人間の行動は環境と遺伝によって決定されていると述べている文書を事前に読んだ場合は、自由意志を扱っていない文書を事前に読んだ場合よりも、人間が不正を働く傾向が有意に高いという実験的結果がえられている（Vohs and Schooler, 2008）。このことは、自由意志は存在しないという信念をもつことにより、人間が不正行為を行いやすくなる可能性があることを示唆している。

　また、社会制度への影響について考えてみると、もしも人間のすべての行為の原因となっている自由意志なるものが存在せず、それゆえ人間に責任を負わせるという概念自身が妥当でない（もしくは、多くの場合には妥当ではない）とするならば、自身が行った犯罪行為の責任を取らせるために犯罪者に法的処罰を下すという考え方も無効になるのではないだろうか（Roth, 2006）。このように、脳神経科学上の知見は、自由意志の存在を否定し、責任や賞賛、非難、法的処罰といった概念の妥当性を否定する可能性がある。こうした人間の行為

の社会的統制に不可欠な概念が無効化された場合には、社会的統制を行うための新たな思考的枠組みを作りださなければならないが、それに伴う思想的リスクを評価する手法は今のところ存在せず、社会がどれだけのコストを支払わなければならなくなるのかは明らかではない。

　もちろん、自由意志は存在しないと考えることによって、社会的利益が得られる可能性も考えられる。たとえば、重犯罪者の司法的な扱いにおいて、犯罪者がもっていた悪しき動機に対する応報的処罰を加えることを眼目とするのは合理的ではなく、むしろ犯罪者の再犯率を下げることを目的として、暴力的行動傾向の治療を重視する制度に改めることにより、より大きな社会的利益が得られる可能性もある。脳神経科学による自由意志の否定論は、より合理的な刑事司法制度を作る必要性を示唆しているとも考えられる（鈴木, 2008）。

　このように、自由意志の否定論は、社会や人間に対して利益と同時に害をもたらす可能性がある。したがって、脳神経科学が自由意志否定論を導く可能性があることを社会に伝えていくためには、そこからもたらされる利益をできるだけ大きくする一方で、害をできるだけ少なくするようなコミュニケーションの手法を考案していく必要があるだろう。

4. 求められる脳神経科学リテラシー

　少子高齢化の進行が大きな問題となるのは、心身ともにもっとも活動的であって、生産活動を担っている青年層や中年層の人口が減り、成長過程にある子供や引退後の高齢者世代といった社会からの支えを受けなければならない立場にある人口が増えていくことで、社会全体の収支バランスが崩れていくからである。少子高齢化の進行そのものを食い止めることは重要だが、なかなか有効な政策的手段が見つかっていない。そのため、高齢者の自律的生活を支えるための技術開発や子供や若年層向けの効率的な教育プログラムの開発に寄与する可能性をもつ科学分野として、脳神経科学に対する社会からの期待は大きい。

　しかし、他方、脳神経科学が現状でそのような緊急の社会的要請に直ちにこたえられるような知見を蓄積しているかといえば、必ずしもそうとは言えない現状がある。心という極めて複雑でとらえにくい対象を科学的に研究することがどれだけ困難であるかは、心理学や認知科学において確固とした法則が発見され、理論が確立されたことがこれまでにほとんどないことを見れば明らかで

あろう。脳神経科学は、脳という心の物質的基盤を研究対象とするため、心の科学的理解に大きく貢献することが期待される。そのためには、人間に関してこれまで有益な知見を蓄積してきた人文社会科学と脳神経科学が融合していくことが必要であろう。いずれは脳神経科学を基盤とした融合的人間科学が成立し、そこでは心に関する確実性の高い科学理論が作られるかもしれないが、それはかなり将来のことになりそうである。

　このように、少子高齢化対策は緊急性をもっているが、現状では、その対策の一環として脳神経科学が確実性の高い知識を社会に提供することは難しい。したがって、少なくともしばらくの間は、確実性がさほど高くない――つまり、繰り返しの追試によって妥当性が確認されているわけではない――脳神経科学上の知識を応用して、社会問題の解決を目指していくことになるだろう。

　このような難しい条件のもとで、脳神経科学を応用することで高い社会的利益を生み出し、同時に害を抑えるためには、社会構成員の間での綿密な意思疎通が必要になる。まず、脳神経科学による技術開発を進める過程で生じる様々な技術的問題を解決するために、技術開発に関与する科学者、技術者、政策決定者、さらには開発された技術が使用される医療・教育現場の専門家（医師や教師など）との間で、相互理解が成立しなければならない。ここで生じるのは、多分野の専門知のすり合わせであるが、そのすり合わせ作業を知識面で仲介するのが脳神経科学に関する理解――つまり、脳神経科学リテラシー――である。

　また、脳神経科学を応用することから生じかねない害を抑えるためにも、多数の人々の間における意思疎通が必要になる。脳神経科学上の知識が社会に対して及ぼす影響には思想的なものが含まれるため、脳神経科学を応用することでどのような変化が社会に生じるのかは予測しにくい。そこで、脳神経科学技術を社会で使用する際には、専門家である科学者や政策決定者には慎重さが求められるし、また、一般の人々は、脳神経科学をなぜ社会で応用していかなければならないのかを理解した上で、その成果が社会に対して及ぼす影響を見守り、場合によっては、脳神経科学技術を応用することに反対するといった意思表明を行うことが求められるだろう。一般の人々の意思表明を専門家が受容し、それを科学技術政策における意思決定に反映させていくことで、専門家と一般の人々との相互信頼が成立すると考えられる。このような双方向のコミュニケーションがおこなわれるためには、専門家も一般の人々も脳神経科学に対する理解をもっている必要がある。このように、各分野の研究者だけではなく、広く

一般の人々にも脳神経科学リテラシーを身につけてもらうことが、現代社会では求められているのである。

参考文献
Abbott, A. 2005. Deep in thought. *Nature* 436: 18-9.
Bridge, J. A., Iyengar, S., Salary, C. B., Barbe, R. P., Birmaher, B., Pincus, H. A., Ren, L. and Brent, D. A. 2007. Clinical response and risk for reported suicidal ideation and suicide attempts in pediatric antidepressant treatment. *The Journal of the American Medical Association* 297: 1683-96.
Daw, N. D., Niv, Y., and Dayan, P. 2005. Uncertainty-based competition between prefrontal and dorsolateral striatal systems for behavioral control. *Nature Neuroscience* 8: 1704-11.
Gibbons, R. D., Hur, K., Bhaumik, D. K. and Mann, J. J. 2006. The relationship between antidepressant prescription rates and rate of early adolescent suicide. *The American Journal of Psychiatry* 163: 1898-1904.
Goodale, M. A., and Milner, A. D. 2004. *Sight Unseen: An Exploration of Conscious and Unconscious Vision.* Oxford, Oxford University Press. メルヴィン・グッデイル, デイヴィッド・ミルナー. 2008.『もうひとつの視覚』鈴木光太郎・工藤信雄訳, 新曜社.
Hammad, T. A., Laughren, T. and Racoosin, J. 2006. Suicidality in pediatric patients treated with antidepressant drugs. *Archives of General Psychiatry* 63: 332-9.
Hendin, H. 1995. *Suicide in America: New and Expanded Edition.* New York, Norton and Company. ハーバート・ヘンディン. 2006.『アメリカの自殺：予防のための心理社会的アプローチ』高橋祥友訳, 明石書店.
Johannson, P., Hall, L., Sikström, S. and Olson, A. 2005. Failure to detect mismatches between intention and outcome in a simple decision task. *Science* 310: 116-9.
科学技術振興機構. 2008.「世界初、サルの大脳皮質の活動により制御されるヒューマノイドロボットの二足歩行（日米間での脳活動情報伝送によりサルの歩行をロボットで再現）」科学技術振興機構報 第 461 号, 2008 年 1 月 15 日. http://www.jst.go.jp/pr/info/info461/index.html（2009 年 11 月 30 日）
科学技術振興機構 研究開発戦略センター編. 2007.「戦略プログラム：脳情報双方向活用技術」.
河西千秋. 2009.『自殺予防学』新潮選書.
Libby, A. M., Brent, D. A., Morrato, E. H., Orton, H. D., Allen, R. and Valuck, R. J. 2007. Decline in treatment of pediatric depression after FDA advisory on

risk of suicidality with SSRIs. *The American Journal of Psychiatry* 164: 884-91.
内閣府. 2008.『平成 20 年版 自殺対策白書』佐伯印刷株式会社.
中島秀人. 2008.『社会の中の科学』財団法人放送大学教育振興会.
日本うつ病学会 抗うつ薬の適正使用に関する委員会. 2009.「SSRI / SNRI を中心とした抗うつ薬適正使用に関する提言」日本うつ病学会 2009 年 11 月 4 日. http://www.secretariat.ne.jp/jsmd/koutsu/pdf/antidepressant%20.pdf（2009 年 11 月 30 日）
Nisbett, R. E. and Wilson, T. D. C. 1977. Telling more than we can know: verbal reports on mental processes. *Psychological Review* 84: 231-59.
野村総一郎. 2007.「抗うつ剤で自殺は増加するか？」医薬品医療機器情報提供ホームページ，2007 年 9 月 14 日．http://www.info.pmda.go.jp/gakkaitou/file/HP070914.pdf（2009 年 11 月 30 日）
Olfson, M., Shaffer, D., Marcus, S. C. and Greenberg, T. 2003. Relationship between antidepressant medication treatment and suicide in adolescents. *Archives of General Psychiatry* 60: 978-82.
Pfeffer, C. R. 2007. The FDA pediatric advisories and changes in diagnosis and treatment of pediatric depression. *The American Journal of Psychiatry* 164: 843-6.
Ravetz, J. 2006. *The No-Nonsense Guide to Science*. Oxford. New Internationalist.
Roth, G. 2006. Willensfreiheit und Schuldfähigkeit aus Sicht der Hirnforschung. In: G. Roth and K.-J. Grün (Hg.) *Das Gehirn und seine Freiheit: Beiträge zur neurowissenschaftlichen Grundlagen der Philosophie*. Göttingen. Vandenhoeck and Ruprecht: 9-27.
Sakagami, M., Pan, X. and Uttl, B. 2006. Behavioral inhibition and prefrontal cortex in decision-making. *Neural Networks* 19: 1255-65.
鈴木貴之. 2008.「脳神経科学からみた刑罰」. 信原幸弘・原塑編著『脳神経倫理学の展望』勁草書房. 255-81.
高橋祥友. 2006.『自殺予防』岩波新書.
Vohs, K. D. and Schooler, J. W. 2008. The value of believing in free will: Encouraging a belief in determinism increasing cheating. *Psychological Science* 19: 49-54.
自殺実態解析プロジェクトチーム編. 2008.『自殺実態白書 2008』NPO 法人自殺対策支援センター ライフリンク.

I　認知機能の脳神経科学

第 2 章

知覚：環境変化の見落としについて

　窓の外に目を向けてみよう。白い壁がひろがっていて、右手の視界を妨げているが、目の前には新緑の葉をつけた木々が立っている。木々を通して、隣家がうっすらと姿を見せ、隣家の花壇には赤色の花が植えられている。このように、わたしたちが目を向けた先には様々な形状をし、華やかに彩られた事物があらわれてくる。こうした日々の体験のために、もしも知覚とは何だろうかと問われると、直ちに思いつく答えは、知覚とはわたしたちの周りに広がる世界をカメラのように映像的にとらえることだということになるだろう。人間の知覚にとらえられた世界は、写真に焼き付けられた世界のように色彩的形体的に豊穣で、詳細を極めている。

　ところが、科学上の知見は、常識的な知覚観とは対立しているように見える。脳神経科学上の知見によれば、知覚された対象の個々の属性（形や色など）の情報は、後頭部に広がる脳の視覚野の別々の部位で処理されるが（田中・岡本, 2006: 第 8 章「知覚と認識」; Zeki, 2001）、これらが集められて、統一的な知覚世界が現れる特定の脳部位は存在しない。現時点では、ばらばらに処理されている様々な対象の属性がどのようなメカニズムで統合されるのかはよく分かっていないし、そもそも知覚対象の多様な属性を統合する神経メカニズムは存在しないのかもしれない（Roskies, 1999; Noë and O'Regan, 2002）。もしもそうだとすると、知覚世界が統一的で豊かだという印象は、実は単なる思い込みであり、幻想だということも考えられる（Dennett, 1991）。

　人間の知覚の特性から生じる社会的問題を考える上で重要なのは、目にしているはずだとわたしたちが思っていることと、実際に知覚し、把握していることとには大きな乖離があるということである。たとえばわたしたちは、身の周りでどんなことが起こっているのか、目を向けさえすればしっかりと見てとれ

るはずだと考えがちであるが、目の前に繰り広げられている事象を、たとえそちらの方向に視線を向けている場合であっても、簡単に見落としてしまうこともある。そこで本章では、とくに見落としに焦点を合わせて、知覚の問題を見て行く。まず最初に、人間が実に見落としをおかしやすい存在なのだということを示す実験をいくつか紹介する。そして次に、目の前にある物や事態をなぜ見落としてしまうのかを、脳神経科学的知見に基づいて考察する。最後に、見落としがもたらす社会生活上の問題をいくつか取り上げ、その解決法があるとすればどのようなものになるかを考察していく。

1. 見落としの視覚心理学

人間が特定の条件下で外界の変化を見落としやすいことは、1990年代半ば以降に行われた多数の実験により明らかになってきた。この知覚現象は、変化盲(change blindness)や不注意盲(inattentional blindness)と呼ばれている。

人間の通常の知覚において、眼球が静止している固視の状態はほんの短時間しか続かず、眼球は頻繁に急速な運動(サッカード)を行っている。人間が文字列や点描された図形を眺めている最中にもサッカードが生じるが[1]、サッカードが生じ始めた瞬間に、それまで眺めていた写真や文字列を別なものに入れ替えると、被験者は変化が生じたことをかなりの割合で見落としてしまう。たとえば、ベンチに2人のカウボーイが座っている姿を映した写真を被験者が見ているとしてみよう。被験者の目がサッカードを始めた丁度その瞬間に、それまで見ていた写真を、顔が別の人物のものに入れ替わった写真にすり替えても、50%近くの人がその変化に気がつかなかった(Simons and Rensink, 2005)。同様の変化の見落とし——変化盲——は、まばたきをしている最中に写真を入れ替えても生じる。

最近の研究の結果、このような状況変化の見落としが様々な条件下で起こることが明らかになってきた。たとえば、町の風景写真や乗り物を映した写真を被験者が見ている最中に、閃光によって短時間画面全体を遮蔽してしまう。そして、閃光が消え去った後で元々の写真と類似している別の写真が現れるとし

---

[1] 読書中、眼球は停留とサッカードを繰り返す。停留時間は150〜500ミリ秒の範囲で収まるが、大体200〜300ミリ秒程度のことが多く、一回のサッカードで眼球が動く距離は、2〜5文字分程度である(斎藤, 1993: pp. 168-9)。

よう。この写真には、画面のどこかに大規模な変化が加わっているのだが、被験者の多くは変化した場所を特定できないだけではなく、写真が別なものに入れ替わったことにも気がつかない。

　また、画面全体を短時間遮蔽するかわりに、写真の一部をゆっくり変化させても、変化の見落としは生じる。たとえば、草原に家が建ち、家に向かって道が続いている写真を被験者が見ている最中に、実験者が写真の草原の一部分を枯れすすきに変化させていった場合、被験者の多くは変化に気がつかない。

　また変化盲に類似した現象として、不注意盲がある。不注意盲では、変化が起こる場所とは別な箇所に注意が引きつけられることで、目の前で生じる出来事を見落としてしまう。たとえば、数人の人が回転しながらバスケットボールをパスし合っている場面を見せながら、被験者にパス交換が行われた回数を数えていてもらう。その最中に、人々が回転しながらパス交換を行っている画面の中央に、ゴリラのぬいぐるみを着た人があらわれて、ゆっくり歩いて部屋の外に出ていくのだが、多くの被験者はこのゴリラの姿をした人を見落としてしまう（Simons and Chabris, 1999）。変化盲や不注意盲を引き起こす数々の映像は、インターネット上でも公開されているので、是非各自で探し出して、楽しんでいただきたい[2]。

　実験室内のような人工的な環境では、実に簡単に変化盲や不注意盲を引き起こすことができるのだが、では日常生活の場面で人間が環境変化をあまり見落とさないのはなぜだろうか。このことを考えるときに参考になるのは間違い探しのパズルである。図2−1にあるようなそっくりな2枚の絵を見て、どこが異なっているのかを探し出してみてほしい。

　子供時代に間違い探しを楽しんだ記憶がある人も多いかもしれないが、間違い探しはかなり難しい。左右で太陽の位置がずれていることや、一方には白線の道路が描かれていて、他方にはそのような道路はないこと、さらに一方のサイロの扉の模様は白線で描かれているが、他方では黒線で描かれているといった違いがあることは容易に確認できるはずである。しかし、それ以外の個所を特定していくことは実に難しい。絵の中で違いがありそうだなと思われる箇所に狙いを定め、目を何度かすばやく左右に動かすことで、左右の絵でその部分を照合しようとする。その結果、予想通りにその箇所が違っているのか、それ

---

[2]　たとえば、イリノイ大学サイモンスの認知ラボラトリーが運営する以下のサイトから閲覧することができる。http://viscog.beckman.uiuc.edu/djs_lab/demos.html

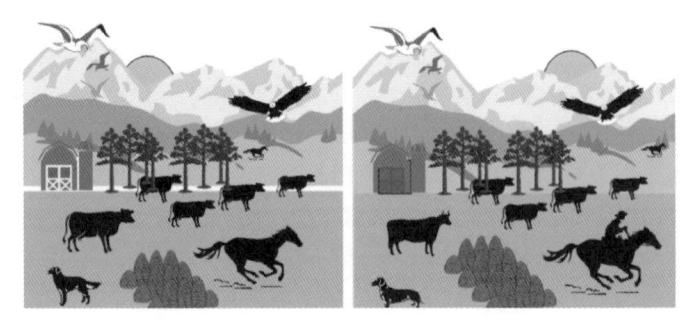

図2-1　間違い探し用の図（Durlach, 2004）

とも同じなのかがようやく明らかになってくる。照合作業を行うことによって実感されるのは、人間が視覚によって詳細に把握できる範囲は実に狭く、また眼で見て確認した細部を記憶にとどめておこうと努力しても、目を左右に動かしている実に短時間の間で、その記憶があいまいになってしまうことである。左下に見える小さな犬であれば一目で全体が把握できるので、左右の絵でどのように描かれているのかを照合することは比較的容易である。しかし、一目で全体を把握することが難しい山を、左右の絵に順番に目を走らせて比較するのはかなり難しい。

　しかし、実はこれらの絵の相違点の多くを簡単に発見する方法がある。これらの絵を、スキャナを使って電子データに変換し、1枚ずつをPowerPointの別々のスライドに張り付けてみよう。それらをスライドショーに設定して、2枚のスライドを連続して繰り返し見てみるのである。2枚のスライドをすばやく切り替えると、切り替わる瞬間に動きがみえるはずである。絵の全体を詳細に把握することはできないものの、視野の周辺部分も漠然とは見えていて、変化が生じる部分には動きがあらわれる。絵全体においてどこに動きが生じているのかがわかれば、その場所を注視した上でスライドを連続して観察することで、何が変化したのかを確認することができる。

　変化盲が生じる場面をもう一度思い出してみよう。それは、眼球がサッカードを行っている時、まばたきをしている時、画面全体が閃光によって遮蔽されている時、であった。このような時には、目の前に立ちあらわれていた風景を視野の中に留めておくことができなくなっている。これは、ちょうど間違い探し用の左右の絵を見比べているのと同じような条件である。左右に並べた二つ

の絵を見比べようとするとき、目を左右に走らせている間には絵を注視することができない。このため、左右の絵に交互に目を走らせても絵の中の何も動いてはくれないのである。これと同様に、眼球がサッカードを行ったり、まばたきをしたりしているときには、見ている光景のなかに動きは生じない。それゆえ、変化盲がおきてしまうのである。

このように、人間は動きの知覚を媒介として環境の変化を見つけているのだと仮定すると、変化盲が生じる原因の多くは理解可能になる。環境の変化がゆっくりと生じる場合も、状態の変化は運動としては見えてこない。したがって、ゆっくりとした変化には気がつきにくいと考えられる（Rensink, 2002: p. 259; Simons, 2000; Simons and Rensink, 2005: p. 16）。また、不注意盲の場合では、周辺で生じる出来事に注意をひきつけられるので、環境内で重大な変化が生じたとしても、それに注意が向かず、見落としてしまうのである。

以上の考察をまとめると、人間はまず環境内に動くものをいち早く見つけておいて、それに注意を向け、そこで何が生じているのかをじっくりと観察するという手順を踏むことで、環境の変化を見つけ出している。この過程のどこかがなんらかの仕方で妨害されると、変化盲や不注意盲が生じると考えられる。見落としが起こるメカニズムについては近年では脳神経科学的手法によっても研究されるようになってきているので、その研究を概観しながらこの仮説がどの程度確からしいのかを議論していこう。

2. 脳内の二つの視覚メカニズム：腹側路と背側路

目から入った視覚刺激は電気信号に変換され、最初は後頭葉にある一次視覚野に送られる。その後、電気信号は順次頭の前方に向けて送られ処理される。変化盲と特に強く関連する脳部位は三つあり、後頭葉と、それに隣接し斜め下方にある側頭葉、さらに後頭葉に隣接し斜め上方にある頭頂葉である。非常に大まかに言って、側頭葉では視覚対象がもつ様々な性質、色や形、視覚対象のカテゴリー（顔なのか、建物なのか、など）の情報が処理される（田中・岡本, 2006: 第8章「知覚と認識」）。それに対して、頭頂葉は視覚対象の動きを認識するほか、注意や眼球運動の制御に関与する（Colby and Goldberg, 1999; Andersen and Buneo, 2002）。

実際、視覚刺激は大きく二つの経路に分かれて処理されると考えられている。

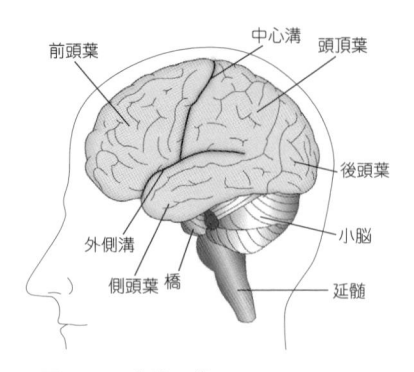

図2−2　大脳の葉 (信原・原, 2008)

網膜で受容された刺激は、先ほど述べたようにまず一次視覚野に送られ、ここから上下二つの経路に送られる。一次視覚野から側頭葉に下っていく経路は、腹側路（ventral stream）と呼ばれ、この経路に沿って情報処理が進むことによって、知覚した事物の様々な性質、たとえば色や形、見ている物のカテゴリーなどが認識されていく。対照的に、一次視覚野から上に向かう経路は、背側路（dorsal stream）と呼ばれる。この経路は頭頂葉に向かっていくが、この経路では物体の動きが認識され、その物体に向かう注意や眼球運動が制御される。

　視覚が腹側路と背側路の二つの視覚メカニズムによって担われているのではないかと考えられるようになったのは、腹側路に損傷を負っている患者と背側路に損傷を負っている患者がそれぞれ実に特異な行動を示したからである。よく知られている例がDFさんで、彼女は一酸化炭素中毒のために腹側路に損傷を負ってしまった。DFさんは、知人と出会っても視覚だけでは誰だか認識できないし、また物を見ただけではその形を言い当てることができない。しかし、実験者がDFさんの目の前に、斜めのスリットが作られているポストを置いて、手元にある板をポストの中に差し込むように頼むと、DFさんは難なく板をポストの中に差し込んでしまう。対照的なのは、背側路に位置する頭頂葉後部に損傷を受けた人であり、彼らは出会った人物や物の形を視覚的に認識することはできるのにもかかわらず、物を目で見て手でつかむことがうまくできないのである（Goodale and Milner, 2004）。

　これらの人々の例から、背側路と腹側路の視覚メカニズムの機能の違いが理解できるだろう。背側路は、知覚した物に対して体を使って働きかけるときの

情報処理を行う脳部位である。たとえば、会話に集中しているときにビールグラスに手をのばして、ビールを飲む動作を行う時や、飛んでくるボールに気がついて避ける時の知覚情報処理は、おもに背側路が担当していると考えられる。わたしたち人間は、知覚対象をじっと眺めてそれが何なのかをよく認識せずとも、使いたい物をそれなりに知覚して、使いこなしている。このような知覚による身体制御能力は背側路にある神経メカニズムに支えられている。対照的に、腹側路には対象をじっと見つめて、それがどのような性質を持つのかをじっくり分析する場合に機能する神経システムが位置している。このシステムがあるので、人間は対象の色や形——たとえばグラスにどれくらいのビールが残っているのか、泡立ちはどうなのか——を知覚的に理解することができるのである(Milner and Goodale, 1998)。

　また、腹側路と背側路の二つの知覚システムは、視界内のどの領域にたいして高い感受性を示すかという点で、大きな違いがある。まず、腹側路に位置する視覚システムは視覚対象を視野の中心近く、つまり視野の中心からだいたい2度程度の範囲内にとらえた場合によく機能を発揮する。そのため、腹側路の知覚システムを活用することによって視覚対象の様々な属性を詳細に把握するためには、視覚対象を視野の中心付近に置く必要がある。これとは対照的に、背側路による知覚情報処理は視覚対象が視野の周辺部に位置している場合でも行われる。このような役割分担があるので、それが何であるのかはよくわからないのだが、視野の端の方に何かが動いているのが見えるといった事態が生じることになる (Rossetti et al., 2003)。物が視野の端にあらわれた場合、背側路の視覚システムは働くので動きは知覚できるが、腹側路の視覚システムは十分機能を発揮できないので、その物が何なのか、どのような色や形なのかといったことはなかなか視覚的に把握できないからである。

　以上のことから、どのように二つの視覚システムを組み合わせながら人間が環境の変化を視覚的に把握しているのかについて仮説を立てることができる。人間の眼球は頻繁にサッカードを行っている。これは闇夜に辺りの状況を確認するために、懐中電灯の光を様々な個所に向けるのと類比的に考えることができるだろう。懐中電灯の光によって照らし出される範囲は極めて限定されている。しかし、光を向けかえていくことで、かなりの時間はかかるものの辺りの状況を詳細に把握することが可能となる。視覚においても同様で、頻繁に視線の向きをかえることで、広範囲の環境状況を把握することができるのである。

人間の視覚の場合、詳細に状況を把握できるのはその都度視線を向けた先のせまい範囲に限られることになる（ここでは腹側路の視覚システムが使われている）。とはいえ、懐中電灯とは違い人間の視覚は視野の周辺部においても運動や変化を検出することができる（ここでは背側路の視覚システムが使われる）。そのため、周辺部で何か動く物や変化する物が見えた時に、そこに向かって注意を向け、直ちに視線を動かし、対象を視野の中心に置くことで、何がどのように動いたのか、変化したのかを詳細に把握することができるのである（Paillard, 1982）。以上のように二つの視覚システムに役割分担させた上で、眼球をうまく運動させることで、人間は環境の状況を的確にとらえることができているのだと言える。

　そうだとすると、たまたま視線を向けている先で変化が生じる例外的な場合を除けば、人間が状況の変化に気づく時には、背側路の視覚システムが機能を発揮しているのだろうと予測される。また、変化盲が生じている多くの場合において、背側路の視覚システムは検出すべき変化を何らかの理由によって見落としてしまっているのだと考えられ、したがって背側路の視覚システムの活動を人為的に低下させることができれば、変化盲が生じやすくなるはずである。また、変化が生じている対象に注意を向けることが何らかの理由で妨げられ、そちらに向けて視線を動かさなかった場合には、不注意盲による見落としが生じると考えられる。以下の節では、変化盲にしぼって、この現象が起こるメカニズムを調べた脳神経科学実験を検討したい。

3. 変化盲の脳神経科学的実験①：機能的磁気共鳴画像法

　まず脳機能計測器であるfMRI（functional magnetic resonance imaging, 機能的磁気共鳴画像法）を使用した変化盲の実験を紹介するが、その前にfMRIを使った脳神経科学実験の一般的な特徴を説明しておこう。fMRIを使った実験では被験者に何らかの認知課題を解いてもらい、それによって血流が増大する脳部位をfMRIによって特定する。脳内で血流量が増大した箇所では、課題を解くための活動が盛んになっていると考えられているので、fMRIによって特定の認知活動を行っているのがどの脳部位なのかが観測できることになる。

　fMRIを使った実験を行う際に重要なのは、被験者に解いてもらう認知課題をできるかぎりシンプルにしておくことである。というのは、被験者に解いて

もらう課題が複雑になればなるほど、多くの認知機能が関与することになるので、活動の高まりが見られた脳の個々の部位がどのような認知機能を果たしているのかを解釈することが困難になってしまうからである。たとえば、変化盲がなぜ起きるのかを調べるために、第1節で紹介したような変化盲を引き起こす映像を被験者に見せながら、被験者の脳部位をfMRIで観測すればよいと思われるかもしれない。しかし、このような方法では科学的に解釈可能なデータを得ることはかなり難しい。というのは、それらの視覚心理学実験では、被験者が眼球運動を行うことが許されているからである。被験者が眼球を動かしてしまうと、眼球運動を制御するために広範囲の脳部位が活動してしまう。すると、視覚刺激を処理するための脳活動と眼球運動を制御するための脳活動が重ねあわされてしまうので、視覚刺激を処理している脳活動だけを分離して取り出すことができなくなってしまうのである。そのため、fMRIを使った変化盲の実験では、被験者に眼球を動かさないようにさせながら、変化盲を引き起こさせるように実験デザインを工夫しなければならない。

　ベックらが2001年に発表した研究「変化の検出と変化盲の神経相関物」では、見落としが起こりそうな条件下で被験者に類似した刺激を連続して見せるという方法をとっている（Beck *et al.*, 2001）。実験者たちは中央からほんの少し離れた左右に2人の人物の顔写真が置かれているスライドを多数用意しておく。被験者は、目を動かさないように中央をじっと見つめていなければならないのだが、まず一つ目の顔ペアが提示され、短時間の中断を置いて、次の顔のペアが提示される。ここで、最初に提示された顔ペアと後の顔のペアとが全く同一の場合と、片方の顔だけが別になっている場合とがある。写真の提示後、被験者は見せられた顔の二つのペアが同じだったか、違っていたのかを答えなければならない。実験者は被験者が課題を解いている際の脳活動の状態の変化をfMRIによって測定する。

　では、実験の結果を見てみよう。顔のペアのうちで片方の顔を入れ替えた場合には、被験者は変化に気がつくこともあれば、変化に気がつかないこともある。この二つの場合で、脳活動にどのような違いがあるのだろうか。これを示しているのが図2-3aである。黒塗りで強調されているのが、変化を見落とした場合と比較対照して、変化に気がついた時の方がより盛んに活動した脳部位である。これは、背側路と腹側路の両方にまたがっており、背側路上では、頭頂葉とその延長上にある前頭前野背外側部である。また図2-3aの左端の

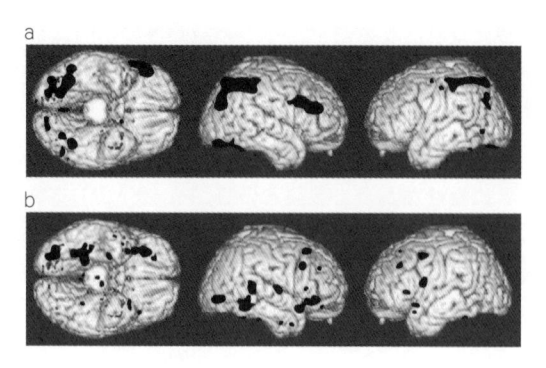

図2-3 変化の検出に関与する脳部位（Beck *et al.*, 2001）

図で示されているように、腹側路上では側頭葉（顔の情報処理を行っていると考えられている紡錘状回顔領域 fusiform gyrus を含む）の活動が高まっていることがわかる。

次に図2-3bを見てみよう。ここでは、顔のペアのうちで片方の顔を入れ替えたセットを提示して、その変化を被験者が見落とした場合と、同じ顔ペアから成り立つセットを提示して、被験者が変化のなさを正しく知覚した場合とが比較されている。このような場合に脳活動に違いはあるのだろうか。この二つの状況で共通するのは、知覚した顔に変化はなかったと答えていることである。しかし、異なる顔のペアを見た時と同じ顔のペアを見た時とで脳活動に違いがある可能性は十分に考えられる。

実験結果を見てみると、実際これら二つの状況において脳活動には違いがあった。図2-3bにおいて黒塗りで示されているのは、顔の変化を被験者が見落とした時により強く活動した脳部位である。言い換えると、被験者が顔の変化に自覚的には気がつかなかったのにもかかわらず、異なった顔の刺激が脳内で処理されていたために強く反応した脳部位が黒塗りで示されている。これはおもに腹側路に限られる。

最後のステップとして、図2-3aと図2-3bとで、どこに違いがあるのかを比較して確認しよう。図2-3aは、顔の入れ替わりがあり、被験者が変化に自覚的に気がついた場合に活動の高まりが見られた部位を示しているのに対して、図2-3bは、顔の入れ替わりがあり、被験者が変化に自覚的には気がつかなかった場合に、活動の高まりが見られた部位を示している。したがって、

これらを比較すれば被験者が、顔の入れ替わりに自覚的に気がついた場合において、特に高い活動を示す場所を特定することができるのである。図2-3aと図2-3bを比較してみればわかるように、共通して活動している脳部位（つまり、顔の入れ替わりがあった場合に、そのことに気がついた時でも、気がつかなかった時でも共通して活動している脳部位）は側頭葉である。それとは対照的に、図2-3aの方では活動しているのにもかかわらず、図2-3bの場合では高い活動性を示していない（つまり、顔の入れ替わりがあり、そのことに自覚的に気づいた時に特に高い活動がみられる）のは、背側路上にある頭頂葉、それから前頭前野背外側部であることがわかる。このことから、変化に自覚的に気がついている場合には、前頭前野背外側部に加えて背側路が高い活動を示しているという結論が得られる[3]。

4. 変化盲の脳神経科学的実験②：経頭蓋磁気刺激法

　認知脳神経科学研究において重要なのは、ある認知課題を人間が行っているときに、その課題を実行するのに必要な情報処理を行っている脳部位を突き止めることである。変化盲の場合であれば、環境の変化を検出する神経メカニズムが脳のどこにあるのか、どのような場合にその神経メカニズムが環境変化を検出することに失敗するのかを明らかにすることが重要な課題であろう。fMRIは被験者がある認知課題を行っている時に被験者の脳のどの部分の活動が高まるのかを計測する機器であるので、現在の脳神経科学研究にとって必要不可欠な測定機器となっている。とはいえ、被験者がある認知課題を行っている場合に被験者のある特定の脳部位の活動が高まっていることが分かったとしても、認知課題の遂行に必要な情報処理を行っているのがその脳部位であるのかどうかは明らかではない。というのも、fMRIによって活動の高まりが検出

---

[3] 本章の第2節で述べたように、背側路の神経メカニズムは、物体の運動を知覚したり、知覚対象に身体的に働きかけたりする際に機能するが、対象の意識的な知覚の成立には関与しないのに対して、腹側路の神経メカニズムは、知覚対象の色や形、カテゴリーなどを認識する際に機能し、対象の意識的な知覚の成立に関与するとしばしば想定されている。しかし、ベックらの実験では、背側路の神経メカニズムは、対象の動きを意識的に認識した場合に活動が高まるのに対して、腹側路の神経メカニズムは、対象に関する情報が無意識的に処理されている際にも活動するという結果が得られている。この点で、背側路と腹側路の機能に関する通常の理解とベックらによる実験の結果とには乖離がある。

された様々な脳部位の中には、課題遂行に必要な情報処理を行う部位に加えて、その活動の影響を受けて副次的に活動が高まっている脳部位が含まれている可能性があるからである。fMRIだけから、後者のような課題遂行にともなって副次的に活動が高まっている部位を分離し、認知課題の遂行に必要な情報処理を行っている脳部位だけを特定するのは難しい。

　この解釈上の問題を解決するためには、課題を遂行するさいに働いていると目星が付けられている脳部位を人為的に操作してみて、それにより被験者の課題遂行能力がどのように変化するのかを観察してみることが有効である。もしも、問題の脳部位の活動を抑制したときに被験者が認知課題を実行しにくくなるのであれば、その脳部位が認知課題を遂行するために重要な役割を担っているはずであると考えられる。このような目的で使用される実験機器が、TMS (transcranial magnetic stimulation, 経頭蓋磁気刺激法) である。TMSは8の字もしくは円形に電線を巻いた器具であり、その形状に沿って電流を流すことによって周辺部に強い磁場を発生させることができる。TMSを頭皮の近くに置いて通電することにより、TMSが置かれた周辺の脳部位の活動を抑制するか、もしくは促進することができる。

　実際に、変化盲の研究においてもTMSが用いられている。前節で紹介したベックと共同研究者によるfMRIを使った実験から、被験者が環境の変化に自覚的に気づいている場合には、背側路上にある頭頂葉と前頭前野背外側部の活動が高まることが分かっている。そこで、これらの部位の活動を、TMSを使って（促進ではなく）抑制した場合に、状況の変化に自覚的に気づく能力が影響を受けるかどうかを確認する実験が行われた。

　2004年に発表された論文「視覚によって変化に気づくときの右側前頭前野背外側部の役割」において、トゥラットらは、左脳と右脳の前頭前野背外側部にTMSを当てて、活動を抑制してみた（Turatto et al., 2004）。その結果明らかになったのは、右側の前頭前野背外側部の活動を低下させる場合に限って、視覚刺激の変化の検出率が低下することである。また、2006年に発表された論文「右側頭頂葉は変化盲で重要な役割を果たす」において、ベックと共同研究者たちは、右半球と左半球それぞれの頭頂葉にTMSをあててこれらの部位の活動を低下させながら、被験者に視覚刺激の変化を検出させる実験を行った（Beck et al., 2005）。その結果、右側の頭頂葉の活動を低下させることで、変化盲を起こしやすくできることが明らかとなった。先に紹介したfMRIを使っ

た実験では、変化を検出した時に、右半球と比較して狭い範囲ではあるが、被験者の左半球の頭頂葉にも活動が見られた。しかし、TMS を使用した実験で明らかになったのは、左半球の頭頂葉の活動を TMS で抑制しても、視覚刺激の変化の検出率に低下は見られないことである。このように、環境内で生じる変化の検出にとって特に重要なのは右半球の頭頂葉と前頭前野背外側部であり、これらの部位が適切に機能できなくなることにより、変化盲が生じることが確かめられた。

5. 日常生活にどう関わるか

　これまで視覚心理学や脳神経科学で実施されてきた変化盲や不注意盲の実験を紹介してきたが、これらの例で見落としが生じているのは、実験室という極めて特殊な環境内においてである。では実際のところ人間の日常生活でも変化盲や不注意盲は生じるのだろうか。もしも、変化盲や不注意盲が実験室内でしか生じない人工的な視覚現象であるのなら、事実上何も懸念する必要はないはずであるが、必ずしもそうではない。このことを示唆する実験を紹介しよう。
　最初に取り上げるのは、NASA で飛行機事故の研究を行っている実験心理学者、ヘインズが行った不注意盲に関わる実験である。この実験では、民間航空会社のパイロットにフライトシュミレータ内に入ってもらい、その上で悪天候下での着陸訓練を実施した。訓練で想定されているのは、着陸態勢にある操縦者が目の前の画面に広がる滑走路を食い入るように見つめているところに、突然横から別な飛行機が滑走路内に侵入してくるという危機的な状況である。はたして操縦者は侵入してくる飛行機に気がつくことができるのだろうか。なかなか想像しにくい結果であるが、操縦者8人中2人がこの飛行機を見落としてしまった（Haines, 1991）。
　次に、変化盲に関わる実験を二つ見てみよう。ディヴィタらは、アメリカの軍艦に搭載されているモニター画面を模した装置を用いて、変化盲の実験を行っている。被験者は軍事作戦モニターの操作経験（2〜20年間）のある人々で、あらかじめ変化盲の研究を目的とした実験に参加していることや、実験中にモニター画面で起こることが知らされている。モニター上には敵味方の軍艦や航空機、飛行場、商業旅客機の航路、自軍軍艦の武器の射程範囲などが図示されている。モニターとは別のスクリーン上に警告や問い合わせ、重要な軍事情報

などが呈示されることになっている。実験では、被験者がモニターを見ている最中に画面が急に消失し、同時に別のスクリーン上に警告や指示が提示される。そして被験者が警告を見るために目を逸らしている間に、軍艦や飛行機の配置に変化を加えた画面がもう一度モニター上に現れるのである。その時点で被験者は、目を逸らした前後でどの位置関係が変化したのかを答えなければならない。この実験において、初回の回答で変化した箇所を指摘できたのは、全試行のうち、71.2%だった（DiVita *et al.*, 2004）。

　これらよりさらに日常的な生活環境においても変化盲が起こりうることが確かめられている。サイモンスらがデザインした実験では、まず大学構内の通行人に実験メンバーの一人が道を尋ねる。そこにドアをかついだ2人組がやってきて通行人と道を尋ねている人との間に割って入るのだが、会話する2人をドアがさえぎって通過している間に、ドアの担ぎ手の1人と最初に道を尋ねた人とが入れ替わる。そして入れ替わった人が素知らぬ顔をして、通行人と会話を続けるというものである。会話が終了したところで、実験者は通行人に会話している相手が入れ替わったことに気がついたかどうかを尋ねた。15人の通行人に対してこの実験を実施したところ、7人しか会話している相手が入れ替わったことに気がつかなかったことがわかった。この実験では、入れ替わった2人は背丈や着ている服などの外見だけでなく、声の質も異なるようにしている。にもかかわらず、入れ替えに気がついたのは半数に満たなかったのである（Simons and Levin, 1998）。

　これらの例では現実の場面に類似した環境で実験が行われており、変化盲や不注意盲が実際の日常生活で起こりうることが分かる。そういった中でも、見落としが特におこりやすい環境であり、しかもその影響を最小限に留めることが求められている場面といえば、様々な種類の情報を統合しながら業務遂行を行わなければならない作業現場、たとえば飛行機のコックピット、空港の管制塔、病院内の集中治療室、原発制御室、緊急災害時の指令室などであろう（DiVita *et al.*, 2004）。ここでは、モニター上に時々刻々と提示される多様な情報に気を配りながら、人間は必要な意思決定を迅速に下していかなければならない。しかも、大きな判断ミスは人命にかかわることも多い。このような場合には、対応すべき状況の変化が生じていることを見落としやすいが、そのような見落としは何としてでも避けなければならない。

　では、見落としによる事故を防ぐためにはどのようにすればよいのだろうか。

これまで明らかにしてきたように、変化盲や不注意盲は人間の脳内で行われている視覚情報処理の基本的なメカニズムのために特定の条件下では不可避に生じてしまうことから、何らかのトレーニングによって見落としのない視覚能力を学習することは容易ではないと考えられている（Rensik, 2000）。そのため、重要なのはまず見落としを引き起こしやすい条件が成立することをできる限り避けるような仕方で環境のデザインを行うことである。たとえば、モニターのデザインに関しては、人間は変化が生じる箇所や事物を視野の中心においている限り、変化の見落としをおかしにくく、多数の情報を短時間で把握しようとモニター上であちこち目を動かしていると、変化の見落としをおかしやすくなる。そのため、モニター上に提示する情報量を減らし、無用なポップアップを使用するデザインは避け、重要度に応じて色分けした上で情報を提示するなどの工夫が求められる（Durlach, 2004）。見落としの可能性を考慮に入れた安全な生活環境のデザインの研究はまだ始まったばかりであるが、今後、そのような研究の進展がとくに強く望まれる。

参考文献

Andersen, R. A., and Buneo, C. A. 2002. Intentional maps in posterior parietal cortex. *Annual Review of Neuroscience* 25: 189-220.

Beck, D. M., Muggleton, N., Walsh, V., and Lavie, N. 2006. Right parietal cortex plays a critical role in change blindness. *Cerebral Cortex* 16: 712-7.

Beck, D. M., Rees, G., Frith, C., and Lavie, N. 2001. Neural correlate of change detection and change blindness. *Nature Neuroscience* 4: 645-50.

Colby, C. L., and Goldberg, M. E. 1999. Space and attention in parietal cortex. *Annual Review of Neuroscience* 22: 319-49.

Dennett, D. C. 1991. *Consciousness Explained.* Boston. Little Brown. ダニエル・C・デネット. 1998.『解明される意識』山口泰司訳、青土社.

DiVita, J., Obermayer, R., Nugent, W., and Linville, J. M. 2004. Verification of the change blindness phenomenon while managing critical events on a combat information display. *Human Factors* 46: 205-18.

Durlach, P. J. 2004. Change Blindness and Its Implications for Complex Monitoring and Control Systems Design and Operator Training. *Human-Computer Interaction* 19 (4): 423-51.

Goodale, M. A., and Milner, A. D. 2004. *Sight Unseen: An Exploration of Conscious and Unconscious Vision.* Oxford, Oxford University Press. メルヴィン・グッ

デイル, デイヴィッド・ミルナー. 2008.『もうひとつの視覚』鈴木光太郎・工藤信雄訳, 新曜社.

Haines, R. F. 1991. A breakdown in simultaneous information processing. In G. Obrecht and L. W. Stark eds., *Presbyopia Research: From Molecular Biology to Visual Adaptation*. New York, Plenum. pp. 171-5.

信原幸弘・原塑編著. 2008.『脳神経倫理学の展望』勁草書房.

Noë, A., and O'Regan, J. K. 2002. On the Brain-Basis of Visual Consciousness: An Sensorimotor Account. In: A. Noë and E. Thompson eds., *Vision and Mind: Selected Readings in the Philosophy of Perception*. Cambridge, M. A. The MIT Press. pp. 567-98.

O'Regan, J. K., and Noë, A. 2001. A sensorimotor account of vision and visual consciousness. *Behavioral and Brain Sciences* 24: 939-73.

Paillard, J. 1982. The contribution of peripheral and central vision to visually guided reaching. In: D. J. Ingle, M. A. Goodale, D. J. W. Mansfield eds., *Analysis of Visual Behavior*. Cambridge, M. A., The MIT Press. pp. 367-85.

Rensink, R. A. 2000. Visual search for change: A probe into the nature of attentional processing. *Visual Cognition* 7: 345-76.

———. 2002. Change detection. *Annual Review of Psychology* 53: 245-77.

Roskies, A. L. 1999. The Binding Problem. *Neuron* 24: 7-9.

Rossetti, Y., Pisella, L., and Vighetto, A. 2003. Optic ataxia revisited: visually guided action versus immediate visuomotor control. *Experimental Brain Research* 203: 171-9.

斎藤真也. 1993.「読みと眼球運動」芋坂良二他編『眼球運動の実験心理学』名古屋大学出版会. 167-97.

Simons, D. J. 2000. Current approach to change blindness. *Visual Cognition* 7: 1-16.

Simons, D. J., and Chabris, C. F. 1999. Gorillas in our midst: sustained inattentional blindness for dynamic events. *Perception* 28: 1059-74.

Simons, D. J., and Levin, D. T. 1998. Failure to detect changes to people during real-world interaction. *Psychonomic Bulletin and Review* 5: 644-9.

Simons, D. J., and Rensink, R. A. 2005. Change blindness: past, present, and future. *TRENDS in Cognitive Sciences* 9 (1): 16-20.

田中啓治・岡本仁. 2006.『脳科学の進歩：分子から心まで』放送大学教育振興会.

Turatto, M., Sandrini, M., and Miniussi, C. 2004. The role of the right dorsolateral prefrontal cortex in visual change awareness. *Cognitive Neuroscience and Neuropsychology* 15: 2549-52.

Zeki, S. 2001. Localization and Globalization in Conscious Vision. *Annual Review of Neuroscience* 24: 57-86.

第 3 章

記憶：偽記憶研究の現在と未来

　記憶は人間の認知システムのひとつであり、心理学や脳神経科学において現在盛んに研究されている分野である。心理学や脳神経科学の研究をとおしてわたしたちの記憶のあり方、記憶する器官としての脳の働きは徐々に明らかになってきている。

　本章では、わたしたちの実生活や社会ととくに深い関わりのある「偽記憶」を取りあげて、わたしたちの記憶について考えてみる。まず、記憶システムについて概観したのちに、最近の心理学と脳神経科学で試みられている偽記憶にかんする新しい研究を取り上げる。新しい研究は大変興味深い成果を上げているが、いまだ多くの問題点を抱えている。最後にその問題点を垣間見ながら、記憶研究の将来への展望についても考えてみたい。

1. 裁判員制度と記憶研究の接点

裁判員制度が始まった
　2009 年 5 月に「裁判員の参加する刑事裁判に関する法律」が施行され、裁判員制度がスタートした。裁判員制度とは選挙人名簿から無作為に選ばれた裁判員が殺人などの重大な刑事事件の審理に携わるというもので、裁判員は証拠をもとに有罪・無罪の判断とともに、有罪と判断された場合には被告に科せられる量刑についての判断をも行う。

　裁判員制度を導入する目的は国民の視点・感覚を裁判に導入すること、それをとおして司法についての国民の理解・信頼を向上させることである[1]。しか

---

1) Cf. 最高裁判所ホームページ。http://www.saibanin.courts.go.jp/（2010 年 4 月 30 日取得）

しながら、裁判に国民の視点・感覚を導入することがすぐさま裁判の質の向上につながるかというと、必ずしもそうとはいえない。ここでいう「裁判の質」を「誤判の有無」に絞って考えてみても、裁判員制度の導入によって誤判が減る保障はない。むしろ、マスコミの報道の影響について裁判員が無防備なため[2]、裁判員の判断にバイアスをかける危険があるだけでなく、裁判員の一般常識（国民の視点・感覚）がかえって災いして事件の真相を見逃すことになり、新たな誤判が生まれる可能性も否定できないのである。だからこそ、裁判員の候補になる国民それぞれが裁判における証言や証拠をどう取り扱えばよいかということや、そうした証言や証拠をもとにどうすれば正しく推論し判断することができるのかといった、裁判に必要な諸々の技術・知識を身に付けておく必要がある[3]。

誤判を引き起こす目撃証言の誤り

誤判を避けるために必要な諸々の技術・知識を身に付けるひとつの方法は、過去の誤判の事例を分析し、誤判の原因を探すことである。事例を紹介しよう。

1974年に知的障害者養護施設で園児二人が失踪し、その後、園内の浄化槽で男女二人の遺体が発見された。複数の園児の「嫌がる男の子を連れ出すAさんを目撃した」という証言をもとに、保母のAさんが殺人の容疑で逮捕・起訴された。検察は「園児たちは精神薄弱児であり、実際に見たことを語る能力を持つが、想像して故意に嘘をつく能力はなく、したがってその証言は信用できる。しかも園児たちの証言は主要な点で矛盾なく構成されている」と主張し、Aさんの有罪をもとめた。Aさんのこの事件は物証に欠け、裁判は長期化した。結果的に裁判所は園児の証言を退け、1999年になってAさんの無罪が確定した。(Cf. 山本編, 2003)

この事例ではAさんはからくも冤罪を免れたものの、無罪の確定まで25年という長い年月を要した。裁判における目撃証言の誤りが引き起こしてしまった

---

2) たとえば、イギリスなどでは、こうしたマスコミによる報道が陪審員に与える影響を考慮して、対象となる裁判にかんする報道規制がなされている。Cf.「明日の裁判所を考える懇談会（第8回）配付資料」、最高裁判所ホームページ。http://www.courts.go.jp/saikosai/about/iinkai/asu_kondan/asu_siryo8/pdf/siryo2.pdf（2010年4月30日取得）
3) 2005年には法と心理学会が『目撃供述・識別手続に関するガイドライン』を刊行している。

悲惨な事例といえるだろう。アメリカの誤判研究によると、誤判は「目撃証言の誤り」「証人の偽証」「自白の強制」などによって引き起こされてきた（Rattner, 1988）。なかでも「目撃証言の誤り」は2つの点で重要である。

　第一に、誤判の原因の多くは「目撃証言の誤り」であるという報告がある。ウェルズらの報告によると、のちのDNA分析によって無実が確定した40件の冤罪事件のうち、36件で目撃証言が間違っていた（Wells *et al.*, 1998）。第二に、「目撃証言の誤り」を防ぐための単純な解決策はない。なぜならば、「目撃証言の誤り」は「わたしたちの記憶にたいする過度の信頼」に起因しているからであり、その背景には「過去の経験は正確に脳内に保存される」という根深い記憶観があるためである。

　したがって「目撃証言の誤り」を問題にしようとすれば、「記憶とはそもそもどういったものか」という基本的な問題に立ち返る必要がある。「目撃証言の誤り」すなわち「誤った記憶」がどのようにして生じるか、そのメカニズムを理解することが「目撃証言の誤り」による誤判を防ぐ地道とはいえ有効な方法なのである。

2. 人間の記憶システムと偽記憶

偽記憶とはなにか

　「目撃証言の誤り」は「誤った記憶」に原因がある。「誤った記憶」とは、思い出した事柄が実際に起こった事柄と異なっていることである。こうした記憶を「偽記憶」という。たとえば、昨日玉子サンドイッチを食べたことを今わたしは記憶しているとする。そうした場合、もし本当に昨日玉子サンドイッチを食べていたならば、その記憶は真なる記憶である。反対に、昨日食べたものが実はポテトサンドイッチであった場合、「昨日玉子サンドイッチを食べた」という記憶は偽記憶である。もちろん、「昨日玉子サンドイッチを食べた」という偽記憶を持っていて、そう述べることは「嘘をついている」ということではない。昨日あなたがポテトサンドイッチを食べたにもかかわらず、「昨日玉子サンドイッチを食べた」という誤った記憶をもつために「昨日わたしが食べたのは玉子サンドイッチだ」と述べる場合、その言明は偽であるが、あなたは嘘をついているわけではない。あなたは自分の記憶にもとづいて正直に語っている。また、嘘をつくことはふつう意図的になされるが、偽記憶をもつことはそ

うではない。偽記憶は本人にとっても誤りであるとは気づかれていない記憶である。

　一般に、記憶は記銘、保持、想起の三つの過程に分けられると考えられている。記銘とは「覚えること」、保持とは「覚えておくこと」、想起とは「思い出すこと」である。偽記憶が生じる原因はこの三つの過程すべてにおいて考えられうる。たとえば、一昨日に出会ったAさんの顔をBさんと取り違えてしまい、Bさんに「一昨日はどうも」と話しかけてしまうということがありうるだろう。その原因のひとつとして想定することができるのが、Aさんの顔を覚えるときにちゃんと覚えなかったという記銘のミスである。また、別の原因として想定することができるのが、「一昨日、Aさんに会った」と正しく記銘したが、その後、Aさんの顔の記憶とBさんの顔の記憶が混ざってしまい、その結果としてAさんを実際には出会っていなかったBさんと取り違えてしまうというパターンである。この場合は記銘のミスというよりも、むしろ保持におけるミスである。さらに、記銘も保持も正確だったのに、想起の段階でミスをしてしまうこともある。こういうミスはBさんの年恰好がAさんと似ていたり、同じ職業だったりと、なんらかの属性が共通しているときに起こりやすい。Aさんと似た属性を持つBさんを見たときに、「一昨日、Aさんに会った」という記憶が誤って「一昨日、Bさんに会った」という記憶として想起されてしまい、その結果、Bさんに「一昨日はどうも」と語りかけてしまうということが起こりうるのである[4]。

　もちろん実際には偽記憶を引き起こす、記銘のミス、保持のミス、想起のミスを互いに区別することは難しい場合が多い。そして、ミスが複合している場合もあるだろう。しかし、こういった記憶のミスはどれも自ずと起こってしまうことであり、いわば、仕方のないことなのである。なぜならば、記銘のミスも保存のミスも想起のミスも、どれも人間の記憶システムの特徴、すなわち柔軟に変化するネットワークという記憶システムに由来しているからである。

ワーキングメモリと長期記憶

　ひとくちに記憶といっても、記憶にはいろいろな種類がある。たとえば、中

---

[4] 通常、裁判ではこうした記憶のミスにかんする問題点を、被告人の弁護人がその反対尋問で指摘をする。しかしながら、裁判員制度では審理時間が限られ、このチェックがおろそかになる可能性があるということを指摘しておきたい。

学校のときの修学旅行を思い浮かべてみよう。バスに乗って、お寺を見て、ホテルに着いて、など、そのときに目にしたさまざまな情景を時系列に沿って思い出すことができるだろう。こうした、自分が実際に体験した過去にかんする記憶をエピソード記憶という。それに対して、「水はH_2Oである」といった世界についての事実的な知識もまた記憶の一種である。こうした記憶は意味記憶と呼ばれる。意味記憶は必ずしも自分が実際に体験した過去の事柄に限定されない記憶であり、世界についての事実にかんする記憶である。また、「自転車の乗り方」という言語化できないけれど身体が覚えているようなもの、これも記憶の一種である。こうした身体に根差した技能にかんする記憶を手続き記憶という。手続き記憶はエピソード記憶や意味記憶と違って「思い浮かべられる」ということがない。その意味で手続き記憶は潜在的記憶と呼ばれ、他方、エピソード記憶や意味記憶は顕在的記憶と呼ばれる。

　80歳の老人が幼少時に過ごした家を思い浮かべるとき、その記憶は70年間も保持され続けた記憶である。また、「水はH_2Oである」といった意味記憶も一度覚えてしまえばそう簡単に忘れないし、「自転車の乗り方」といった手続き記憶にしても同様に長い時間にわたって保持される。たとえ10年ぶりに自転車に乗るとしても、意外と簡単に乗ることができて、初めて自転車に乗るときのような苦労を味わうことはないのが普通である。このように長期間にわたって保持される記憶を長期記憶という。こうした長期記憶は脳の各部分に、すなわち、視覚的な記憶であれば視覚を扱う脳部位に、意味記憶であればおもに側頭葉に、手続き記憶のような身体の運動にかんする記憶であれば小脳に、それぞれ保存されている。そうした長期記憶にたいして、比較的短い時間保持されたのち、減衰してしまうような記憶もある。このような記憶はなんらかの一連の作業の遂行に必要な記憶であり、ワーキングメモリと呼ばれている。たとえば、道路をわたるときには、自動車にぶつからないように左右をよく確認しなければならない。わたしはまず右側を確認し、それから左側を確認する。左側を確認するとき、もしもちょっと前に確認したはずの右側の情報が失われてしまっていたら、わたしはもういちど右側を確認しなければならない（以下、無限に続く）。わたしが確信をもって道路をわたることができるのは、左側を確認するとき、ちょっと前に確認した右側の情報がワーキングメモリとして保持されているからである。

　長期記憶とワーキングメモリは、もちろん両方とも人間の記憶に関係しては

いるが、互いに独立した記憶システムと考えられている。1957年に発表された、側頭葉内側部を切除した HM という患者の症例では、新たにエピソード記憶を作ることが困難になったが、数字を復唱するといったワーキングメモリにかんするテストの成績は問題がなかった（Scoville and Milner, 1957）。それにたいして、ウォリントンとシャリスによって報告された患者 KF は、HM とちょうど対になる症状を示し、長期記憶にかんする能力を保ったまま、数字を復唱するワーキングメモリのテストには答えることができなかった[5]（Warrington and Shallice, 1969）。こうした二つの症例からも、長期記憶とワーキングメモリは別々の記憶システムであるということができる。

パソコンの記憶と人間の記憶

現在広く利用されているパソコンも、人間と同様、記憶する装置である。人間の記憶にかんして長期記憶とワーキングメモリとを区別することができるということを指摘したが、この点ではパソコンの記憶と人間の記憶は非常によく似た構造を持っている。パソコンを分解したことがある人であれば知っているかもしれないが、パソコンは計算を行う CPU、一時的に情報を保存するメインメモリ、情報を貯蔵しておくハードディスク、ディスプレイに計算結果を表示させるためのビデオカード、それらをつないでおくマザーボード、などから構成されている。最終的にはすべて CPU で行われた計算結果がディスプレイに表示されるわけだが、CPU での計算を効率的に行うために各種の情報が段階別に保持されているのがパソコンの記憶構造である。CPU の内部には直近の計算に必要な情報を保存できるメモリが組み込まれており、計算機に近いほうから 1 次キャッシュ、2 次キャッシュ[6]と呼ばれている。1 次キャッシュは 2 次キャッシュに比べてアクセスが速い代わりに容量が少ない[7]。2 次キャッシュは 1 次キャッシュの容量では賄うことのできない情報が保存されるが、1 次キャッシュよりもアクセスは遅くなる[8]。CPU の内部に保存されているの

---

5) ワーキングメモリを司る脳部位にかんしては現在さまざまな研究が進められており、とりわけ、前頭前野背外側部が注目されている。しかし、単一の部位がワーキングメモリと呼ばれている記憶すべてを補っているわけではない。ここで触れた数字を復唱するといった課題で試されているのは言語的・聴覚的なワーキングメモリであるが、こうしたタイプのワーキングメモリにかんしては頭頂葉下部や縁上回の働きが注目されている。
6) また 2 次キャッシュの後に、3 次キャッシュが設けられている CPU もある。
7) 1 次キャッシュで保存可能な容量はたいてい 8KB から 16KB 程度である。

はここまでで、CPU はこの容量を超えた情報を参照する場合にはメインメモリにアクセスする。現在の標準的なパソコンだとメインメモリは 2GB くらいで、容量が大きい分、アクセス速度は低下する。CPU に含まれる 1 次キャッシュと 2 次キャッシュ、これとメインメモリは人間に例えるとワーキングメモリに対応している。メインメモリに保持された情報であっても、一連の動作が終了すれば消去される。それにたいして、ハードディスクに収められた情報はたとえパソコンの電源を切ったとしても失われない。ハードディスクは大容量[9]であるが、メインメモリと比べても格段にアクセス速度は落ちる。ハードディスクなどの記憶装置は人間に例えると長期記憶である。CPU で行われた計算のうち、必要な結果が最終的にハードディスクに保存されていき、保存された情報はハードディスクが壊れるまで保持される。

　パソコンも人間も、短期的な情報を保持しながら計算し、そのうちのいくつかが長期的に保存されるという意味で、パソコンの記憶と人間の記憶は類似している。しかしながら、パソコンの記憶と人間の記憶とは同じような構造を持ちつつもいくつかの点で異なる。ひとつ大きく異なる点は、当たり前のことかもしれないが、記憶を担う物質的基盤が異なることである。パソコンの最小記憶単位はビットといい、1 ビットごとに 0 か 1 のどちらかの情報が割り振られている。ハードディスクであればガラスの円盤の上に塗られた磁性体に 0 と 1 の情報が 1 ビットずつ記憶されている。このように 1 ビットずつに区切られた「細胞」にたいして 0 か 1 の値を書き込み保存していく、これがパソコンの記憶の基礎である。それにたいして、人間の記憶を担う物質的基盤は脳を構成しているニューロン（神経細胞）である。人間のニューロンがたんぱく質などの有機物でできていて、比較的脆弱であるということは、パソコンの記憶との大きな違いであるといえよう。

　パソコンの記憶と同様にニューロンも 0 か 1 のどちらかの値を取る。この場合の 0 と 1 とはニューロンが電気的に発火していないか（0）、それとも発火しているか（1）の違いである。とはいえ、パソコンの記憶と人間の記憶は「情報の最小単位」という重要な点で異なっている。パソコンの記憶の場合、情報の最小単位とは 1 ビットごとに収められている 1 か 0 の情報である。そして、少なくとも原理的には 1 ビットごとにそれぞれにたいして独立に値を

8）　2 次キャッシュの容量はだいたい 256KB から 512KB で、それ以上の CPU もある。
9）　最近では 500GB 程度のハードディスクが搭載されているパソコンが標準的であろう。

指定することが可能である。そうした1か0の情報は新しい書き換えが命令されるまで保持されている。それにたいして人間の記憶の場合、最小の記憶単位はひとつひとつのニューロンではなく、かなりの数のニューロン群の発火パターンである。確かに、ニューロンひとつひとつを見れば、ある時点においてそれが発火しているか発火していないか、すなわち1であるか0であるかのどちらかではある。しかしながら、人間の記憶の場合、あるニューロンひとつが1であるか0であるかということは、なんら情報を担うものではない。すなわち、人間の記憶システムの場合、情報の最小単位はニューロン群の発火パターンなのであり、記憶の更新とはニューロン同士がどのように相互作用するのか、その相互作用の仕方の更新であるという点が、パソコンの記憶と大きく異なっているのである。

ニューラルネットワーク

　個々のニューロンはシナプスを介して数十個から数百個の近隣のニューロンと結合しており、それら近接したニューロンからもたらされる刺激によって制御されている。シナプスには興奮性と抑制性があり、興奮性のシナプスによる刺激はシナプス後ニューロンの活性化に寄与し、抑制性のシナプスはシナプス後ニューロンの活性化を阻害する。ニューロンが発火するかしないか、すなわち、ニューロンが1の値をとるか0の値をとるかは、こうして多くの隣接するニューロンからもたらされた刺激の総和が閾値を越えるか越えないかによって決まる。刺激されたニューロンが閾値に達して発火したとき、そのニューロンは別のニューロンに向けて刺激を送る。ニューロン同士はこのように網の目のようにつながっていて、人間の脳は複雑なネットワークを構成しており、これをニューラルネットワークという。

　学習などによって実現される記憶の変化は、このニューラルネットワークの状態の変化である。この変化の原因となるのはシナプスが刺激を伝達する効率を変化させることであり、この変化がニューラルネットワーク全体の変化をもたらすのである。このようにシナプスが柔軟に結びつきを強めたり弱めたりすることをシナプス可塑性と呼ぶ。また、近接するニューロンが同時に発火することを繰り返すことでその二つのニューロンを繋ぐシナプスの結びつきが長期的に強化されることがわかっていて、こうした働きはシナプスの長期増強と呼ばれ、長期記憶が形作られる物質的基盤とみなされている。

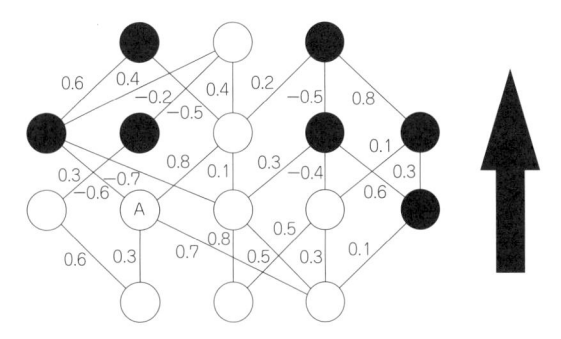

第3章 記憶：偽記憶研究の現在と未来　45

この図において、白丸（○）は発火しているニューロン（1の値を取る）を指し、黒丸（●）は発火していないニューロン（0の値を取る）を指す。入力は一番下の段、すなわち（○○○）の組み合わせであり、出力は一番上の段、すなわち（●○●）の組み合わせである。

図 3-1　ニューラルネットワークのモデル（出力は (0, 1, 0)）

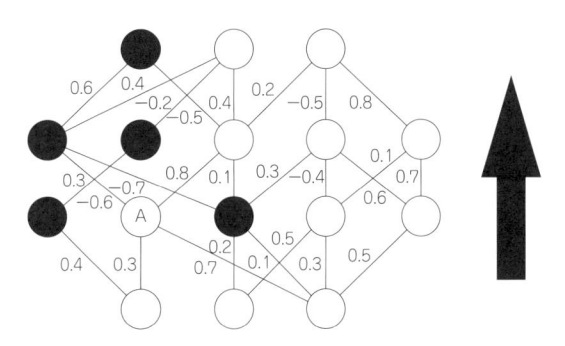

入力は（○○○）の組み合わせで図3-1と同じであるが、ニューロン同士の結びつきの強さを表す係数を変えてあるので、出力が図3-1と異なり（●○○）の組み合わせに変わっている。

図 3-2　ニューラルネットワークのモデル（出力は (0, 1, 1)）

　図3-1と図3-2にニューラルネットワークの簡単なモデルを示した。図3-1、図3-2ともに下段の3つのニューロンから情報が入力され、最上段の3つのニューロンを出力とする。白い丸はニューロンの発火を示し、値1を取る。黒い丸はニューロンが発火していないことを示し、値0を取る。それぞれのニューロンは線で結ばれたネットワークを形成しており、それぞれの線の左にはニューロン同士の結びつきを表す係数がつけられている。ひとつのニューロンが発火する閾値は0.5に設定した。すなわち、あるニューロンにかんして、それにつながっているすべてのニューロンの値（1か0）にそれぞれの係数を

かけたものの総和が 0.5 を超えた場合、そのニューロンは発火し値 1 を取る。たとえば、ニューロン A で考えてみると、A は 2 つのニューロンから刺激を受け取っている。一方からは 1×0.3 の刺激を受け取り、もう一つからは 1×0.7 の刺激を受ける。その刺激の総和 0.3+0.7＝1.0 は 0.5 より大きいので、A は発火する。図 3−1 と図 3−2 では入力の値（1, 1, 1）とニューロン同士の結合経路は同じである。しかし、結合の係数を変えてあるので出力の値が異なる。図 3−1 の場合、出力は（0, 1, 0）となるが、図 3−2 の出力は（0, 1, 1）である。ニューラルネットワークではニューロン同士の結びつきの度合いを変化させることによって入力された値（情報）にたいする出力の値（情報）を変化させることができる。

　パソコンの場合、それぞれの「細胞」の取る値が指定され、その値を保存しておくことが長期記憶にあたる。そしてそのように保存された長期記憶、つまりハードディスクから読み出された情報や新たに入力された情報を、なんらかのタスクのために一時的に保存しておくのがワーキングメモリにあたる。それにたいして人間の場合、それぞれのニューロンが発火するパターンを決めるニューロン同士の結びつきの度合いが保存され、それが人間の長期記憶を構成している。とはいえ、こうしたニューロン同士の結びつきの度合いの保存はそれほど安定しているものではない。すなわち、ニューラルネットワーク全体は新しい情報の入力やネットワーク内部の自発的変化によって常にその状態を変化させているのである。また、人間のワーキングメモリは、そうした柔軟に変化するニューラルネットワークが比較的近い過去にどのようなパターンで発火したかという情報の保持を担っている。ワーキングメモリはそのときどきのタスクに関連したニューラルネットワークの発火パターンを一時的に保存するわけであるが、そのときに呼び出されるニューラルネットワークの発火パターンはそのときどきの知覚や情動などの影響を受ける。すなわち、パソコンのように常に同じデータ（長期記憶）を読み出すことができるわけではなく、人間の長期記憶はニューラルネットワークの柔軟さという性質を反映して、そのときどきの心の状態を反映した仕方で読み出されるのである。しかしこれを換言すると、パソコンよりも不正確な仕方で読み出される可能性があるということでもある。

3. 偽記憶研究の実験

DRM パラダイム

　この章で問題としている偽記憶もまたニューラルネットワークの産物である。ディーズ（Deese, 1959）およびロディゲルとマクダモット（Roediger and McDermott, 1995）は単語リストを使用し、偽記憶を実際に発生させる実験を行った。この方法は今日ではすでに DRM パラダイムとして有名になっているものであり、具体的には次のような手続きで行われる。被験者はまずいくつかの単語を提示される（これを学習段階という）。学習段階ではたとえば「テーブル」「座る」「足」「柔らかい」「ソファ」「木」といった意味的に連関している単語が 12 個ほど音声で提示される。そしてある程度の時間（挿入課題を挟みつつ 10 分程度）をおいた後に被験者は単語リストを提示され、「この単語は先程聞いたものかどうか」を判断するよう求められる（これをテスト段階という）。テスト段階で提示される単語は 3 つのグループに分けることができる。第 1 グループは学習段階で提示された単語（True）であり、たとえば「テーブル」「柔らかい」などである。第 2 グループは学習段階で提示されていないが提示された単語と意味が関連する単語（False）であり、この場合だと「椅子」である。第 3 グループは学習段階で提示されていない単語でありかつ提示された単語と意味が関連していない単語（New）であり、たとえば「月」や「マント」である。ロディゲルとマクダモット（Roediger and McDermott, 1995）の実験結果によると、被験者は実に 84％ もの比率で第 2 グループ（False）の単語を「確かに前に聞いた（58％）／たぶん前に聞いた（26％）」と回答してしまう。繰り返していうが、これらの単語は「ほんとうは」聞いていなかったものである。

　だが、どうしてわたしたちは「ほんとうは聞いていない」単語を「聞いた」と記憶してしまうのだろうか。わたしたちの記憶は単に感覚器官によって獲得されたイメージからのみ成るわけではなく、そこに意味が付け加わる。つまり、わたしたちが単語を提示されたとき、わたしたちの聴覚にもたらされる情報はだれかが単語を読んで発音した音の情報であるが、わたしたちはそうした音声情報とその音声の意味をすぐに結びつける。単語の意味はネットワークを構成しているので、図 3-3 で示すように[10]、ある単語（図 3-3 の例によると、テー

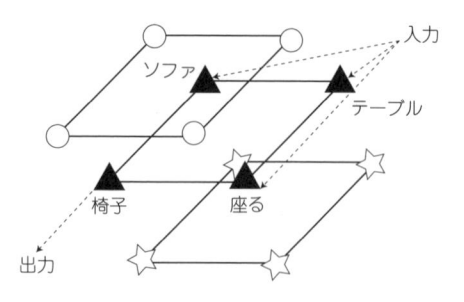

図3-3 意味ネットワーク

ブル、ソファ、座る）が外界から入力されるとその単語の意味に関連した意味を持つ単語（同じく図3-3の例によると、椅子）も同時に惹起される。そのため、そのような単語も聞いたものとして記憶されやすくなるのである。DRMパラダイムによる偽記憶の発生にはこうした意味ネットワークが重要な働きをしている。意味ネットワークによってある単語が別の似た意味を持つ単語を惹起させること、そして「聞いた」という経験がそうした意味ネットワークによる単語の意味の連鎖的移行の影響を受けていること、そうしたことがDRMパラダイムによる偽記憶の発生のメカニズムであると考えられる。

偽記憶は検出できるか

これまでの偽記憶研究の多くは心理学者による考察・実験によって行われてきた。しかしながら、最近では心理学と脳神経科学は接近してきていて、両者の融合が進んでいる。このことは偽記憶研究についてもいえる。たとえば、シャクターらのグループは偽記憶にたいして脳神経科学的にアプローチしており、偽記憶にかんする脳の機序の解明を目指している[11]。また、脳神経科学では、fMRIなどの脳画像法の技術を用いて、偽記憶と真なる記憶（これを便宜的に「真記憶」と呼ぼう）を判別することが模索されている。もし、偽記憶と真記憶を脳画像法によって弁別できるようになれば、たとえば裁判における証言を

---

10) この図3-3の丸や三角や星型の記号それぞれが、ひとつひとつのニューロンを表しているわけではない。この図は意味ネットワークを模式化したものであり、ニューラルネットワークの模式図ではない。丸や三角や星型の記号ひとつひとつがニューラルネットワークのある状態に対応しており、図全体でニューラルネットワークの複数の状態どうしの関係を表している。いわばニューラルネットワークよりも1段抽象的な視点から描いた図ということになる。

11) Cf. Schacter, *et al.* (1998) など。

fMRI によって検証することができるようになり、検証された記憶はより信頼できるものとなるだろう。

　fMRI などを用いた偽記憶検出実験で着目されるのが記憶における意味情報と感覚情報との差異である。この差異は次の例によって直感的に捉えることができる。半年前、久しぶりにあった友人と夕食を共にし、その帰り道に友人が「今日のハンバーグはおいしかったなぁ」と言ったとしよう。わたしはいま、その友人の声音や独特の訛りをそのまま思い出して「今日のハンバーグはおいしかったなぁ」という友人の声を頭の中で再現することもできるし、友人がわたしに伝えたかった「今日のハンバーグはおいしかった」という情報だけを思い出すこともできる。このように実際に友人の声を再現するように思い出す場合と、単に「今日のハンバーグはおいしかった」という言明の内容を思い出すだけの場合とでは心の状態が異なる。後者の心の状態に含まれているのは意味情報だけなのにたいし、前者の心の状態には意味に感覚器官によってもたらされた情報が付加されているからである。このように同じ出来事にかんする記憶であっても、その出来事にかんする意味情報と感覚情報とを分けることができる。「どのように言われたか」は思い出せないが、「何を言われたか」は思い出すことができるといった体験は、きっと誰しもが持っていることだろう。

　脳神経科学で最近試みられているのは、このように記憶が意味情報と感覚情報に分けられ、それぞれが別の脳領域で処理されているという考え方に基づいて、DRM パラダイムを用いた偽記憶の検出である。先にも見たように、DRM パラダイムのテスト段階で提示される単語は(1)学習段階で提示された単語（True）、(2)学習段階で提示されていないが提示された単語と意味が関連する単語（False）、(3)学習段階で提示されていない単語であり、かつ、提示された単語と意味が関連していない単語（New）、の 3 種類である。通常、学習段階では聴覚が用いられ、テスト段階では視覚が用いられる。もちろん、学習段階とテスト段階で同じ感覚様相を使用しても構わないが、感覚情報が想起されていることを判別しやすくするために、通常は学習段階とテスト段階で異なった感覚様相が用いられる。このようにして学習とテストを行うと、テスト段階で提示される単語のうち、True と False には意味情報という共通項がある。また、False と New には感覚情報の欠如、すなわち学習段階には聴覚情報がないという共通項がある。そのため、偽記憶を誘発しやすい False 単語が提示されて、じっさいに偽記憶が生じたとき、意味情報を扱う脳部位が活性化する一

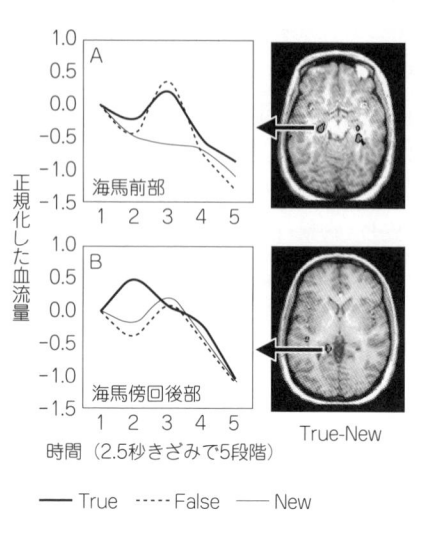

図 3-4 True, False, New それぞれのターゲットを提示されたときの海馬前部および海馬傍回後部の活性化（Cabeza et al., 2001 より改変）

方で、感覚情報を扱う脳部位は活性化しないはずであると予想される。

　シャクターのグループは、記憶が意味情報と感覚情報に分けられ、それぞれが別の脳領域で処理されているという上記のような考え方をもとに、DRM パラダイムを用いて偽記憶検出実験を行った（Cabeza et al., 2001）。テスト段階で True ターゲット、False ターゲット、New ターゲットをそれぞれ提示した場合、どの脳領域が興奮するのかということについて fMRI を使って計測した。このさいに注目するのは側頭葉内側部である[12]。実験の結果を図 3-4 に示すと、True ターゲットと False ターゲットが提示されたときには、New ターゲットを提示されたときよりも、海馬前部（anterior hippocampus）が活動している。このことから、海馬前部（より広く、前側頭葉内側部）は意味的な情報に反応していると考えられる。それにたいして、True ターゲットを提示されたときは、False ターゲットや New ターゲットを提示されたときと比較して、海馬傍回後部（posterior parahippocampal gyrus）が活動している。このこと

---

[12] 先に見たように、側頭葉内側部はエピソード記憶を失った患者である HM の損傷部位である。側頭葉内側部は自分自身の体験についての（誤った）記憶である偽記憶と関係が深い部位であると前もって予想できる。

から、海馬傍回後部（より広く、後側頭葉内側部）は感覚的な情報に反応していると考えられる。

また、同様の実験として阿部のグループの研究を挙げることができる（Abe et al., 2008）。阿部のグループは日本語の DRM パラダイムを使用しつつ、嘘検出と偽記憶検出を合体させた実験デザインを用いて、右海馬前部が偽記憶に関係していることを明らかにした[13]。

シャクターのグループの実験でも、阿部のグループの実験でも、海馬が偽記憶のキーポイントになっている。海馬の働きに関しては不明な点もあるが、一般的には記憶に深く関与する領域として知られている。とりわけ、それが関与するのは、ワーキングメモリのような短期的な記憶と長期記憶の中間領域（中期記憶）であり、それは具体的には 1 ヶ月くらいまでの過去の情報を扱う記憶に関与するといわれている。また、本質的に同じことかもしれないが、長期記憶へと記憶を固定化するのに関与するといわれている。

4. 応用可能性と問題点

偽記憶研究で証言の誤りは見分けられるか

脳神経科学的な偽記憶検出はある一定の成果を上げているように思われるが、まだまだ発展途上の段階である。一般的にいって、脳神経科学の実験はあるタスクにかんするある脳状態と別の脳状態とを比較してその差分をとり、さらに多くの被験者に同様のタスクを課してその結果の平均をとるという手法で行われる。たとえば、シャクターのグループでは DRM パラダイムの学習段階で聴覚情報を用い、テスト段階で視覚情報を用いて、True、False、New それぞれのターゲットを提示したときの脳状態を比較して差分をとり、それを統計的に処理している（Cabeza et al., 2001）。この実験が示しているのは、DRM パ

---

13) Abe et al. (2008). 阿部らが偽記憶検出と併せて虚偽検出も行っていることには理由がある。先に第 2 節で述べたように、昨日わたしがポテトサンドイッチを食べたにも拘わらず「昨日わたしが食べたのは玉子サンドイッチだ」と述べる場合、その言明は偽であるが、偽の種類には二通りある。ひとつはわたしが嘘をついている場合、そしてもうひとつはわたしの記憶が偽記憶である場合である。偽記憶は偽であることを本人も知らない記憶であるから、偽記憶通りに述べた場合、その言明は偽にはなっても、嘘にはならない。だから、ある言明がなされたとき、そのもとになっている記憶が偽記憶かどうかを確認するためには、意味情報と感覚情報の差異に着目するだけではなく、それに加えてそもそも嘘をついていないかどうかを確かめる必要があるのである。

ラダイムに則ってある単語を想起したとき、その記憶が偽記憶である場合には聴覚情報をつかさどる脳領域の興奮が比較的少ないということである。現在の脳神経科学の偽記憶検出はこうしたかなり限定的な条件の下で可能になっているに過ぎないということができるだろう。

　では将来、裁判における目撃証言の誤りを脳神経科学の成果を用いて見分けることができるようになるだろうか。ここで脳神経科学の偽記憶実験のそもそもの動機に注意を払い、次の偽記憶の例を考えてみたい。

　わたしは「昨日、青果店にミカンがあった」と記憶している。しかし、実は昨日、その青果店にはユズは置いてあったが、ミカンは置いておらず、わたしが昨日ミカンを目撃するのは不可能であった。それでもわたしは昨日ミカンがあったと記憶している。

　「昨日、青果店にミカンがあった」という記憶が偽記憶であると判明したのは、「昨日青果店に実際に並んでいたのはミカンではなくユズだった」という事実に拠る。この「事実」はたとえば青果店の店員の記憶や、入荷の伝票に基づいて確立されるわけで、店員の記憶の方が間違っている可能性も当然あるが、今回の例では青果店の店員の記憶は偽記憶ではなく、入荷の伝票も正しいとしよう。わたしたちの日常生活において、たいていの偽記憶はこのように他者の記憶や文書や映像記録のような物的証拠と突き合わされ、そういった他者の記憶や物的証拠との整合性という観点から当該の記憶が偽記憶であると判定される。しかしながら、ある記憶の真偽を確かめることができる他者の記憶や物的証拠がない、あるいは簡単に見つからない、ということも十分にありうる。このように、ある記憶が偽記憶かどうかの判定が困難なときに要請されるのが脳神経科学の知見であろう。すなわち、偽記憶の脳神経科学に期待されているのは、他者の記憶や物的証拠によって確かめることができない記憶の真偽である。いわば「脳を見る」ことによって、意識されないけれども脳に刻印されていると考えられる真実の痕跡を見つけることが期待されるのである。

　しかしながら、脳神経科学の実験では、上述したように「あるタスクにかんするある脳状態と別の脳状態とを比較してその差分をとり、さらに多くの被験者に同様のタスクを課してその結果の平均をとる」という手法が本質的であるため、一回限りの経験に基づく記憶の真偽を脳神経科学的に確かめることはで

きないことがわかる。つまり、「昨日、青果店にミカンがあった」という記憶の真偽を脳神経科学的に確かめることは、現状ではできないのである。

　もちろん、差分と平均をとることで見いだされた偽記憶のときの脳状態であっても、一回限りの経験に基づく記憶の真偽を判定するのに、それなりに役立つかもしれない。しかしながら、どうしても精度は落ちる。裁判における目撃証言の真偽が問題になるとき、その証人の目撃証言はたいてい他の人が持っていない彼／彼女だけの記憶に基づく目撃証言であろう。そのような他の人の証言や他の証拠がないときにこそ、最後の頼みとしてわたしたちは脳神経科学の知見に期待する。しかしながら、現在の脳神経科学の手法を用いて他の人が持っていない彼／彼女だけの記憶の真偽を判定することは危険である。すくなくとも、脳神経科学の手法が目撃証言の真偽を検査する手法として有効であるという状況はかなり未来の話になるだろう。

　さらに、脳神経科学の偽記憶研究にはもうひとつ方法上の問題点がある。それは、脳神経科学の実験は実験室、fMRIといった非日常的環境で行わなければならないということである。裁判における目撃証言の真偽が問題になるとき、その証人の目撃証言は日常的な記憶に基づいている。こうした日常的な記憶のあり方を、操作的環境（環境条件を操作してある一定のものにした実験的環境）によってゆがめてしまう可能性があるのである。DRMパラダイムは偽記憶の心理学実験、脳神経科学実験を可能にするパラダイムであり、偽記憶研究の基盤を提供するものであるが、このことは、DRMパラダイムで作り出される偽記憶が日常的な状況とはかけ離れた実験室の操作的環境において作り出される偽記憶である、ということとセットになっている。DRMパラダイムによって作り出される偽記憶が日常的な生活の場面に即したものでないことに注意する必要がある。刑事裁判における目撃証言はすべて日常的な生活における記憶を問題にしているから、目撃証言の扱い方に寄与することができる偽記憶研究は日常的な生活の場面における偽記憶を射程に入れていなければならない。そういった観点からすると、DRMパラダイムによる心理学実験や脳神経科学実験によって偽記憶のある発生メカニズムが明らかになる可能性はあるけれども、それはあくまでも特殊な状況下における偽記憶の発生メカニズムに過ぎない[14]。

14）とはいえ、後に「偽記憶の脳神経科学の展望」の項でも述べるように、厳密に統制された状況下における心理学・脳神経科学実験も一方で非常に重要な役割を持つ。とくに、脳神経科学という学問の可能性のひとつと考えられるのが、脳神経科学によって人間の高次認知機能を分子生物学の

今後目撃証言の真偽の判定などに応用していくことを目指す上では、既存の心理学実験や脳神経科学実験だけで十分であるとはいえず、他のアプローチやさらなる技術的革新が必要となる。技術的側面に関していえば、fMRIの小型化など、若干の技術的進歩は見込めるかもしれないが、完全に日常的な状態の人間の脳を測定することのできる機器を開発するのは並大抵のことではない。すくなくとも、近い将来に解決できる問題ではないように思われる。

日常記憶の心理学研究

脳神経科学による偽記憶検出実験では、これまではDRMパラダイムを使用する場合がほとんどであった。しかし、それ以外のアプローチを模索することは極めて重要である。

DRMパラダイムが開発される以前、偽記憶は実は日常的な記憶を重要視する研究において取り上げられたテーマであった[15]。日常生活における認知の観点から記憶を研究したナイサーは、事例研究としてウォーターゲート事件の裁判を取り上げた。ウォーターゲート事件とは、1972年にアメリカのワシントンD.C.で発生した事件で、共和党政権下のホワイトハウス関係者がウォーターゲート・ビルにあったアメリカの民主党本部に盗聴器を仕掛けたことが露見し、最終的にはニクソン大統領の辞任につながったというものである。元大統領補佐官が証言した大統領との会話は驚くほど詳細なものであったが、細部において実際に録音されていた会話と異なっていた。ナイサーはこの事例を通して偽記憶を指摘したのである（Neisser, 1982, 邦訳 pp. 165-94)。

レベルからボトムアップ的に説明することができるようになる（少なくともそれを目指している）ということである。そのような脳神経科学の目的にとって、厳密に統制された状況下における実験は必須なのである。加えて、実験一般にかんして、なんでも実際の環境に近づけることで良い実験になるとはいえない。実際の環境に近づけた実験を行ったとしても、結果として余計なファクター（ノイズ）が入ってしまってなにを測っているのかわからなくなることもある。その点で、実際の環境からポイントとなる点をフォーカスして実験を組み立てることが重要なのである。

15) 日常記憶の心理学研究の走りとして、バートレットの研究があげられる。バートレットは記憶を動的なものと考える（Bartlett, 1932, 邦訳 pp. 227-45)。つまり、過去の印象は相互に連関し、記憶は主観によって能動的に再構成されて「生きて発展しつつ、毎日の行動様式を決定するのに役立っている」（同 p. 245）とバートレットは考えたのである。具体的には、バートレットは「幽霊の戦い」という物語を用いて、記憶の可変性と主観的条件が記憶に及ぼす作用を研究している。被験者は物語を記憶し、そのあとで時間を空けて何回か物語を想起する。その結果、物語の細部は時間が経つにつれて省略、合理化、加工・創作、時間的順序の変更、そういったさまざまな変容を受けていた。そしてその物語の変容が、想起されるときの被験者の情緒的態度によって左右されることをバートレットは明らかにした（同 pp. 149-53)。

またロフタスは、記憶は実際に体験された出来事の記憶に外部の情報が付け加わることで再構成されると述べ（Loftus, 1997 など）、さまざまな偽記憶実験を行った。ロフタスの行った実験のなかでも、自動車の衝突に関する目撃証言の実験（Loftus and Palmer, 1974）はよく知られている。まず被験者は自動車事故の映写を見て、そのあとで自動車事故についての質問を受ける。このとき、「自動車がぶつかった（hit）とき、どのくらいの速度で走っていたか」と質問するか、それとも「自動車が激突した（smash）とき、どのくらいの速度で走っていたか」と質問するかによって被験者の回答に違いが見られた。「激突した」という言葉で質問されたとき、被験者はより大きい速度を回答するという傾向が示されたのである。ロフタスはこの実験結果を二種類の情報の混合であると分析している。再現された記憶は、もともとの事故を見ているさいに得られた情報と、そのあとで外部からもたらされた情報との混合物だというわけである（Loftus and Loftus, 1976）。

　記憶を二種類の情報（実際に体験したことに関する情報とそのあとに付け加わる外的情報）の混合と捉えるのが、ロフタスの採る基本的な立場である。そしてこの外部情報の混入が偽記憶を引き起こす。外部情報としてロフタスは、言語的情報（Loftus and Palmer, 1974; Loftus, 1979）、イメージ（Thomas and Loftus, 2002）、カウンセラーによる暗示（Loftus and Ketcham, 1994; Loftus, 1997）などを考えている。とりわけロフタスは、実際には起こっていない幼児期の虐待の記憶がカウンセラーの暗示によって創り出され、その記憶をもとに父親が加害者として訴えられるという事件を引き合いに、エピソード記憶の多大な変容、あるいは記憶の創作を指摘し（Loftus and Ketcham, 1994; Loftus, 1997）、回復された記憶が偽記憶である危険性を訴えている。

　こうした日常的な記憶に留意しながら偽記憶研究を行っている日常生活の認知研究のアプローチは、DRM パラダイムに沿って行われている現在の心理学と脳神経科学の偽記憶検出実験を補完する立場となる。このアプローチは偽記憶という現象をありのままに記述することを目指し、実験を行う際も、偽記憶が生じる日常的な状況に配慮している。その分、なかなか条件を統制した厳密な実験をすることができないという欠点はあるものの、日常認知の偽記憶研究は今もなお豊かな内容を持ちうると思われる。

偽記憶の脳神経科学の展望

　偽記憶研究は今後も、日常的な場面に焦点を当てた記述的な心理学研究と、実験を重要視する心理学ないし脳神経科学の協同によって進められるだろう。両者の目標はともに人間の記憶システムを理解することである。日常認知研究による偽記憶研究がわたしたちの記憶のありのままの姿を描き出して記憶システムのあり方を理解しようとしているのと同様に、実験室における心理学と脳神経科学による偽記憶研究もまた、わたしたちの複雑な記憶システムを解明しようとしている。そうしたなかで偽記憶の脳神経科学は、偽記憶という現象をニューロンのレベルから順を追って体系的に説明することができる理論を供給しうるというところにその利点を持っている。「なぜ、偽記憶が生じてしまうのか」という偽記憶の発生メカニズムにかんする体系的説明を行うことが、偽記憶の脳神経科学が担うべき役割だといえるだろう。

　しかしながら、偽記憶の脳神経科学の今後はそう平坦な道のりではない。先に述べたような技術上の問題をクリアできたとしても、偽記憶の脳神経科学は独特の倫理的問題を引き起こす可能性があるからである。ここで、脳神経科学による偽記憶検出実験が発展し、わたしたちの記憶の真偽を脳神経科学の手法で判別することが可能になったと想定してみよう。そのような技術が可能になった場合、わたしたちの人間観は深刻な危機にさらされるのではないだろうか。なぜなら、偽記憶を検出するということは他者の記憶を読むということであり、その他者自身でさえ知らない情報を「脳を見る」ことによって知ろうとすることだからである。個人が持っている記憶は私秘性の高いものであり、私秘性が高いゆえに、わたしたちは記憶を「自分の記憶」あるいは「自分を構成する一部」として大切にする。すなわち、記憶はわたしたちそれぞれの人格を構成する重要な要素なのである。そこでもしも、あなたの記憶の一部が偽記憶であり、そしてそのことが脳神経科学の手法により明らかになったならば、あなたは偽記憶と判明した記憶をもはやあなたを構成する一部として認めることはできないだろう。もちろん、脳神経科学ならびにそれと関連する諸科学一切にたいする信頼を捨てて、あなたのその記憶は偽記憶ではないと強弁することも可能であるが、それは合理的な選択とは見なされないだろう。このように、脳神経科学による偽記憶検出が可能になった場合、いわば有無をいわさぬかたちでわたしたちの記憶は改訂され、それを通してわたしたちの人格が変更を強いられるとも考えられるのである。このようにして強いられて変更された人格を、わた

したちは「ほんとうの自分」として簡単に受け入れることができるのだろうか。

これまで述べてきたように、偽記憶検出実験はすぐさまわたしたちの人格に影響を与えるようなものではないし、すぐに裁判における目撃証言の検証などに実用化することができるといったものでもない。しかしながら、わたしたちは人間の記憶に介入しようとする技術が引き起こす社会的影響や人間観への影響に関心を払い、注意深くその倫理的妥当性を検討していく必要があるだろう。頭ごなしに技術を否定してしまうのでも、技術を鵜呑みにしてしまうのでもなく、できるだけ正当なしかたで科学の営みを評価していく、そういった姿勢が必要なのである。

5. 社会的な問題との結びつき

本章では、偽記憶に焦点を当てながら記憶の脳神経科学について論じてきた。記憶の脳神経科学という領域は広く、本章で扱えたのは現在の記憶の脳神経科学の一部分に過ぎない。本章ではむしろそうした網羅的な記述を排し、記憶の脳神経科学が社会のなかでどのような役割を担いうるのか、また担うべきなのかといった、社会的問題との結びつきに焦点を当てた。

裁判員制度が始まったということもあって、目撃証言の真偽とそれに関連する偽記憶に社会的関心が集まりつつある。脳神経科学においても、2000年以降、いくつかの偽記憶に関する研究が発表された。fMRIを使用し、偽記憶と真記憶との弁別を脳のいくつかの領域の興奮状態の差異から判別しようというものであり、こうした偽記憶にかんする脳神経科学は一定の成果を出しつつあるが、方法にかんするいくつかの限界、すなわち、統計学的手法や操作的実験環境に由来する問題点を指摘することができる。

偽記憶研究は日常的な場面における記憶に焦点を当てた心理学的方法と脳神経科学による研究とに大別できるが、両者は互いに補完し合う関係にある。両者の目標はともに人間の記憶システムを理解することであるが、そのなかでもとりわけ偽記憶の脳神経科学に期待されているのは、偽記憶という現象の発生メカニズムにかんする体系的説明を供給することにある。

本章ではさらに、偽記憶検出実験によってもたらされるかもしれないわたしたちの人格の危機という倫理的問題にも言及した。もちろん、現在の偽記憶検出実験はすぐさまわたしたちの人格に影響を与えるようなものではない。しか

しながら、偽記憶の脳神経科学が到達しようとしている地点をあらかじめ見定め、それによってもたらされる社会的影響や人間観への影響に関心を払うことは非常に重要であると思われる。

参考文献

Abe, N., Okuda, J., Suzuki, M., Sasaki, H., Matsuda, T., Mori, E., Tsukada, M., and Fujii, T. 2008. Neural Correlates of True Memory, False Memory, and Deception. *Cerebral Cortex* 18: 2811-9.

Bartlett, F. C. 1932. *Remembering: A Study in Experimental and Social Psychology*. London, The Syndics of the Cambridge University Press.

Cabeza, R., Rao, S. M., Wagner, A. D., Mayer, A. R., and Schacter, D. L. 2001. Can medial temporal lobe regions distinguish true from false? An event-related functional MRI study of veridical and illusory recognition memory. *The Proceedings of the National Academy of Sciences* 98（8）: 4805-10.

Deese, J. 1959. On the prediction of occurrence of particular verbal intrusions in immediate recall. *Journal of Experimental Psychology* 58: 17-22.

Loftus, E. F. 1979. *Eyewitness Testimony*. Cambridge: Harvard University Press. E・ロフタス. 1987.『目撃者の証言』西本武彦訳, 誠信書房.

——. 1997. Creating False Memories. *Scientific American* 277（3）: 70-5.

Loftus, E. F. and Ketcham, K. 1994. *The Myth of Repressed Memory*. New York, St. Martin's Press. E・ロフタス, K・ケッチャム. 2000.『抑圧された記憶の神話：偽りの性的虐待の記憶をめぐって』仲真紀子訳, 誠信書房.

Loftus, G. F., and Loftus, E. F. 1976. *Human Memory*. Hillsdale, Lawrence Erlbaum Associates. G・ロフタス, E・ロフタス. 1980.『人間の記憶』大村彰道訳, 東京大学出版会.

Loftus, E. F., and Palmer, J. 1974. Reconstruction of Automobile Destruction: An Example of the Interaction between Language and Memory. *Journal of Verbal Learning and Verbal Behavior* 13: 585-9.

Neisser, U. ed. 1982. *Memory Observed: Remembering in Natural Context*. San Francisco; Oxford, W. H. Freeman and Company. U・ナイサー. 1988-9.『観察された記憶：自然文脈での想起』上・下. 富田達彦訳, 誠信書房.

Rattner, A. 1988. Convicted but Innocent: Wrongful Conviction and the Criminal Justice System. *Law and Human Behavior* 12（3）: 283-93.

Roediger, H. L., and McDermott, K. B. 1995. Creating false memories: remembering words not presented in lists. *Journal of Experimental Psychology: Learning, Memory, and Cognition* 21（4）: 803-14.

Schacter, D. L., Norman, K. A., and Koutstaal, W. 1998. The Cognitive Neuro-

science of Constructive Memory. *Annual Review of Psychology* 49: 289-318.
Scoville, W. B., and Milner, B. 1957 Loss of recent memory after bilateral hippocampal lesions. *Journal of Neurology, Neurosurgery and Psychiatry* 20: 11-21.
Tanji J. 1994. The supplementary motor area in the cerebral cortex. *Neuroscience Research* 19: 251-68.
Thomas, A. K., and Loftus, E. F. 2002. Creating Bizarre False Memories through Imagination. *Memory and Cognition* 30 (3): 423-31.
Warrington, E. K. and Shallice, T. 1969. The selective impairment of auditory verbal short term memory tasks. *Brain* 92: 885-96.
Wells, G. L., Small, M., Penrod, S., Malpass, R. S., Fulero, S. M., and Brimacombe, C. A. E. 1998. Eyewitness identification procedures: recommendations for lineups and photospreads. *Law and Human Behavior* 22 (6): 603-47.
山本登志哉編. 2003.『生み出された物語：目撃証言・記憶の変容・冤罪に心理学はどこまで迫れるか』北大路書房.

第4章

自由意志：常識的な見方を問い直す

　今日では、脳神経科学の発展によって、知覚や記憶といった人間の心の働きの詳細が解明され、常識的な見方の誤りが明らかになってきた。また、脳神経科学の研究成果は日常生活のさまざまな場面に応用できるため、脳神経科学は、わたしたちの生活様式や社会制度に大きな変化をもたらすかもしれない。しかし、脳神経科学がもたらす変化はそれだけにとどまらない。脳神経科学の発展によって、わたしたちの常識的な世界観が問い直されるかもしれないからである。本章では、そのような場面の一例として、自由意志にかんする脳神経科学研究を取り上げよう。

常識的な見方

　自由意志にかんする経験的な研究を見るまえに、まず、意志と行為について、わたしたちが普段どのように考えているかを確認しておこう。わたしたちは、ある状況におかれたとき、複数の選択肢のなかから自分がすることを自ら選択・決定し、選択したことをしようと意志する。そして、状況が変化したり、心変わりしたりしないかぎり、その意志に基づいて実際に行為する。たとえば晩ご飯を食べるとき、わたしたちには、ハンバーグを作って食べる、カレーを作って食べる、レストランに行ってフランス料理を食べるなど、さまざまな選択肢がある。そこでわたしたちは、自分の好み、過去の食事の内容、懐具合などのさまざまな要因を考慮して、何を食べるかを自ら決定し、スーパーで買い物をしたりレストランに行ったりして、決めたとおりの食事をする。受験する大学を決定するというような、人生におけるより重大な決定にかんしても、基本的な図式は同じである。わたしたちは、自分のやりたいこと、学力、家庭の経済状況などを考慮して、どの大学のどの学部を受験するかを決定し、試験に向け

て準備する。(もちろんこの場合には、試験に合格しなければ希望の大学に進学することはできないが、どの大学を受験するかは自ら自由に決定できる。)このように、自らの行為を自分自身で選択できるという点で、わたしたちは、風に吹かれるだけの樹木や、刺激にたいして決まった仕方で反応するだけの単純な生物とは異なるように思われる。わたしたちは、自分のすることを自ら決定できる、すなわち、自由意志を有しているのである。

また、わたしたちは、自由意志を持つがゆえに、自らの行為にたいして責任を負う。たとえば、ある男性が強風でよろけて、隣にいた女性を押してしまった場合、わたしたちはこの男性を非難することはない。これにたいして、両者が直前に口論をしており、腹を立てた男性が女性を突き飛ばしたという場合には、わたしたちは彼を非難し、女性がけがをしたときには、刑罰を科したり、治療費の支払いを求めたりする。後者の状況では、女性を突き飛ばすことと突き飛ばさないことという二つの選択肢があり、男性が自ら突き飛ばすことを選択したのだから、その選択の結果として生じた行為と、その行為が引き起こした帰結にかんして、男性は責任を負うべきだと考えられるからである。このように、わたしたちが自由意志を持つという考えは、責任や賞罰をめぐる実践とも不可分な関係にある。

わたしたちは、ある状況において自らの行為を自由に選択できる。そしてそれゆえに、自らの行為の結果にたいして責任を負う。これが、意志と行為にかんする常識的な見方である。

1. 無意識的な過程の役割：心理学の知見

しかし、20世紀後半の心理学研究は、わたしたちの意志や行為にかんする実情が常識的な見方とは異なることを明らかにしてきた。その基本的な教訓は、わたしたちの行動には、自らの意識的な選択や決定以外の要因、すなわち無意識的な心的過程、行為者を取り巻く状況、他人の言動などが大きな影響を与えており、わたしたちは、そのことを理解していないということである。以下では、このことを明らかにした研究の具体例として、無意識的な心的過程の役割にかんする古典的な実験を二つ紹介しよう[1]。

---

1) それ以外の要因にかんしては、たとえば、周囲の騒音によって人助けをするかどうかが変化するということや、他人の意見によって線分の長さにかんする判断が変化するというような事例が知

単純提示効果

　第一の実験は、ザイアンスによる単純提示効果の実験（Zajonc, 1968）である。この実験では、72人の被験者は、実験は外国語の発音にかんするものであると説明を受けた。そして、アルファベット7文字からなる無意味綴り（IKTITAFといったもの）が書かれたカードが2秒間提示され、被験者は、実験者に習ってこの（架空の）単語を発音した（図4−1）。単語は12種類あり、提示される頻度は0回、1回、2回、5回、10回、25回の6通りで、被験者ごとにそれぞれの単語の頻度は変えられた。その後、実験者は被験者に、これらの単語はトルコ語の形容詞であると告げ、それぞれの単語の意味の好ましさを推測させ、7段階で評価させた。提示されたものはすべて無意味綴りであるから、意味の好ましさに差はないはずである。ところが実際には、被験者は、提示回数が多い単語ほど好ましい意味を持つと判断した。単語ごとに評価の平均値に差が見られたが、すべての単語において、提示回数が多いほど評価が高くなるという傾向が見られた。

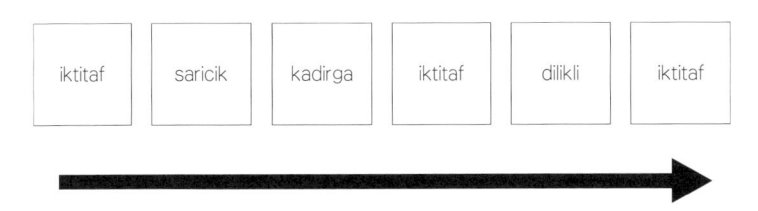

　　　iktitaf　　saricik　　kadirga　　iktitaf　　dilikli　　iktitaf

スクリーンに架空の単語が次々と提示され、被験者はそれを発音する
図4−1　ザイアンスの実験

　つぎにザイアンスは、漢字を用いる言語を知らない人たちを被験者として、無意味綴りの代わりに架空の漢字を用いて同様の実験を行った。ここでは、ただ文字を眺めているだけでも、同様の結果が得られた。また、顔写真を用いた実験でも、12枚中9枚で提示回数が多いほど好感度が増した。このように、ある対象を繰り返し提示することでその対象の好ましさが増すという現象は、単純提示効果（mere exposure effect）と呼ばれる。
　単純提示効果にかんしては、その後20年ほどのあいだに、さまざまな研究

られている。この種の研究については、遠藤（2009）などの社会心理学の教科書を参照。

者が、さまざまな題材や条件で実験を繰り返し、同様の結果が再現されている。これが日常生活においても広く見られる現象であるとすれば、わたしたちの意思決定のあり方は、常識的な見方とは異なっていることになるかもしれない。わたしたちの日常的な選択は、自らが意識していない要因に左右されていることになるからである。たとえば、スーパーである洗剤を選んだとき、わたしたちは、自分は洗剤の値段や環境への影響などを考慮して決定を下したと考える。しかし、このような場面でも単純提示効果が働いているとすれば、じつは、ある洗剤のCMを前日に繰り返し視聴したことが、選択の原因であるかもしれないのである。

位置効果

　第二の実験は、ウィルソンとニスベット（Wilson and Nisbett, 1978）による、位置効果（position effect）の実験である。彼らは、市場調査という名目でショッピングセンター内にコーナーを設け、そこに4組のストッキングを展示した。そして、通りかかった人（52人）に、どのストッキングの品質が最も良いかを判定させ、その理由を尋ねた。さらに、回答後、ほかに選択の理由として考えられることがあるかどうかを質問した。実験のポイントは、じつは4組のストッキングは同じものだったということである。彼らは、同じものの中から、あえてもっとも高品質なものを選択させたのである。

　この実験の結果、次のようなことが明らかになった。まず、右に置かれたストッキングほど、選択される割合が高かった。それぞれの割合は、一番左から12％、17％、31％、40％だった。このように、対象の位置によってわたしたちが何を選好するかが変化するというのが位置効果である。また、ほとんどの人が選択を行うことに困難を感じず、被験者に促されるまえに、自ら選択の理由を説明した。選択の理由として挙げられたのは、生地の質、手触り、縫製などである。さらに、ストッキングの位置を理由に挙げた人は一人もおらず、実験者が位置の影響を示唆しても、一人を除く全員が、位置が影響を与えた可能性を否定したのである[2]。

　この実験は、第一の実験同様、わたしたちの意思決定には無意識的な心的過程が大きな役割を果たしていることを示している。さらに、わたしたちはその

2）　ウィルソンらによれば、位置の影響の可能性を認めた一人は、心理学の授業を受講している大学生だったという。ただし、その女性の回答は左から二番目だった。

ことを把握していないということも示唆している。ウィルソンとニスベットによれば、行為の原因が本人に明らかでないとき、わたしたちは、行為とその原因の関係にかんする常識的な理論に基づいて、自らの行為の原因を推測する。わたしたちは、一般的に行為の原因としてありがちなものが、自らの行為の場合にも原因となっているだろうと考えるのである。これが正しいとすれば、行為の原因を把握することにかんして、行為者当人は、第三者とくらべて特に有利な立場にはないことになる。

20世紀後半の心理学実験には、意思決定における無意識的な過程の役割にかんするものが数多くあり、そこでは、ここで紹介した実験と似たような結果が繰り返し得られている。その結論を簡単にまとめれば、次のようになるだろう。わたしたちの意思決定においては、無意識的な過程が大きな役割を果たしている。そして、わたしたちは、無意識的な過程の存在やそのメカニズムを理解していないのである。

2. 無意識的な脳の活動が行為を引き起こす：脳神経科学の知見

前節で紹介した実験心理学のさまざまな研究は、わたしたちは常識的に考えているような仕方で行為しているわけではないということを示唆している。しかし、この種の実験には、特殊で人為的な状況を用いたものも多い。それゆえ、無意識的な心的過程が重要な役割を果たす状況は例外的なのではないか、と考える人もいるだろう。たとえば、晩ご飯の内容を決めるときには、わたしたちは、何を食べようかと意識的に考えて、最終的に決定を下す。晩ご飯にカレーを食べようと決めたのは、カレーのCMを繰り返し見たからでも、カレーがメニューの一番右に書かれていたからでもなく、さまざまな要因を考慮して、最終的にカレーを食べようと決定を下したからであるように思われる。わたしたちの日常的な行為においては、このような意識的な選択や決定が行為を引き起こしているように思われる。

ところが、今日の脳神経科学研究には、意志と行為にかんするこのような常識的な見方を根本から覆すように思われる研究がある。それはリベットらによる実験（Libet *et al.*, 1983）である[3]。

3） リベットの実験については、リベット（2005）に本人による詳しい解説と考察がある。

リベットの実験

　彼らの実験を紹介するまえに、準備電位（readiness potential）という現象について説明する必要がある。一般に、わたしたちが自発的に身体の部位を動かすときに、脳の電気的な活動を脳波計によって計測すると、身体部位の運動が実際に始まる約1000ミリ秒から500ミリ秒前に、脳の補足運動野で負の電位変化が生じる（図4-2）。補足運動野とは、身体の各部位に具体的な運動の命令を送る部位である運動野に興奮を伝える部位であり、運動野よりも全般的な運動の計画を担っていると考えられている。補足運動野におけるこの電位変化は、実際の運動に先立って生じることから、準備電位と呼ばれる。準備電位は、特定の心的な活動によって生じる電位変化である事象関連電位の一種である。準備電位が生じるタイミングは運動の種類によって異なり、あらかじめ計画された運動では約1000ミリ秒から800ミリ秒前に、そうでないときには約550ミリ秒前に生じる。

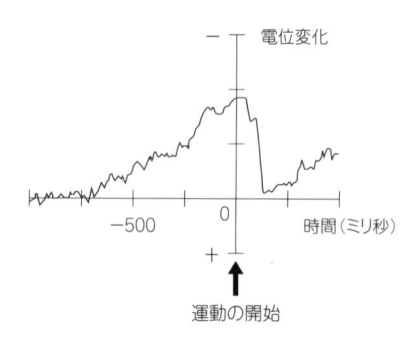

図4-2　準備電位（藤澤ら，1998より改変）

　このことをふまえて、リベットらによる実験の詳細を紹介しよう（図4-3）。この実験の被験者は、6人の健康な大学生である。被験者は実験室で椅子に座り、目の前には時計がある。この時計では、盤面の周囲を光点が2.56秒で一周するようにできている。被験者は、時計の盤面を見ながら、好きなときに手首（または指）を素早く曲げ、曲げようと思った時点における光点の位置を報告するように指示される。実験者は、それと同時に被験者の脳波および腕の筋電位を計測する。脳波によって手首を曲げる運動の準備電位を、筋電位の変化によって実際の手首の運動がいつ開始したかを計測するのである。実験は40

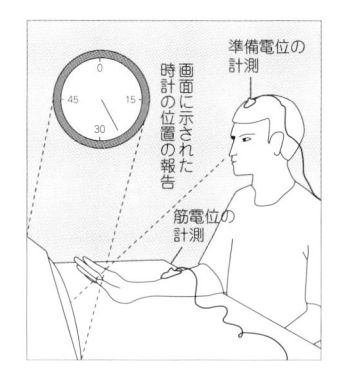

第4章　自由意志：常識的な見方を問い直す　67

図4-3　リベットによる実験の設定（Obhi and Haggard, 2004 より改変）

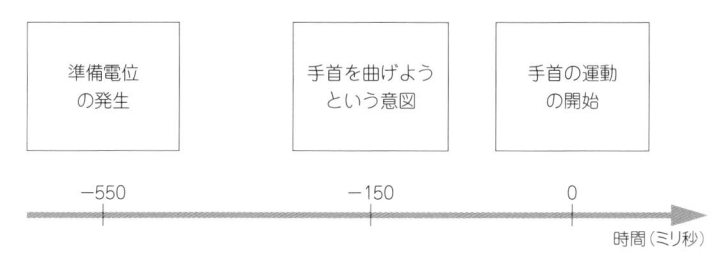

図4-4　リベットによる実験の結果

回の試行を1セットとして、各被験者で6から8セット行われる[4]。この実験の目的は、被験者に意識された意志、準備電位、実際の手首の運動という三者の時間関係を明らかにすることである。

　実験の結果は以下の通りであった（図4-4）。まず、準備電位は、実際の手首の運動に約550ミリ秒先立って生じた。これは、準備電位についてすでに知られている通りの結果である。また、被験者の報告によれば、被験者が手首を曲げようという意志を意識したのは、実際に手首を曲げる約150ミリ秒前であった。意志が行為に先行することもまた、当然の結果である。問題は、準備電位と意識された意志の時間的関係である。リベットの実験結果によれば、

---

[4]　これは、準備電位は通常の脳波とくらべてきわめて微弱であるため、1回の計測では、準備電位は脳の他の電気的な活動にかき消されてしまい、計測できないからである。数十回の計測データを加算することによって、準備電位以外のランダムな電気的活動のデータが相互に打ち消しあってキャンセルされ、準備電位の波形を取り出すことが可能になる。

準備電位は意志が意識される約 400 ミリ秒前に、すでに生じていたのである。つまり、わたしたちが何かをしようと意識的に意志するまえに、その行為を引き起こす無意識的な脳の活動が始まっていたのである。

実験結果のリベットによる解釈

　意志と行為にかんする常識的な見方からすれば、この実験結果は意外なものである。この結果によれば、わたしたちの行為は、意識的な意志に先立つ無意識的な脳の活動によって引き起こされるということになり、意識的な意志は、行為にとって重要な役割を持たないことになるからである。わたしがあるタイミングで手首を曲げたのは、その直前に「いま手首を曲げよう」と意識的に決定したからではなく、さらにその少し前に、補足運動野で神経細胞の活動が始まったからなのである。

　わたしたちの行為すべてにおいて同じ図式が成り立つとすれば、わたしたちが自由意志を有しているということ自体が疑わしくなるように思われる。わたしたちの行為は脳の因果的な過程によってすべて決定されており、意識的に行っている選択は行為にたいして影響を持たないように思われるからである。この実験は、わたしたちが自由意志を持たないことを示しているように見えるのである。

　ところが、リベット本人は、この実験結果によって自由意志が否定されることはないと主張する。たしかに、わたしたちの行為は無意識的な脳の活動によって引き起こされる。しかし、意識的な意志は役割を持たないわけではない。脳から腕に神経の興奮が伝達されるまでには約 50 ミリ秒の時間が必要だが、意志は行為の約 150 ミリ秒前に意識されるので、意識的な意志が生じてから、身体を動かす命令が最終的に下されるまでに、約 100 ミリ秒の余裕がある。リベットによれば、わたしたちはこの 100 ミリ秒のあいだに、生じた意志が望ましいものであり、そのまま受け入れてよいものであるのか、あるいは退けるべきものであるのかを判断しているという。たとえば、電車の中で大声を出したいという意志を突然に意識した人は、それは不適切な行為であるため慎むべきだと判断し、そのような意志を退けようとするだろう。リベットの言い方では、わたしたちは、この約 100 ミリ秒のあいだに、みずからの意志にたいして「拒否権（veto）」を発動することができるのである（図4-5）。ここにわたしたちの自由の余地があるというのが、リベットの考えである。このよう

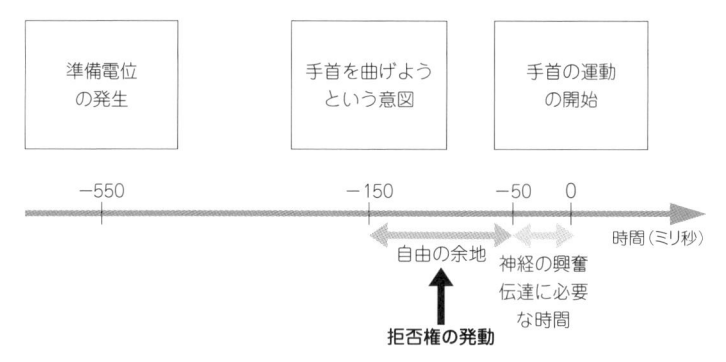

第 4 章　自由意志：常識的な見方を問い直す　69

```
┌─────────┐      ┌─────────┐  ┌─────────┐
│ 準備電位 │      │手首を曲げよう│  │ 手首の運動 │
│ の発生  │      │ という意図 │  │ の開始  │
└─────────┘      └─────────┘  └─────────┘

    −550            −150      −50   0
─────┼───────────────┼─────────┼───┼──────▶
                                       時間（ミリ秒）
                 ◀──自由の余地──▶ ◀─▶
                                神経の興奮
                                伝達に必要
                                 な時間
                         ↑
                    **拒否権の発動**
```

図 4–5　リベットによる実験結果の解釈

に考えるならば、わたしたちの自由とは、自らの行為を自ら選択するという積極的なものというよりも、不適切な意志にたいして拒否権を発動するという消極的なものだということになる。この点で、わたしたちの常識的な見方には修正が必要かもしれないが、わたしたちが自由意志を持つということ自体は否定されないというのである[5]。

リベットの実験にたいする批判

　リベットの実験は、多くの脳神経科学者、心理学者、哲学者の関心を呼び、その実験手法や実験結果の解釈には、これまでにさまざまな批判が提出されている。

　一方では、拒否権の発動としての自由というリベット自身の考えにたいする批判がある。意識的な拒否権の発動も脳の活動と無関係でないとすれば、行為の直前に拒否権を発動するかどうかもまた、（おそらくは拒否権の発動の約 550 ミリ秒前に生じた）脳の活動によって事前に決定されているはずである。そうだとすれば、拒否権の発動に自由意志の余地を求めるというリベットの戦略は、うまくいかないように思われる[6]。

---

[5]　リベットによれば、拒否権の発動としての自由という考え方は、十戒などの伝統的な道徳規則が「〜するな」という禁止の形を取っていることと関連性がある。彼によれば、伝統的な道徳規則は、意志の形成よりも意志の制御を問題にしているという点で、行為を生み出す心理的なメカニズムの実情に即している。また、彼の考え方に従えば、意図や衝動は無意識的に生じるので、それらに基づいて人を道徳的に評価することは不適切だということになる。わたしたちは、あくまで人が実際にしたことに基づいて、その人を評価すべきなのである。

他方では、リベットの実験結果はそもそも自由意志の存在を脅かすものではないという批判がある。批判者によれば、準備電位の生起とは無意識的な意志の成立にほかならない。そう考えれば、リベットの実験は、意志が成立する時点とその意志が自覚される時点に時間的なずれがあるということを示しただけであり、わたしたちの行為が意志とは異なる原因によって引き起こされるということを示しているわけではないことになる。

　もう少し慎重な批判者は、リベットの実験は何を明らかにしているのかがそもそもはっきりしない、と指摘する。リベットの実験では、意識的な意志の成立と時計の文字盤上の光点の位置が比較されている。しかし、光点からの光が網膜に到達し、光点の意識的な知覚状態が成立するためには、ある程度の時間が必要である。また、光点の知覚状態を担う脳部位と意識的な意志を担う脳部位が別個のものだとすれば、両者のあいだの情報伝達にも、ある程度の時間が必要である。これらの点を考慮すれば、リベットの実験手続が、意識的な意志、準備電位、手首の運動の三者の時間関係を測定する方法として適切なものかどうかには、議論の余地があるだろう。

　さらに、リベットの実験結果をわたしたちの日常的な行為に一般化できるのかという点にも、議論の余地がある。リベットが実験の対象としているのは、実験の最中に好きなタイミングで手首を曲げるというような、事前の計画を一切必要としない行為である。しかし、日常的な行為においては、多くの場合、わたしたちは何をすべきかを事前に意識的に熟慮する。たとえば、カレーを食べる直前の、腕を動かそうという意識的な意志には、準備電位が先行しているかもしれない。しかし、カレーを食べようという意識的な決定そのものは、準備電位が生じるはるか以前に成立している。わたしたちの日常的な行為の多くは、このようなあり方をしている。したがって、リベットの実験が、日常的な行為にかんして何を明らかにしているのかは、自明なことではない。

　リベットの実験は、ある意味では、わたしたちの行為が常識的に考えられているような仕方で生じているわけではないことを示唆していると言えるだろう。しかし、そのことが自由意志の問題にどのような意味を持っているかは、明らかではないのである。

6）　このような批判にたいして、リベット自身は、拒否権の発動に無意識的な脳の活動が先行していないことも論理的に可能であり、自由意志を守るためにはそのように考える必要がある、と応答している。しかし、このような応答は本末転倒であるように思われる。

3. 自由意志は錯覚か？

　本章ではこれまで、意志と行為にかんする心理学や脳神経科学の研究を紹介してきた。そこで明らかになる意志と行為のあり方は、わたしたちの常識的な見方とは大きく異なるように思われる。それゆえ、心理学者や脳神経科学者の中には、これらの研究は、常識的な見方に根本的な修正が必要なことを示している、と考える人々もいる。本節では、その一人であるダニエル・ウェグナーの議論（Wegner, 2002）を紹介しよう。

ウェグナーの自由意志錯覚論
　一言でいえば、自由意志は錯覚であるというのがウェグナーの主張である。もう少し正確に言えば、わたしたちには意識的な意志が行為を引き起こしているように感じられるが、これは一種の錯覚だというのである。
　ウェグナーによれば、わたしたちが自ら何かをしたと感じることと、実際にそれをしたということは別の事柄である。このことは、両者が一致しない事例を考えてみれば明らかである。たとえば、自分の意志に反して手が突然に動いてしまうという他人の手症候群（alien hand syndrome）や、人々が手を置いたテーブルが自然に動き出すという心霊術などでは、実際には自分で手やテーブルを動かしているにもかかわらず、自分でそれらを動かしているという感覚は伴わない。逆に、応援しているチームの試合をテレビで見ると必ずチームが負けるというようなジンクスの効力を感じるときには、わたしたちは、応援するチームの敗北を実際に引き起こしたわけではないにもかかわらず、自分が引き起こしたという感じを抱く。
　とはいえ、これらは例外的な状況であり、たいていの場合には、わたしたちの抱く感じと実情は一致しているように思われる。ところが、ウェグナーによれば、これは誤りである。たいていの場合、わたしたちは、自分の意識的な意志が行為を引き起こしているという感じを抱くが、意識的な意志は、実際にはこのような役割を果たしていないというのである。
　ウェグナーがこのような考えの根拠として挙げるのは、本章で紹介した心理学実験やリベットの実験である。これらの研究によれば、わたしたちの行為を実際に引き起こしているのは無意識的な心的過程であり、意識的な意志ではな

いということになるからである。

　では、なぜわたしたちは意識的な意志が行為を引き起こしていると感じるのだろうか。ウェグナーによれば、このような感じが生じるためには、いくつかの条件が必要である。第一に、意志が行為に先立って生じなければならない。たとえば、手が挙がってから手を挙げようという意志が生じても、この意志が行為を引き起こしたようには感じられないだろう。第二に、意志の内容と行為が整合的でなければならない。たとえば、手を挙げようと意志した直後にウインクをしたとしても、手を挙げようという意志がウインクの原因だとは感じられないだろう。第三に、意志以外に行為の原因が見当たらないことが必要である。たとえば、手を挙げようと意志した直後に手が挙がったとしても、後ろから誰かが手をつかんで上に挙げたことがわかれば、手を挙げようという意志が手の運動を引き起こしたようには感じられないだろう。このように、これら三条件が満たされない場合には、身体運動が生じたとしても、それが自らの意志に基づいた自由な行為であるとは感じられないのである。しかし、たいていの行為においては、行為のまえに意識的な意志が生じ、その内容はこれから生じる行為と対応しており、（無意識的な心的過程は行為者には意識されないので）意識的な意志以外に行為の原因は見当たらない。したがって、たいていの場合には、意識的な意志が行為を引き起こしたように感じられるのである。

　これら三条件の妥当性を示すために、ウェグナーはいくつかの実験を行っている。たとえば、ある実験（Wegner, Sparrow, and Winerman, 2004）では、二人一組の被験者が二人羽織の状態になり、手前の被験者は、さまざまな仕方で手を動かす命令（「右手でOKサインを作れ」など）をヘッドホンで聴きながら、後ろの被験者の手が（本来自分の手がある場所で）指示通りに動く様子を眺める（図4-6）。この実験の状況では、手前の被験者が指示を聞いたときにその通りに手を動かそうと意志すれば、この意志と（後ろの被験者の）手の動きの関係は、ウェグナーの挙げる三条件のうち最初の二つを満たすことになる。そして、実験結果によれば、この状況では、ただ手の動きを眺めている状況（条件はすべて満たされない）よりも、自ら手を動かしているという感じが増したのである。

　また、ウェグナーらは、指示がない場合、指示と手の動きが整合的な場合、指示と手の動きが整合的でない場合という三通りの状況で、動いている手をゴムで叩き、そのときの前の被験者の皮膚伝導反応（skin conductance re-

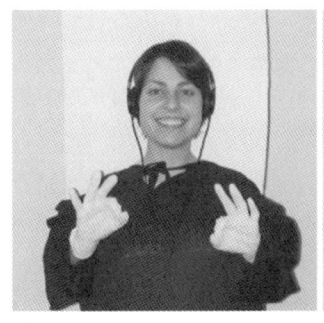

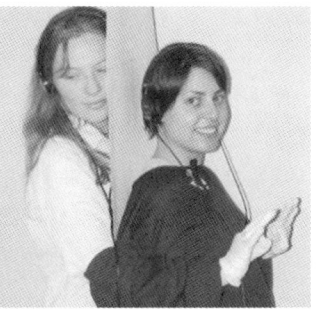

第4章　自由意志：常識的な見方を問い直す　73

図4-6　ウェグナーらの二人羽織実験（Wegner, Sparrow, and Winerman, 2004）

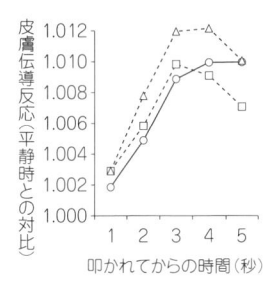

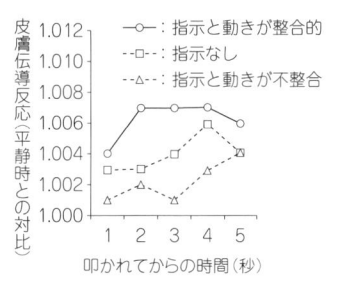

図4-7　眺めている腕をゴムで叩かれたときの皮膚伝導反応
（Wegner, Sparrow, and Winerman, 2004 より改変）

sponse）を計測した。上の実験結果によれば、指示と手の動きが整合的な場合には、他の二つの場合と異なり、手が動いたあとに、被験者はその手を自分自身のものであるかのように感じるはずである。そして、被験者が動いている手を自分自身のものであるかのように感じていれば、そうでない場合とくらべて、皮膚伝導反応に違いが生じるはずである。実験結果を見てみると、手が動く前には、どの条件でも被験者の反応には違いがない。これにたいして、手が動いた後では、どの条件でも皮膚伝導反応は弱まっているが、その低下の度合いは、指示と手の動きが整合的な場合に最も小さく、指示と手の動きが不整合な場合に最も大きい（図4-7）。ウェグナーらによれば、皮膚伝導反応の低下は、繰り返される刺激に慣れること、すなわち刺激にたいする馴化によって生じたものと考えられる。ところが、指示と手の動きが整合的な場合には、被験者は手

を自分自身のものであるかのように感じ、手にたいする刺激は（自分に苦痛をもたらすという）重大な意味を持つものと受けとめられるため、馴化の進行は遅くなる。つまり、三条件のうち二つが満たされることによって、被験者は、眺めている手を自分が動かしているように（ある程度）感じるのである。もちろん、この状況では、手前の被験者が指示を聞いて抱いた意志と後ろの被験者の手の動きのあいだには、実際には因果関係は成立していない。手前の被験者が感じる因果関係は、見かけ上のものにすぎないのである。

　ウェグナーによれば、これは例外的な状況ではない。これと同様の状況が、わたしたちの行為一般に成り立つというのである。意識的な意志と行為のあいだにあるのは、見かけ上の因果関係にすぎないのである（図4-8）。これまで見てきたように、行為の背景にある真の因果的メカニズムは、無意識的なものであり、行為者の意識に現れることはないからである。

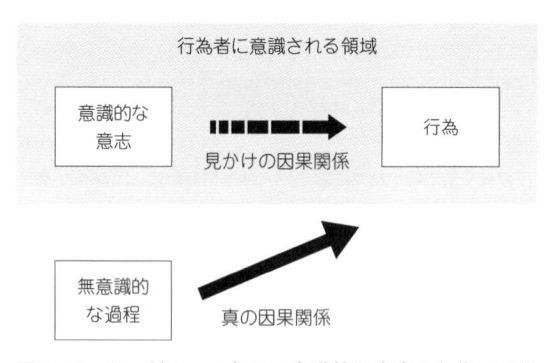

図4-8　ウェグナーの考える意識的な意志と行為の関係

　ただし、ウェグナーの考えでは、これによって自由意志の存在がただちに否定されるわけではない。彼の考えによれば、自由意志とは、行為を生み出す因果的メカニズムのあり方の問題ではなく、わたしたちが行為の際にどのような感じを抱くかにかんする問題である。そして、わたしたちは、たいていの場合、行為を自ら成していると実際に感じている。このこと自体が、自由意志の存在を保証するというのである。

　しかし、ウェグナー自身が「錯覚」という言葉を用いているように、彼の考え方は、事実上自由意志の存在を否定するものであるように思われる。自由意

志がたんなる主観的な感じにすぎないとすれば、わたしたちは自由意志を有しているように感じているが、本当は自由意志を持っていないのだ、と言うほうが適切なように思われるからである。

自由意志錯覚論の帰結

リベットの議論と同様に、ウェグナーの議論にたいしても、批判の余地は大いにあるだろう。しかしここではまず、仮に自由意志の存在が否定されるとしたらどのようなことが帰結するかを考えてみたい。

本章のはじめに述べたように、わたしたちが自由意志を持つという考えは、行為がもたらす帰結の責任を問うことや、行為者に賞罰を与えることの前提となっている。それゆえ、わたしたちが自由意志を持たないとすれば、行為者に行為がもたらす帰結の責任を問うことはできなくなるように思われる。たとえば、銀行強盗犯の行為が、銀行強盗を実行しようという意識的な意志によって引き起こされたのではなく、本人も把握していない無意識的な心的過程によって引き起こされたのだとすれば、この犯人を非難したり刑罰を科したりすることは不適切であるように感じられるかもしれない。

また、わたしたちは親切な行為をした人に感謝したり、卑劣な行為をした人を軽蔑したりする。このように、他人の行為にたいしてさまざまな感情を抱くことも、その行為が自由意志に基づくものであることを前提としているように思われる。地震や台風がどれだけの被害をもたらそうとも、わたしたちは、地震や台風そのものに、他人の邪悪な行為にたいして抱くのと同じような憤慨を抱くことはないからである。しかし、わたしたちが自由意志を持たないということになれば、他人の行為にこのような感情を抱くこともまた、不適切だということになるかもしれない。

自由意志が否定されることの影響はこれにとどまらない。わたしたちに自由意志がないとすれば、自らの将来について計画を立てることは無意味になってしまうように思われる。将来についてどのように熟慮したとしても、最終的には無意識的な心的過程によって自分の行為が決定されるのだとすれば、このような熟慮は無意味であるように思われる。そうだとすれば、わたしたちは、自分の人生を自分自身で制御することができないように感じるようになり、生きる希望や生きる意味を失ってしまうかもしれない。

自由意志は存在しないのか

　このように、もしわたしたちが自由意志を持たないとすれば、わたしたちの社会制度や世界観は根本的な修正を迫られることになる。では、これまでに紹介したさまざまな研究は、わたしたちが自由意志を持たないということを実際に示しているのだろうか。最後に、このことについて簡単に考察しよう。

　心理学や脳神経科学の研究によって明らかになった意志と行為のあり方は、常識的な見方とどのような点で異なっているだろうか。一つの違いは、無意識的な過程の役割にある。常識的な見方によれば、わたしたちの行為は意識的な熟慮によって決定され、わたしたちは、自らの行為の理由を正しく理解している。これにたいして、心理学や脳神経科学の研究によれば、わたしたちの行為には無意識的な心的過程が大きく影響しており、多くの場合、わたしたちはそのことを理解していない。

　では、このことは、わたしたちが自由意志を持たないということを示しているのだろうか。それは、わたしたちが自由な行為をどのようなものと考えるかによるだろう。自由な行為が、自らの意識的な決定と整合的であり、意識的な決定によって引き起こされるものでなければならないとすれば、本章で見てきたような研究は、わたしたちが自由な行為と考えているものの多くは実は自由な行為ではない、ということを示していることになるだろう。しかし、自由な行為はそのようなものでなければならないのだろうか。ある行為が無意識的な心的過程によって引き起こされているとしても、その心的過程はわたしの心的過程である。したがって、無意識的な心的過程によって引き起こされる行為であっても、自分自身にとってひどく不可解なものでないかぎりは、私の自由な行為と呼んでもよいようにも思われる。自由な行為とは何かを明らかにしないかぎり、経験的な研究が自由意志にかんして何を示しているのかは、はっきりしないのである。

　とはいえ、経験科学の知見には、自由意志にたいする脅威となるように思われる内容がもうひとつある。経験科学の見方によれば、わたしたちの行為は、身体運動を引き起こす運動性神経の興奮によって、さらには、それに先立つ脳内の神経活動によって引き起こされている。そして、脳内の神経活動は、生理学や化学の法則に従って生じている。脳のある部位である活動が生じれば、決まった仕方で別の部位の別の活動が引き起こされるのである。この点で、脳内の神経活動によって引き起こされる行為と、風に吹かれて揺れる木の枝の動き

のあいだには、本質的な違いはないように思われる。しかし、このような見方は、常識的な見方、すなわち、人間とそれ以外の存在のあいだに根本的な違いを認め、人間だけが（あるいはある程度高度な生物だけが）自由意志を持つと考える見方とは、相容れないように思われる。たとえば、私がテーブルの上のコップに手を伸ばしたとき、その腕の動きは運動野の活動によって引き起こされ、運動野の活動は、さらに別の脳部位によって引き起こされている。そして、それらはすべて、生理学の法則に従って、決まった仕方で生じている。そうであるとすれば、私がいまテーブルの上のコップに手を伸ばしたことは、それに先立つ一連の出来事によって決定されており、それ以外のことは起こりえなかったように思われる。このように、わたしたちの行為は脳の活動によって決まった仕方で引き起こされるという考え自体が、自由意志の成立にとって重大な脅威となるように思われるのである。

　これは、自由意志にかんするより深刻な問題である。しかし、これは脳神経科学に固有の問題ではないという点に注意が必要である。ここで常識的な見方と衝突するのは、わたしたちの行為が脳の活動によって引き起こされるという考えではなく、わたしたちの行為がそれに先立つ何らかの過程によって決まった仕方で引き起こされるという考え方、すなわち因果的決定論だからである。ここでは、行為に先立つ過程が意識的か無意識的か、あるいは、脳の活動か魂の活動かといったことは本質的でない。それがどのような過程であれ、先立つ出来事が後に続く出来事を決定するという仕方で働くものであれば、自由意志の成立は脅かされることになる。この問題は、因果的決定論が正しいことを認めさえすれば生じる、きわめて一般的な問題なのである。

　因果的決定論と自由意志は両立可能かという問題は、じつは、哲学者によって古くから議論されてきた問題である。この問題にかんしては、両立可能であると考える立場と両立不可能であると考える立場の論争が続いており、現在も決着を見ていない[7]。ここではその論争を詳しく紹介することはできないが、

7）この問題をめぐっては、三つの立場が論争を続けている。第一の立場は、因果的決定論は正しく、それゆえ人間の行為とその他の自然現象の間には本質的な違いはなく、わたしたちは自由意志を持たない、というものである。このような立場は強硬な決定論（hard determinism）と呼ばれる。この立場は整合的だが、わたしたちの直観に反するという点が最大の難点である。

　第二の立場は、因果的決定論と自由は両立可能である、すなわち、因果的決定論が成り立つという点で人間の行為とその他の自然現象に違いはないが、両者のあいだには別の何らかの重要な違いがあり、それが自由意志の有無をもたらしている、と考える立場である。これは両立論

ここで確認しておくべきなのは、この問題にたいしてどのような答えが出るかということもまた、わたしたちが自由意志をどのようなものと考えているかによる、ということである。わたしたちが自由であるといえるためには、たとえば、身体的な拘束がないことや、心理的な強迫や強制がないことは必要不可欠であろう。では、わたしたちが自由意志を持つといえるためには、それだけで十分だろうか。十分であるとすれば、因果的決定論が正しいとしても、わたしたちが自由意志を持つといいうる場面は、数多く存在することになるだろう。あるいは、十分でないとすれば、ほかにどのような条件が必要なのだろうか[8]。わたしたちが自由意志を持つといえるためには、たとえば、わたしたちが因果的な自然法則の支配下にないことも要請されるのだろうか。そうだとすれば、今日の自然科学的な世界観を受け入れるかぎり、自由意志が成り立つ可能性はきわめて低いということになるだろう。いずれにせよ、これらのことを明確化しなければ、因果的決定論と自由意志が両立するかどうかに答えることはできないのである。

　本章の内容をまとめよう。意志と行為の関係にかんする心理学や脳神経科学の研究によれば、わたしたちの行為は無意識的な心的過程の大きな影響を受けている。そして、わたしたちは多くの場合そのことを理解していない。これらの知見は、わたしたちは自由意志を持つという常識的な見方に疑問を投げかける。しかし、わたしたちは本当に自由意志を持っているのかという大きな問題に答えを出すためには、まず、自由とは何かを明確にしなければならない。意

（compatibilism）と呼ばれる。両立論は、自然科学的な見方と常識的な見方の両者を認めることができるという点に長所があるが、自由意志を具体的にどのような違いによって説明するのか、そして、わたしたちが常識的に抱いている自由意志の特徴を、その違いによって十分に説明できるのか、という点に課題を抱えることになる。

　第三の立場は、因果的決定論は誤りであり、わたしたちの行為とその他の自然現象はそもそも決定論に従うかどうかという点で異なっており、それゆえわたしたちは自由意志を持つと考える立場である。このような立場はリバタリアニズム（libertarianism）と呼ばれる。この立場は、常識的な見方を維持できるという長所を持つが、人間の意思決定や行為にかんする自然科学的な知見を否定することになり、また、決定論が成り立たないとなぜ自由と言えるのかが明らかでないという問題点がある。

　このように、いずれの立場も、この問題にたいして満足のいく解答を与えることはできていないのが現状である。

8）さらなる条件としては、たとえば、たいていの場合に自分が置かれた状況にたいして適切な行為を選択できることや、自分の行為が自分自身で予測可能であることなどが考えられるだろう。ただし、これらの条件だけで十分であるとはかぎらない。

思決定や行為にかんする脳神経科学研究は、自由とは何かという古典的で哲学的な問題に、わたしたちを導くのである。

参考文献

遠藤由美編著. 2009.『社会心理学：社会で生きる人のいとなみを探る』ミネルヴァ書房.

藤澤清・柿木昇治・山崎勝男編. 1998.『新生理心理学1巻 生理心理学の基礎』北大路書房.

リベット, ベンジャミン. 2005.『マインド・タイム：脳と意識の時間』下條信輔訳. 岩波書店.

Libet, B., Gleason, C. A., Wright, E. W., and Pearl, D. K. 1983. Time of conscious intention to act in relation to onset of cerebral activity (readiness-potential): The unconscious initiation of a freely voluntary act. *Brain* 106: 623-42.

Obhi, S. and Haggard, P. 2004. Free will and free won't. *American Scientist* 92: 358-65.

Wegner, D. M. 2002. *The Illusion of Conscious Will.* Cambridge, MA. MIT Press.

Wegner, D. M., Sparrow, B., and Winerman, L. 2004. Vicarious agency: Experiencing control over the movements of others. *Journal of Personality and Social Psychology* 86: 838-48.

Wilson, T., and Nisbett, R. 1978. The accuracy of verbal reports about the effects of stimuli on evaluations and behavior. *Social Psychology* 41: 118-31.

Zajonc, R. B. 1968. Attitudinal effects of mere exposure. *Journal of Personality and Social Psychology* 9 (2): 1-27.

第 5 章

意思決定：薬物依存と意思決定の歪み

　薬物依存は世界中で深刻な問題になっているだけでなく、近年日本国内においても、大学生の大麻汚染が報道され問題になっている。国内では、警察庁の調べによると、平成 20 年現在 2758 人もの人が大麻取締法違反で検挙されているというデータがある（警察庁, 2008）。この数は対前年比 22.3％増であり、1956（昭和 31）年統計開始後、最多であった。この数字が何を意味するのかについて考えてみてほしい。大麻だけではなく、違法薬物の嗜癖者が近年増加しているため、あなたの身近な人たちの中にも違法薬物の悪影響を受けている人がいるかもしれない。

　薬物は脳に作用する。薬物を服用すると、私たちの脳が化学物質に反応し、脳がもつ何らかの潜在力が目覚めた状態となる。薬物を服用しないと、薬物への渇望感や禁断症状が現れて平静な状態を保てなくなるのが薬物依存である。薬物依存[1]の状態のすべてが現在の科学で明らかになったわけではないが、薬物依存について考えるには、私たちの脳の生理や人間の行動についてまず知らなければならない。

　本来、薬は病気や怪我の治療のために使われるものである。ただし、同じ薬でも医療目的だけではなく、医療外目的に使用されてしまう場合もある。例えば、痛み止めのために適正な管理の下でモルヒネが使用されるだけでなく、ぽ

1）　WHO による国際疾病分類 ICD-10 では、依存症候群は、次のように規定されている。「ある物質あるいはある種の物質使用が、その人にとって以前にはより大きな価値をもっていた他の行動より、はるかに優先するようになる一群の生理的、行動的、認知的現象。依存症候群の中心となる記述的特徴は、精神作用物質（医学的に処方されたものであってもなくても）、アルコールあるいは煙草を使用したいという欲望（しばしば強く、時に抵抗できない）である。ある期間物質を禁断したあと再使用すると、非依存者よりも早くこの症候群の他の特徴が再出現するという証拠がある」（WHO, 1997）。

んやりとした多幸感を味わうために同じモルヒネが使用される場合がある。このような多幸感を経験すると薬の使用に歯止めが効かなくなってしまうことがあり、このような状態を「乱用[2]」という。たとえ、単なる好奇心から薬に手を出してしまったとしても、それを何度か試すうちに、その薬を使用することが病みつきになり、その結果、薬の虜になって日常生活もまともに送れない状態になることがある。それは、私たちの「脳」がある仕方で働いた結果であると言えよう。私たちの脳には薬物をやめたくてもやめられなくなるようなどんな仕掛けがあるのだろうか。ヒトが薬物をやめたくてもやめられない状態にあるとき、それはどのような心理状態にあり、そのとき実際に脳内ではどのようなことが起きているのか、本章ではこうしたことについて考えていきたい。

　本章ではまず、薬物依存者の現状について具体的に明らかにする。そして、ヒトはなぜ薬物を摂取するという意思決定をしてしまうのかについて理解するために、健常者の意思決定の脳メカニズムについて解説する。また、一度薬物にはまってしまった薬物依存者はなぜ繰り返し薬物に手を染め、薬物を絶つことが容易にできないのかについて理解するために、薬物依存者における歪んだ意思決定のメカニズムを紹介し、薬物というものが意思決定に与えている影響について解説する。

　薬物は危険で怖いものであるということを認識するだけでなく、私たち自身の脳のしくみを知ることで、薬物に手を出すという誤った意思決定をしてしまうことは誰にでも起こるおそれがあること、また一度摂取してしまうと、薬物の影響によって正常な意思決定機構が十分に働かず、正しい意思決定を行うことが難しくなってしまうことを理解してもらいたい。

1. 薬物使用の実態

　近年、芸能人や大学生などの薬物使用が報道されることにより、薬物という言葉を耳にする頻度は高まっている。どれくらい身近な人がそれを使用し、実際に私たちに薬物使用の誘惑が迫ってきているのかについて現状を理解しておこう。

　国立精神・神経センター精神保健研究所の和田らが全国の15歳以上の住民

---

[2] 薬物乱用というのは薬物を社会規範から逸脱した目的で使用した場合を指す。

を対象に行った2007年厚生労働省の薬物使用にかんする全国住民調査によると、覚せい剤については、年代によって呼称の周知度が異なってはいるが、周知度が全体の約84%とかなり高い数値であることが明らかとなった。また実際にこれまで一回でも使用したことがある者の率は、有機溶剤が2.26%、大麻0.96%、覚せい剤0.44%、コカイン0.14%、ヘロイン約0.1%以下（統計誤差内）、MDMA0.12%であった。またこれらの薬物のうち、いずれかの薬物の生涯使用経験率は2.90%と1995年以降の最高値であった。さらに、有機溶剤を除いた残りの5種類の薬物の生涯使用経験についても1.34%と、1995年以降2005年に次ぐ2番目に高い値であった。薬物の種類によって経験率は異なるものの、近年薬物使用経験のある者の割合が増えていることは確かである。ただし、薬物使用者の若年齢化がマスコミなどでとりざたされている中、実際にこれらの薬物にかんする年代別の生涯使用経験率を調べてみると、覚せい剤以外は、薬物の種類にかかわらず30歳代で生涯使用経験率が最も高いことがわかる（図5-1）。実際には若年層の乱用だけが問題ではないことが明らかとなっている。

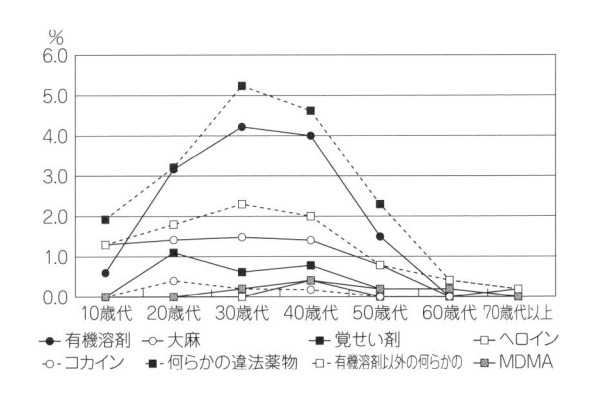

図5-1　年代別生涯使用経験率
（国立精神・神経センター精神保健研究所薬物依存研究部, 2007a, p. 30）

薬物の入手可能性については、有機溶剤のみが「簡単に手に入る」、または「少々苦労するがなんとか手に入る」と答えた入手可能群が、入手は「ほとんど不可能」または「絶対不可能である」と答えた入手不可能群を上回っており、それ以外の薬物に関しては、入手不可能群が入手可能群を上回った。例えば、

大麻の入手可能性を年代別に示したグラフは図 5-2 の通りである。大麻や覚せい剤、MDMA の乱用報道が多いものの、実際には一般の人にとってこれらの薬物の入手がそれほど簡単になっているわけではないようである。

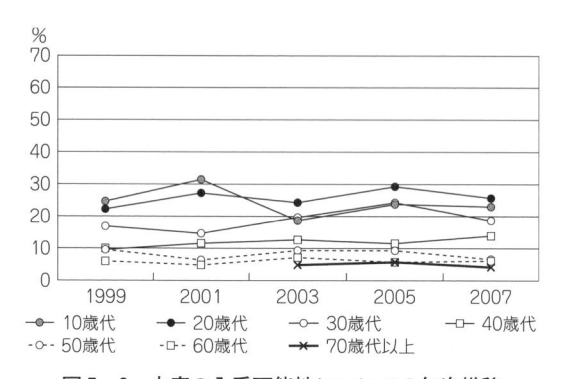

図 5-2　大麻の入手可能性についての年次推移
(国立精神・神経センター精神保健研究所薬物依存研究部, 2007a, p. 31)

　薬物別に顕著な変化はみられないが、1995 年以降で生涯使用経験率が最も高かったのは 2007 年であることから、薬物乱用は少しずつ浸透傾向にあるといえる。マスコミ報道などで大麻、MDMA、覚せい剤という言葉を耳にする機会が増えていることから、これらの薬物を生涯で経験する率が有機溶剤の経験率を上回ることが予想されたが、実際には有機溶剤の使用が最も高く、次いで大麻、覚せい剤という結果であった（図 5-1）。しかしながら、2007 年は今までに大麻の使用を誘われた経験がある率（2007 年度厚生労働科学研究費補助金分担研究報告書a, p. 27, 図 26）が過去 2 番目の値であること、そして一年以内に大麻の使用を誘われた経験があるという率が他の薬物と比べて最も高かったこと（同 p. 27, 図 27）、これらの薬物の中でも MDMA に関して、この一年以内に身近でこの薬物を乱用した人を知っている者の率が有意に増加しているといった結果（同 p. 26, 図 24）から、従来薬物使用として一般的であった有機溶剤よりも大麻、MDMA などが主流になりつつあることが言える。
　また、国立精神・神経センター精神保健研究所の嶋根らは、大学生（新入生）における薬物乱用の実態調査を行った。この研究では、ある大学の新入生 403 名を対象として質問紙調査を行った。10 種類の薬物について、乱用経験、身

近な人の乱用の有無、薬物使用を誘われた経験の有無、入手の可能性の程度について調査を行ったところ、身近な人の薬物乱用の有無については、13.7％の対象者が身近に薬物乱用をしている人がいると答えた。その対象薬物としては、有機溶剤 5.7％、向精神薬 5.7％、大麻 4.2％、覚せい剤 2.2％であった（2007年度厚生労働科学研究費補助金分担研究報告書 b, p. 11）。

2. 意思決定における脳の状態

薬物を使用することも、また薬物をやめようとすることも、いずれもヒト自身による意思決定によってなされる。なぜヒトは薬物に手を出してしまうのか。そして、なぜ一度始めてしまった薬物使用を止めることができないのだろうか。

人間も含めた動物の行動は快感と嫌悪感のバランスに支配されている。報酬系とは快を感じる部分で、薬物はこの報酬系を直接強く刺激することがわかっている。覚せい剤や麻薬などの依存性薬物は極めて強い快情動を起こすために、一度薬物を使ったことのある人間や動物は大きな犠牲を払ってでも薬物を手に入れようとするのである。つまり依存性薬物は強い報酬効果を持つと言える。あらゆる薬物は中枢神経作用を持つことから、これらの薬物は脳に作用し、その結果、精神依存[3]が起こる。このことから、薬物による依存状態は脳の病気だと言える。精神依存が起こる初期段階では、報酬に関連した部位とされる脳内の深い部分の側坐核だけでなく、前頭葉をはじめ大脳皮質をも含む脳の広範囲な部分で一気に脳の改築工事が行われると考えられる。私たちは薬物依存の問題について脳の中のある一部分だけに焦点を合わせて考えるのではなく、脳全体でどのようなことが起こっているかについて考えなければならない。

顕在的判断と潜在的判断をつかさどる脳部位

薬物によって意思決定がゆがめられてしまうがゆえに、いけないと頭ではわかっていてもその薬物を摂取してしまったり、やめたいと思っていてもやめられずにまた手をつけてしまったりする人は、これまでは、意志の弱さのゆえに

---

[3] 精神依存とは薬物が切れると、その薬物に対する渇望が高まる状態である。この渇望状態のために薬物摂取に対する自己のコントロールができなくなり、また薬物を使用してしまう。喫煙者がタバコに含まれるニコチンが切れてしまうと、手元にたばこがなければ、時間帯や天候などにかかわらず労をいとわずにそれを購入しに出かけるといった行動は、薬物探索行動にあたるが、これも精神依存の一つである。

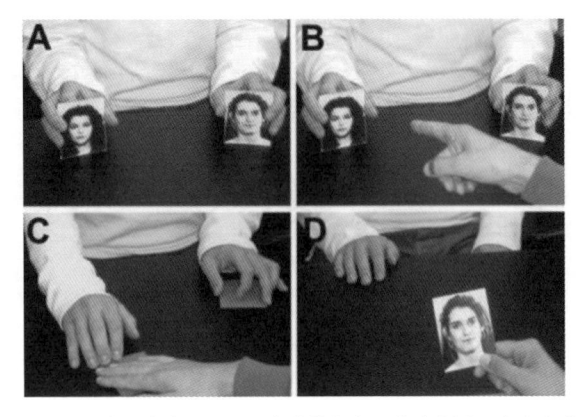

図5-3　意思決定における意識的判断の意味を問い直す実験
(Johansson *et al.*, 2005)

　自分の欲求をコントロールできない人というふうに世間では言われてきた。しかし、ここでいう意志の弱さや、自分の欲求をコントロールできないというのは、いったいどのようなことなのだろうか。まずは薬物の影響を考えずに通常の意思決定を行う際に脳全体ではどのようなことが起きているのかについて考えてみよう。
　わたしたちは毎日の生活の中で様々な問題や要求に対して決定を下している。様々な判断のうちほとんどを無意識のうちに行っているが、自分の健康、生命などにかかわる重要な場面で行う意思決定においては、最善であると思われる選択肢を自分自身で責任をもって意識的に選んで実行する必要がある。しかし、私たちがそのような判断を下す際に、はたしてどのくらい自分の意識が関与しているのであろうか。長い間私たちは、意思決定というものを、自分で意識しながら自分自身のコントロールの下に行っていることだと考えてきた。しかしながら、このような一般常識に対して、近年では心理学や脳科学の分野において、意思決定を行う際には意識に上ったものだけではなく、無意識のプロセスも関与していることが指摘されている。意思決定においては、潜在的な脳メカニズムによる無意識的な判断と顕在的な脳メカニズムによる意識的な判断が、独立して並行的に行われていると考えられるのである。
　スウェーデンのヨハンソンら（Johansson *et al.*, 2005）は、意思決定における意識的判断の意味を問い直す実験を行っている。ヨハンソンらは2枚1組

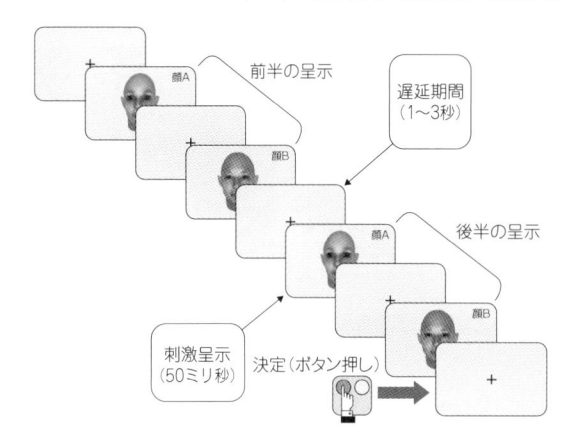

図5−4　顔選好課題（Kim *et al.*, 2007）

の異性の写真の中からどちらが好みかを選ばせ、その理由を答えさせた（図5−3）。このとき、何試行かに一回、選んでいないほうの写真をこっそり呈示して、この写真がよい理由を答えさせた。かなりの確率で被験者は選んでいないほうの写真が呈示されたことには気づかず、なぜその写真の人が好みかを述べた。このことは、選択において無意識的に働く理由と意識的に与えられる理由が必ずしも常に一致しているわけではないことを示唆している。

　このような選好課題での意思決定について、脳がどのように活動するかを調べるために、キムら（Kim *et al.*, 2007）は、次のような実験を行った（図5−4）。この実験では、実験協力者は2枚の異性の写真を継時的に呈示され、後半の呈示の後どちらが好みかを判断した。最終的に好ましいとされた写真が呈示されたとき、脳のどの部位が関連する活動を示したかが調べられたが、前半の呈示のときと後半の呈示のときで、活動部位が異なっていたことがわかった。前半の呈示の際は、ドーパミンニューロンから強い投射を受ける大脳基底核の側坐核[4]が最終的に選ばれた写真に強く反応したが、後半の呈示の際は、その応答は消え、内側前頭眼窩野（前頭前野の内側底部）に関連する応答がみられたのである（図5−5）。キムらは、側坐核の応答は無意識の選択に関係してお

---

[4]　様々な研究結果から、側坐核における現象と側坐核への腹側被蓋領域からのドーパミンの入力が、報酬や快の体験に関連していることがわかっている。たとえばナットソンらは、人間を対象としたfMRI実験において報酬（金銭）を予測するときに側坐核の活動が上昇することを示した（Knutson *et al.*, 2001）。このように、報酬が与えられることを示す刺激に対して、側坐核をはじめとする関連細胞におけるドーパミンの活動レベルの上昇が認められている。

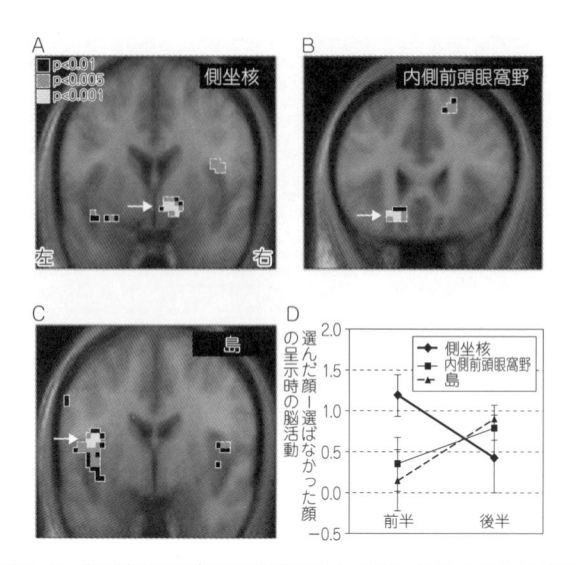

図5-5 顔選好課題時の最終的に選んだ顔呈示時における脳活動
(Kim *et al.*, 2007)

り、前頭前野の応答は意識的理由付けを反映するものであることを示唆している。

　このような一連の研究結果から、次のことが言えるだろう。すなわち、意思決定においては、まず皮質下の報酬情報処理に関わる回路で潜在的にどちらがよいかを選び、その結果が前頭前野に送られて顕在化される。しかし、前頭前野は皮質下の領域が決定したときの材料とは異なる材料で、この決定を理由付けなければならないときがあり、その理由や決定は時には皮質下の理由や決定とは一致しないのである。

　このような脳の深い部分のドーパミンニューロンの影響を強く受ける大脳基底核と大脳皮質の前頭前野における活動は、薬物の使用を意識的にはやめなくてはならないと思っていても（前頭前野の活動による意思決定）、無意識的に体が薬物を求めてしまっている（大脳基底核の活動による意思決定）というときの脳の状態をよく表していると考えられる。そのため、薬物は体によくないことが頭ではわかっていても、薬物摂取をやめられないことがあるのである。

自制心にかんする研究

　人は意思決定を行うとき、様々な状況を考慮に入れて最もよいと判断したことを通常は選ぶはずである。ただし、人は弱いものと言われることがあるが、常に最善の結果を求めて賢明な判断を行っているつもりでも、ときに、「快楽」への誘惑に負けてしまうことがある。自らの将来を考えたとき、薬物に手を染めることからは最善の結果が得られないとわかっているにもかかわらず、薬物から得られるその「快」への誘惑に打ち勝つことができずに手をだしてしまう人がいる。このように人は「快楽」への誘惑に打ち勝つために必要な自制心に欠けてしまうことがある。

　ハレら（Hare et al., 2009）は、人間のこのような葛藤の原因を解明するために、fMRIを用いて個人の自制心に影響すると思われる脳部位を特定した。ハレらは食事制限をしている健常な被験者を用いて彼らの意思決定プロセス中の脳活動をfMRIによって計測した。ハレらは最初に食品が健康によいかどうかを気にかけている被験者たちに、「健康によいかどうかについて（とてもよい、よい、どちらでもない、悪い、とても悪い）」と「味について（とてもおいしい、おいしい、どちらでもない、まずい、とてもまずい）」の二つの観点から食品を評価させ、いずれも「どちらでもない」と評価された食品の一つをその被験者にとっての「準拠食品」(reference item) とした。

　次に、それぞれの被験者にとっての準拠食品と「対象食品」(target item) を呈示して、その呈示された食品をどのくらい選ぶかどうかについて尋ねた。

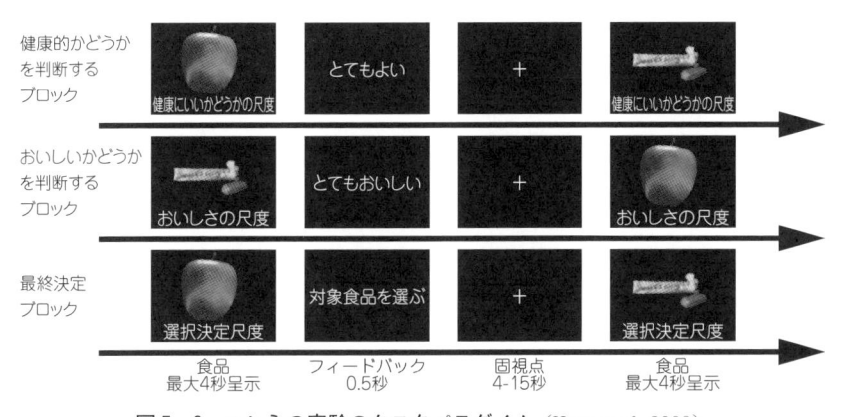

図5-6　ハレらの実験のタスクパラダイム (Hare et al., 2009)

被験者は5段階のスケール（対象食品を絶対に選ぶ、対象食品を選ぶ、どちらでもない、対象食品を選ばない、対象食品を絶対に選ばない）で判断してもらった（図5-6）。被験者は実験終了後にここで被験者自身が強く好んで選んだ食品の中からランダムに選ばれた一つの食品を実際に食べてもらうことになっている。このような選択にもとづいて、おいしさよりも健康を重視して選択する傾向のある被験者たちを自制心のある者とし、逆におい しさのほうを重視する被験者たちを自制心のない者として分類した。また、最終決定ブロックでは、呈示された食品を選んで食べるかについて尋ねられ、このような判断をしている間の被験者の脳活動を測定して、意思決定プロセスに関与する脳活動を調べた。

その結果、それぞれの対象食品に対する価値（どれくらい強く選ぶか、あるいは選ばないかの度合い）は、前頭前野腹内側部（Ventromedial Prefrontal Cortex, VMPFC）という脳領域の活動と相関がみられた（図5-7）。この領域の活動は、自制心あり群では、健康的かどうかを判断した値とおいしいかどうかを判断した値のどちらとも相関を示したのに対し、自制心なし群では、おいしいかどうかを判断した値としか相関がみられなかった。

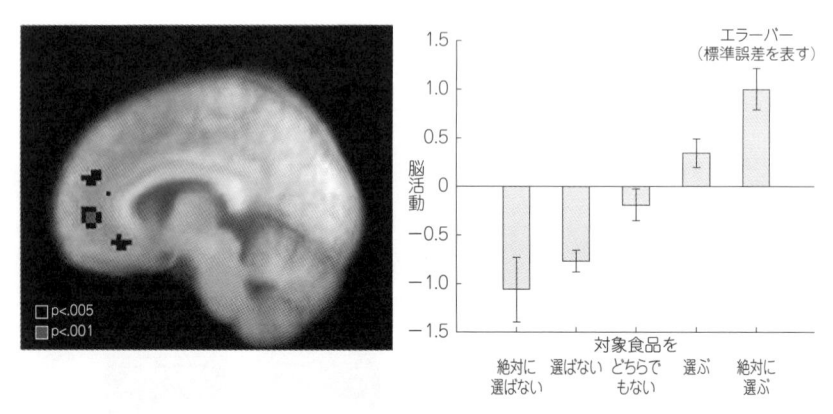

pは統計閾値を示す。p<0.005（強い活動がみられた部位）、p<0.001（最も強い活動がみられた部位）。
図5-7　最終的に選んだ食品に対する価値と相関のあった脳部位（Hare *et al.*, 2009）

また、自制心を働かせておいしさへの欲求を抑え、健康によい食品を選ぶことができた試行においては、前頭前野背外側部（dorsolateral prefrontal cortex, DLPFC）の活動がより強いことが確認された（図5-8）。さらにこの部位

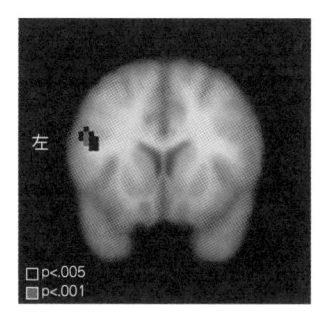

図 5-8 自制心を働かせることができた試行において活動の高かった部位
(Hare *et al.*, 2009)

はVMPFCとつながっていることも確認された。このことから、DLPFCはVMPFCの活動を調節して、おいしさへの欲求を抑え、健康によい食品を選択させる働き、つまり自制心の働きを担っていることが示唆された。DLPFCがあまり活動しない場合は、VMPFCはおいしさへの欲求を反映するだけで、健康へのよさを反映せず、したがって健康によくなくてもおいしい食品を選ばせてしまうが、DLPFCがより強く活動する場合は、VMPFCはそれによる調整を受けて、おいしさへの欲求だけではなく、健康へのよさも反映し、それゆえおいしくても健康によくない食品を選ばないようにさせるのである。

この研究は、欲求に対してそれを抑える自制心の働きを担っている脳部位を特定した最初の研究である。薬物依存患者は、ここでわかった自制心の働きを担っているDLPFCの活動が健常者と比べて正しく機能しないために、自制心が最適に働かず、それゆえ快楽という誘惑に負けてしまいやすい傾向にあると考えられる。

3. 報酬の価値と時間の関係

私たちの生きる社会は複雑で、ある報酬が私たちにとってずっと同じ価値を持ち続けるとは限らない。むしろ、たいてい、時々刻々と報酬の価値は変化していく。時間割引とは将来の報酬の価値を割り引くことである。

たとえば、同じ100万円でも、今日もらえるのと1年後にもらえるのとでは、今日もらえるほうが価値が高いと感じるだろう。したがって、今日もらえる100万円は1年後にもらえる200万円と同じ価値だということも起こりう

る。この場合、割引率は50%ということになる。報酬そのものとしては、当然100万円と200万円では、200万円のほうが大きい。したがって、今日100万円もらうことは我慢して1年後に200万円もらったほうがいいはずである。しかしながら実際には、私たちにとっての報酬の価値は時間とともに下がっていく。したがって、今日の100万円と1年後の200万円のどちらを選ぶかを決めるとき、人は報酬の価値を時間的に割り引いて決めるのである。

　この節では、報酬の価値と時間の関係について考え、私たちの脳がこれらの関係をどのようにコードして価値計算し、意思決定を行っているのかを考察しよう。また、薬物依存者の価値計算が健常者とどう異なるかを明らかにし、薬物が報酬価値の計算にどんな影響を及ぼし、その結果、意思決定にどのような影響を与えているのかを考えてみよう。

時間割引率

　報酬の価値はその報酬が手に入れられるまでの時間が長くなるほどどんどん減衰する。直観的に、私たちは、今1万円もらえるのと10年後に1万円もらえるのとでは、やはり今もらえるほうが価値が大きいと考えるだろう。図5-9はこのような時間による価値の減衰を示した一例である。この例では、T1の時点では、6年後のT2時に得られる100ドルの価値よりも、T2よりさらに2年後（T1からは8年後）に得られる200ドルの価値の方が高い。ところが、T2の時点ではそのときすぐに得られる100ドルのほうが2年後に得られる200ドルよりも価値が大きいことがわかる。この図は双曲関数モデル（Hyperbolic model）を示し、現在に近い時間のほうが減衰率が大きく、時間

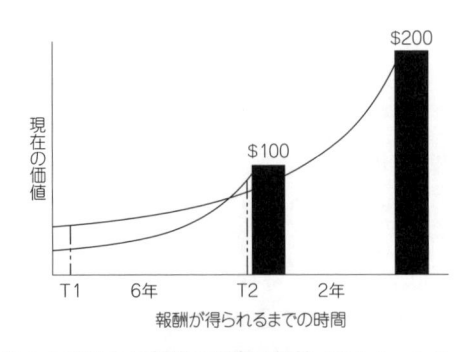

図5-9　後から得られる報酬の現在の価値（Bickel and Marsch, 2001）

がたつにつれて減衰率は緩やかになっていく。そのため、T1とT2では、100ドルと200ドルの価値が逆転しているのである。

時間とともに報酬の価値が減衰するモデルとしては、指数関数モデル（Exponential model）（図5-10a）と、双曲関数モデル（Hyperbolic model）（図5-10c）があり、後者の特徴としては割引率が時間の経過とともに減少することがあげられる。また、それにより双曲関数モデルでは、二つの異なる大きさの報酬についてその価値の逆転が起こりうる（図5-10d）。それにたいして指数関数モデルでは、割引率がつねに一定のため、そのような価値の逆転は起こらない（図5-10b）。

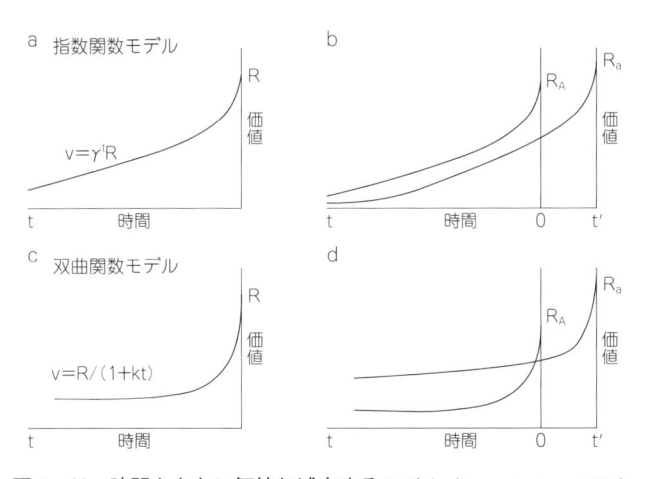

図5-10 時間とともに価値が減衰するモデル (Rangel *et al.*, 2008)

もともとこのような性質は、ハーバード大学の心理学者、ハーンスタインがハトを用いた実験データから、報酬の価値とそれを得るまでの時間の関係をマッチング法則という反比例式にまとめたのが最初である。その関係は弟子のテンプル大学のエインズリーによって、双曲割引の形で定式化された。ハトやラットでは、数秒の遅延でも自己制御と衝動性との間の明確な違い（のちの大きな報酬を選ぶか、それともすぐもらえる小さな報酬に飛びつくかの違い）を作りだせることが示された（メイザー，2006）。すなわち、まず最初に、ハトに右の窓をつついたら大きな報酬Aが得られ、左の窓をつついたら小さな報酬Bが得られることを学習させる。このときどちらの報酬も窓をつついてから報酬が得

られるまでの時間は同じである。次に、小さな報酬Bが得られるまでの時間を固定し、大きな報酬Aが得られるまでの時間を変化させていく。大きな報酬Aが得られるまでの時間が小さな報酬が得られるまでの時間と同じ場合は、もちろんハトは大きな報酬Aが得られる方の窓（この場合右の窓）をより頻繁につつくのだが、大きな報酬Aが得られるまでの時間を長くしていくと、やがてすぐにもらえる小さい報酬Bのほうを選ぶようになる。選択がちょうど切り替わるとき、AとBがハトにとって主観的に等価となるとみなせる。その時点は主観的等価点（Indifference Point, IP）とよばれ、それが記録された。それぞれの時間ポイントごとにIPを求め、その値を基に双曲近似を行い、そのハトごとの時間割引関数を求めたのである。

時間割引率を示す人間の脳部位

時間とともに報酬の価値に急激な減衰が起こる場合、つまり時間割引率が大きいと、目先の報酬にしか重みをおかないような行動がみられる。このような行動は、衝動性の高い行動といえる。反対に、時間割引率が大きくない場合には、将来の報酬についても考慮した行動がみられる。このような行動は、自己制御がとれた行動と考えられる。それでは、このような時間割引率を計算している脳部位はどこに存在するのか。

マクルーアらは時間割引率を反映した報酬の価値を示す人間の脳部位について研究を行った（McClure et al., 2004）。彼らは、fMRIを使って以下のような課題で実験を行った。図5-11が示すように、モニター画面に、たとえば「今日20.28ドルもらえるという選択肢と1カ月後に23.32ドルもらえるという選択肢が提示される。」被験者はボタンでどちらを選ぶか答える。被験者が選んだ方の下に赤い矢印が呈示される。選択肢には、今日もらえる金額、2週間後にもらえる金額、1か月後にもらえる金額のなかから2つずつがランダムに呈示され、2つのうちどちらがいいかを被験者に選んでもらう。実験では、被験者が2つの選択肢のうちどちらかを選んでいるときの脳活動について計測を行い解析した。

図5-12Aが示すように、選択肢の中に今日が入っている場合、すなわちすぐに得られる報酬に対して最も高い脳活動を示した部位は、後部帯状皮質（posterior cingulate cortex, PCC）、内側前頭皮質（medial prefrontal cortex, MPFC）、大脳基底核の腹側線条体（ventral striatum, Vstr）、内側前頭眼窩野

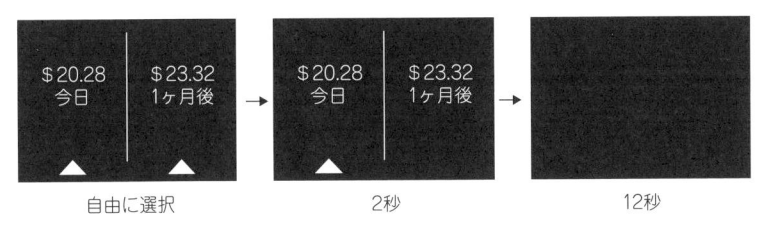

図5-11 マクルーアらの実験の流れ (McClure *et al.*, 2004, Supplementary)

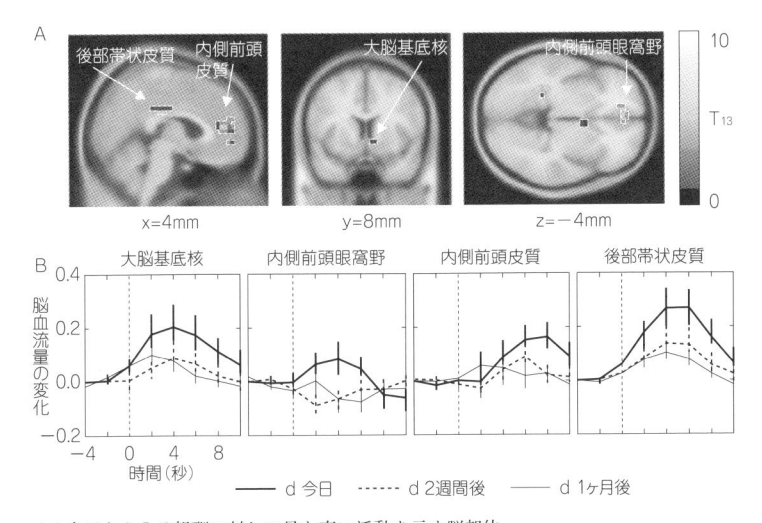

A：今日もらえる報酬に対して最も高い活動を示す脳部位
B：それぞれの脳部位の活動について横軸は時間、縦軸は脳活動を示したもの。0は全脳活動の平均を示す。

図5-12 マクルーアらの実験結果 (McClure *et al.*, 2004)

(medial orbitofrontal cortex, MOFC) であった。それぞれの脳部位の活動の詳細が図5-12Bに示されている。この中の実線が今日もらえる報酬に対する脳活動を示しており、これらの活動は2週間後や1か月後にもらえる報酬（2種類の破線）に対する脳活動よりも有意に高い。

また、将来の報酬を予測している脳部位は背外側前頭皮質（dorsolateral prefrontal cortex, DLPFC）、前頭眼窩野（orbitofrontal cortex, MOFC）、運動前野（premotor area, PMA）、補足運動野（supplementary motor area, SMA）、頭頂間溝（Intraparietal cortex, Par）であった。このように同じ報酬予測シス

テムでも、すぐに得られる報酬と将来の報酬を予測する場合では、それらをコードしている脳部位が異なっていることがわかったのである。

脳の中で短期的な報酬に関わる部位は情動回路とよばれ、また長期的な報酬に関わる部位は認知回路とよばれる。これらのシステムのバランスによって、人間は異時点間での報酬の選択をしているのである。

薬物依存者の時間割引率

薬物依存者は、すぐに得られる報酬と将来の報酬に対してどのような行動をとるのだろうか。禁止されている薬物ではないが、ストレスの多い現代社会では、イライラを解消するために煙草を吸う人が多い。しかしながら、喫煙が肺がんなどを含めた健康リスクを高めることはすでに科学的に証明されており、喫煙は目先のストレス解消と引き換えに将来の利益（健康）を損なう（低める）ことになりかねない。それでも煙草を吸うのはなぜだろうか。

ビッケルとマーシュは、アルコール、たばこ、薬物を摂取している場合に、時間割引率がそれらを摂取しない人と比べてどのくらい上昇するかを行動的な変化から分析し、これらに依存することによる時間割引率の上昇が衝動的な行動や自己コントロール能力の喪失に関係していることを示した（Bickel and Marsch, 2001）。大村らは、喫煙者を対象に金銭報酬に対する時間割引率について実験を行ったところ、ニコチンを摂取する頻度と量が時間割引率の上昇と相関することがみられた（Ohmura et al., 2005）。さらに、ミッチェルは、喫煙者と非喫煙者を対象に時間割引率にかんする報酬実験を行ったところ、喫煙者のほうが有意に衝動性の高い行動を示した（Mitchell, 1999）。常習的なニコチンの摂取は報酬を処理する神経回路を変化させてしまうと考えられる。

ブチニックとシンプソンはアルコールを飲む人を対象にして、それらを頻繁に飲む群（ヘビードリンカー群）とそうでない群（ライトドリンカー群）に分け、金銭報酬に対する時間割引率を測る実験を行った。その結果、ヘビードリンカーや飲酒に問題のある人（アルコール中毒患者）はのちの報酬に対して価値を下げる率がとても高く、時間割引率が高いことがわかった（Vuchinich and Simpson, 1998）。マデンらは、ヘロイン中毒の患者と健常者を対象にして、時間割引率にかんする金銭報酬予測実験を行ったところ、同じ金額のお金についてもヘロイン中毒の患者のほうが時間割引率が高く、すぐにもらえる金銭のほうを選ぶことが有意に多いことがわかった（図5-13左）（Madden et al.,

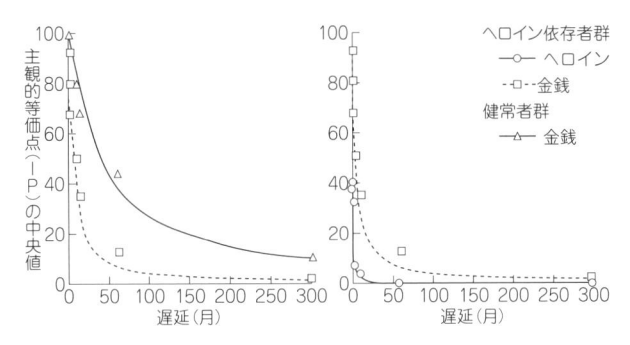

左：金銭報酬に対する時間割引率
右：ヘロイン依存者におけるヘロインに対する時間割引率と金銭に対する時間割引率
縦軸は主観的等価点（IP）を示す。

図5-13　マデンらの金銭報酬予測実験（Bickel and Marsch, 2001）

1997）。また、ヘロイン中毒患者においては、金銭よりもヘロインに対してのほうが時間割引率が高いことがわかった（図5-13右）。

このように、煙草やアルコール、そして薬物によって人は衝動的な判断を行う傾向が高くなり、意思決定を行う際に将来のことを見据えて判断を下すのではなく、今、目の前にあるものの価値ばかりに比重をおいた決断をしてしまうことがわかった。薬物依存者は、自分の将来を考える際にもう二度とその薬物には手を出してはいけないと思っていても、「快」を経験した薬物を目の前に出されてしまうとその薬物の価値のほうが比重が高くなり、適切な意思決定が行えなくなってしまう状態にあると言えよう。

脳の葛藤と薬物の危険性

個人の内面的な思想信条の絶対的な自由とは、心の中では何を考えてもそれを行動に移さない限りすべて許されるということである。この背後には、例えば「大麻を吸ってみたい」と思っても、人間には自制心があるから、実際には行動に移す事はないという考えがあるといえよう。「大麻を吸いたい」と思う心の動きは「古い脳」の大脳基底核[5]が司っており、それを抑制する自制心は「新しい脳」（大脳皮質・前頭葉）が司っている。つまり行動欲求とその抑制は、

5）　大脳基底核は進化的に古く、大脳皮質、特に前頭前野は新しい。哺乳類では、げっ歯類から霊長類まで大脳基底核についてはかなりの部分共通の構造から成り立っているが、前頭前野については霊長類、特にヒトにいたって飛躍的に進化する。

「古い脳」と「新しい脳」の葛藤現象なのである。

　今日の心理学や脳神経科学の成果によると、人間は自分の心の中を完全には制御できないことが判明した。「新しい脳」における抑制機構が弱められたり解除されてしまったりした人間が「覚せい剤を吸引したい」と思うと、安易にこれを実行に移してしまうことになる。それでは社会の秩序は保たれないから、たとえ心の中ででも「覚せい剤を吸引したい」などと思ってはならないとされることになる。

　抑制の解除がなぜ、どういう時に起こるのかについて、第一に、自制心の働きの低下があげられる。たとえば、薬物を使用してはいけないという自制心が発揮されていても、たまたま新しく知り合った人が麻薬の販売ルートを持っていたために、薬物を使用したいという欲求を一旦行動に移してしまうと、人の自制心はいとも簡単に消え失せてしまうことが考えられる。初めて薬物を使用するときは必ずしも誰もが快を得られる訳ではないという。薬物未経験者にとっての薬物使用の場合、薬物に手を染めたきっかけは、最初は興味本位であったかもしれない。しかしながら、そのような外的刺激から行為を一旦実行してしまうことにより、そのうち快が得られることによって、それを繰り返し、その行為そのものが強化されてしまう。そして、最初のうちは人として薬物使用に対する罪悪感を持っていたとしても、何回か繰り返すうちに、今度は薬物の影響によって脳の変化が起こり、自制心が失われ、正しい判断を下すことができなくなってしまう。つまり、繰り返し薬物を使用するにつれて薬物依存者の中には、自制心を司ると言われているDLPFCの活動が、薬物によるなんらかの影響によって健常者と比べて正しく機能しなくなった結果、健全な決定を下す能力が損なわれ、薬物使用を繰り返してしまうのではないであろうか。

　「新しい脳」の大脳皮質、特に前頭前野は、内部モデルを用いてシミュレーションを行うことができる。薬物使用にかんするシミュレーションの結果、そこで、社会的な罰が予想されると、前頭前野は「薬物を使用せよ」という大脳基底核から送られる習慣化した自動的な命令を抑制する。しかし、この抑制機能が失われた人は、社会的価値を無視した古い脳による衝動的な行動（ここでは、薬物を使用すること）に走ることになるのである。

　また、第二に、価値の時間割引が抑制の解除に関係することがあげられる。私たちは意思決定を行う際、次元の異なる報酬を比較検討し、最終的にどちらがよりよいかを決定するが、その際、単にその報酬だけを単純に比較するので

はなく、報酬の価値を時間とともに割り引いて比較する。薬物依存者は通常の自制心を保持しているが、薬物の影響によって時間割引率が変わってしまったために、目先の薬物の価値が大きくなりすぎて、薬物使用に対する抑制ができなくなってしまうと考えられる。そのため、一度薬物にはまった人は、なかなか簡単にやめることができず、いけないとはわかっていてもまた薬物に手を出してしまうと考えられるのである。

参考文献

Bickel, W. K., and Marsch, L. A. 2001. Toward a behavioral economic understanding of drug dependence: delay discounting processes. *Addiction* 96 (1): 73-86.

Hare, T. A., Camerer, C. F., and Rangel, A. 2009. Self-control in decision-making involves modulation of the vmPFC valuation system. *Science* 324: 646-8.

Johansson, P., Hall, L., Sikstrom, S., and Olsson, A. 2005. Failure to detect mismatches between intention and outcome in a simple decision task. *Science* 310: 116-9.

Kim, H., Adolphs, R., O'Doherty, J. P., and Shimojo, S. 2007. Temporal isolation of neural processes underlying face preference decisions. *Proceedings of the National Academy of Sciences* USA104: 18253-8.

Knutson, B., Adams, C. M., Fong, G. W., and Hommer, D. 2001. Anticipation of increasing monetary reward selectively recruits nucleus accumbens. *Journal of Neuroscience* 21 (16): RC159.

国立精神・神経センター精神保健研究所薬物依存研究部. 2007a.『薬物使用に関する全国住民調査』(平成19年度厚生労働科学研究費補助金分担研究報告書) p. 26, 27, 30, 31.

国立精神・神経センター精神保健研究所薬物依存研究部. 2007b.『大学新入生における薬物乱用実態に関する研究』(平成19年度厚生労働科学研究費補助金分担研究報告書) p. 11.

Madden, G. J., Petry, N. M., Badger, G. J., and Bickel, W. K. 1997. Impulsive and self-control choices in opioid-dependent patients and non-drug-using control participants: drug and monetary rewards. *Experimental and Clinical Psychopharmacology* 5 (3): 256-62.

メイザー, ジェームズ・E. 2006.『メイザーの学習と行動』二瓶社. pp. 326-46.

McClure, S. M., Laibson, D. I., Loewenstein, G., and Cohen, J. D. 2004. Separate neural systems value immediate and delayed monetary rewards. *Science* 306 (5695): 503-7.

Mitchell, S. H. 1999. Measures of impulsivity in cigarette smokers and non-smokers. *Psychopharmacology* (Berl) 146 (4): 455-64.

Ohmura, Y., Takahashi, T., and Kitamura, N. 2005. Discounting delayed and probabilistic monetary gains and losses by smokers of cigarettes. *Psychopharmacology* (Berl) 182 (4): 508-15.

Rangel, A., Camerer, C., and Montague, P. R. 2008. A framework for studying the neurobiology of value-based decision making. *Nature Reviews Neuroscience* 9 (7): 545-56.

Vuchinich, R. E., and Simpson, C. A. 1998. Hyperbolic temporal discounting in social drinkers and problem drinkers. *Experimental and Clinical Psychopharmacology* 6 (3): 292-305.

Word Health Organization (WHO), 融道男・中根允文・小見山実. 1997.『ICD-10 精神および行動の障害：臨床記述と診断ガイドライン』医学書院. p. 87.

第 6 章

道徳：理性主義と感情主義

　道徳とは感情的なものである——こうした主張につながりうる脳神経科学研究の成果が世に出たとき、その成果は海外のみならず日本でも新聞紙上で取り上げられ、紙面を賑わせた[1]。本章では、道徳の脳神経科学研究によって得られつつあるこの知見の意味とインパクト、そして将来の可能性を探る。これまで道徳を探求してきた学問として本章では哲学と発達心理学を取り上げる（第2節、第3節）。これらは、道徳とは理性的なものであると考えており、いわば「道徳の理性主義」である。これに対して、道徳の脳神経科学研究は感情の重要性を唱えるに至っている（第4節）。道徳の脳神経科学研究は、道徳において感情が果たす重要な役割を解明しつつあり、いわば「道徳の感情主義」である。道徳を巡る脳神経科学のこうした現状をふまえ、脳神経科学リテラシーとしてそこから何を学び、またそれにどのように向き合うことができるのかについて最後に検討を加える（第5節）。

1. 道徳とは何か

みんな道徳を知っている

　「道徳／モラル」とはいったい何だろうか。まずは日常的なところから考えてみよう。人気のない夜道を一人で歩いている自分の姿を想像してみてほしい。向こうから見知らぬ大柄な男が歩いてくる。近づいてくる男とすれちがうとき、その男に「モラル（道徳）」があることをあなたは信じている（場合によっては自分に言い聞かせている）だろう。しかし、もしその男にモラルがなかったら

---

[1] 毎日新聞夕刊「モラルはどこへ」（2007年4月20日）、朝日新聞夕刊「せめぎ合う倫理と論理」（2008年4月11日）。

どうなるだろうか。踵を返してあなたの後をつけてくる音が聞こえ、振り向きざまに襲いかかってきたとしよう。馬乗りになろうとする大男を辛うじて振り切り、あなたは近くに見えた民家に助けを求めた。ドアを開けてくれた中年男性の住民は、事情を知ると家に入るよう促してくれた。部屋は薄暗く、一人暮らしのようだ。一瞬躊躇するが、この人は大丈夫だと信じて家の中に足を踏み入れる。近くに民家があってラッキーだったとあなたはホッとする。しかし、もしその住民にもモラルがなかったら……。

夜道で知らない男の脇を通り過ぎようとするとき、あるいは見ず知らずの他人に助けを求めるとき、あなたは、その人たちにモラルがあると信じている（少なくとも期待している）。

いや、もしかしたらこの現代においては、「見ず知らずの他人なんて信じられない」と決め込む方がマトモなのかもしれない。では、友人や恋人ならどうだろうか。あなたが友人に悩み事を打ち明けるとき、あなたが話したことをその友人が学校で言いふらしたりしないとあなたは信じているはずだ。また、あなたが恋人と私的な写真を撮るとき、恋人がそれをあなたに無断でネット上に晒したりはしないとあなたは信じているはずだ。こうして日常生活を営む上では、たとえ見ず知らずの他人を信じられなくても、少なくともあなたは自分に近しい人たちにモラルがあると信じているのである。

他人もまた同じようにあなたに信頼を置いている。他人が夜道であなたの脇を通り過ぎるとき、誰かがあなたに相談を持ちかけるとき、その人たちはあなたにモラルがあると信じている。こうして、日常生活において、あなたは「周囲の人は道徳的だ」と信じ、そうしたあなたの信念が概ね正しく、そして他人もあなたをそのように見なし、あなた自身も他人があなたに期待している道徳規範に概ね従って行動しているのである。その意味では、道徳的であるとはどういうことなのかをあなたは知っているはずである。ここで挙げた例で言えば、すれ違う人を襲わないこと、他人に助けを求められたら応えること、打ち明けられた秘密や私的な情報などのプライヴァシーを尊重すること、などがそうした「道徳」にあたる。もしこうした道徳を知らない人がいるとすれば、その人は日常生活に支障をきたしてしまうに違いない。それだから、現にあなたが日常生活を営めている以上は（今こうしてこれを読んでいることがその証左である）、あなたは「道徳なんて知らない」とは言えないのである。

みんな道徳を知らない

　しかし、「道徳を知っている」という或る意味では当たり前のこの確信は、少し考え始めただけでも簡単に揺らぎだしてしまう。たとえば、法律、正邪、善悪、好き嫌い、などと比較してみよう。他人を襲ってはいけないということは、違反すれば法に則って罰せられるのであるから、道徳的な事柄というより、法的な事柄といえるかもしれない。また、たとえそれが道徳的な事柄だとしても、それは道徳的に「善い／悪い」事柄なのか、それとも「正しい／正しくない」事柄なのか。善さと正しさ、あるいは悪さと正しくなさは、同じなのだろうか、それとも異なるものなのであろうか。さらにまた、たとえば私的な写真を皆で共有することは、単に「好き／嫌い」といった好みや性格の問題であり、別に「道徳」の話ではないのだと考えることもできる。道徳は、こうした諸概念とどの点で同じでどの点で違うのだろうか。道徳に特有の特徴とは何なのだろうか。このように、判断や行為を道徳的たらしめている根拠を見いだすためには、考えるべき問題が山ほどある。あなたは、「道徳」とは何であるかをキチンと説明できるだろうか。

　こうして、あなたは道徳についてこう告白せざるをえなくなる。「訊かれる前までは知っていると思っていたが、訊かれると答えられない」と。言い換えれば、あなたは、どのように振る舞うことが道徳的であるのかについては概ね知っているのだが、そのように振る舞うことがなぜ外でもなく道徳的である（と考えている）のかについてはよくは知らないのである。

　だからといって、あなたは嘆く必要はない。これはなにもあなただけが知らない問題ではないからだ。実を言えば、人類の長い歴史の中でも、「道徳とは何であるか」はまだ解明されておらず、延々と議論が続いているのである。私たちの日常生活に必須のものであるのに、まだ意見が一致していないというのは驚くべきことである。そしてこれは道徳に限ったことではない。他の章で扱われている自由意志や記憶をはじめとした諸概念なども、実のところわからない点が多い。これまでずっと当たり前のものとして用いられ、また社会制度の基礎となっていて、それ抜きには日常生活が営めないにもかかわらず、その正体が未だハッキリしないもの、それが道徳であり、こうした多くの概念である。だからこそ、こうした問題に取り組み始めた脳神経科学に関心と期待が集まっているとも言えよう。

　以下では、まず、これまで道徳を探求してきた二つの学問として哲学と発達

心理学を取り上げ、ついで、本章の主題である道徳の脳神経科学研究を取り上げる。そして最後に、道徳の脳神経科学に対して我々は何を知り、またどのように向き合うべきなのかをリテラシーの観点から検討することにする。

2. 哲学の3つの理論：道徳の理性主義①

道徳を論じる哲学の分野は「道徳哲学」や「倫理学」と呼ばれる。そして、道徳とは何であるかについての見解はしばしば「道徳理論」と呼ばれる。その理論は細分化され多岐にわたるが、大別すれば三つの理論を挙げることができる。それは、(1)「功利主義（utilitarianism）」、(2)「義務論（deontology）」、(3)「徳倫理学（virtue ethics）」である。それぞれ、人（とりわけ大人）の行為が道徳的であるための根拠を説明している。以下、順に見ていこう。

功利主義

功利主義とはイギリスのベンサム（Jeremy Bentham, 1748-1832）やミル（John Stuart Mill, 1806-1873）によって提唱された、幸福（善）を快楽の観点から捉える理論である。ベンサムによれば、功利主義は倫理や道徳も幸福の達成という観点から捉えられるべきだという考え方をとる。それゆえ、最も道徳的な行為とは、できるだけ多くの人の幸福すなわち快楽（pleasure）をできるだけ大きくする行為、すなわち社会全体の快楽の「量」を最大化する行為のことである。そうした行為によって「最大多数の最大幸福」が達成される。理想的には人はそうした快楽計算ができると功利主義は考えている。

では、どのような行為が快楽をより増進するのか。脳神経科学をはじめとする科学技術の進歩によって、中毒性のない「快楽ドラッグ」が登場した場合を考えてみよう。快楽ドラッグをみんなが摂取することは最大多数の最大幸福を実現するようにも思われる。しかし、どうもひっかかる。そんな人生は本当に道徳的に善い人生なのだろうか。それは直観的にどうもおかしい。

功利主義者もまたこうした問題に直面していた。この問題に対応すべくミルは「質」という第二の尺度を導入し、食欲や性欲ばかりを満たす生活よりも社会のためになる活動や芸術的活動のほうが快楽としての「質」が高いと主張した。ミルのこうした考えを端的に表す言葉がある。それは、「満足した豚であるよりは、満足しない人間である方が良い。満足した馬鹿者であるよりは、満

足しないソクラテスである方が良い」というものである（ベンサム・ミル, 1967: p. 469）。こうして、功利主義は最大多数の最大幸福を計る尺度として快楽の「量」と「質」をたてたのである。

　しかし、食欲などよりも社会的活動などの方が快楽の質が高いと言えるのはなぜなのか。ミルの説明を一言でまとめれば「やればわかる」というものである。社会的活動や芸術的活動に従事してみれば、それは食欲や性欲を満たし続ける生活よりもより質的に高く、より善い生活であることが理性的に理解できるはずだとミルは考える。こうした訴えかけが快楽ドラッグに対する我々の直観をすくい上げているのは確かであるが、大上段に構えた感が否めず、エリート主義的だと批判されることもある。いずれにせよ、功利主義は快楽を測るために「量」だけではなく「質」という第二の尺度を取り入れ、量の大小と質の高低の判断は人間の「理性」によって判明するとする。この快楽計算により、道徳的な行為は最大多数の最大幸福を実現する行為として捉えなおされるのである。また、功利主義は行為から帰結する快楽や幸福を重視することから、帰結主義とも呼ばれることがある。

義務論
　他方、義務論とはドイツの哲学者カント（Immanuel Kant, 1724-1804）によって提唱された理論である。功利主義との対比で言えば、義務論の最大の特徴は、道徳と幸福の結びつきを拒否するという点にある。すなわち、最大多数の最大幸福を達成することは道徳的であることとは無関係なのだと考える。たとえば、一人を殺してその臓器を移植することで五人を救うという行為を考えてみよう（加藤, 1997を参照）。この行為は、最大多数の最大幸福の実現に寄与しているため功利主義的には道徳的な行為となるように思われるが、義務論はこの行為が道徳的だとは認めない。その根拠は、カントに倣って言えば、「人を手段としてのみ扱ってはならない」という道徳法則（義務論的制約）に反しているからである。ある行為が道徳的であるのは、その行為が幸福をもたらすことによってではなく、道徳法則に従っていることによってなのである。そして、何が道徳法則となるのかは「理性」的に考えればわかるはずだと、義務論は考える。こうして、義務論は、道徳法則（義務）の遵守を重視し、その行為がもたらす結果（帰結）としての快楽や幸福を考慮に入れないという特徴をもつ。それゆえ、義務論は非帰結主義とも呼ばれることがある。

徳倫理学

　以上の二つの理論は、行為が道徳的であることの根拠として普遍的原理（「最大多数の最大幸福」や「（義務としての）道徳法則」）をたてるという点では共通している。これに対して、徳倫理学は、そうした普遍的な道徳原理の存在そのものを否定し、その代わりに行為者に注目する。これは古代ギリシアの哲学者アリストテレス（Aristotelēs, B. C. 384-B. C. 322）によって提唱された理論である。その中心となる考え方は、道徳的な行為は厳密で普遍的な原理にその根拠を求めることはできず、むしろ行為者の理性の発揮である道徳的卓越性（徳）によって個々の場面ごとに定まる、というものである。最大多数の最大幸福に適った行為が道徳的となる場合もあれば、いわゆる義務に適った行為が道徳的となる場合もある、ということである。こうして、徳倫理学は道徳性の根拠を（功利主義的あるいは義務論的な）普遍的原理にではなく、行為者の「性格・人柄」に求めるという特徴がある。しかし、理性の発揮によって行為の道徳性が担保されると考えている点では功利主義や義務論と共通している。

　このように、道徳的であることの根拠については道徳哲学の内部でも様々な見解が示されている。普遍的な道徳原理を立てるのか否か（功利主義・義務論 vs. 徳倫理学）、また立てたとしてそれは帰結としての快楽を重視したものなのか（功利主義）、あるいは義務としての法則を重視したものなのか（義務論）。こうした違いはあるものの、これら三つの理論は理性の発揮が道徳性の根拠となっているという点で共通していることも確かである。こうした主張を「道徳の理性主義」とまとめることができる。道徳哲学の大勢を占める道徳の理性主義とは、「道徳的であるとは理性的であることである」と主張する人たちの旗印であると言ってもよいだろう[2]。

2）　とはいえ、ヒューム（David Hume, 1711-1776）に代表されるように、道徳を感情の側面から捉える哲学もある。また、子細に見ていけば、徳倫理学・義務論・功利主義が「理性」や「道徳」といった言葉をお互いに全く同じ意味で用いているわけではないし、また各理論においても「感情」について論じていないわけではない。

3. 発達心理学の段階説：道徳の理性主義②

身につけるものとしての道徳

前節では既に道徳を備えた大人に焦点を当てた議論がなされていたが、道徳ははじめから十全な仕方で身についているのではなく、最初は身につけるべきものとして出会うのが普通であろう。では、人がはじめて「道徳」という言葉と出会うのはいつだろうか。通常、日本でのそれは（遅くとも）小学校入学時である。1958年の法改正以降、現在に至るまで小中学校において「道徳」として道徳教育が実施されている。こうして現代日本に暮らす子どもたちは、遅くとも義務教育である小学校において「道徳」という言葉と出会うことになる。現行の学習指導要領では、道徳教育の目標を「学校の教育活動全体を通じて、道徳的な心情、判断力、実践意欲と態度などの道徳性を養うこと」（第3章第1）としており、狭い意味での道徳教育を超えた日常生活における教育全体によって身につけるべきものとされている[3]。

道徳は日常生活において身につけるものだというこの点に着目したのが発達心理学である。哲学が大人のもつ道徳の根拠に焦点を当てていることとの対比で言えば、発達心理学は子どもが道徳を身につけるプロセスを観察して理論化するという点にその特徴があるといえる。道徳の発達心理学の歴史はフロイトまで遡ることができるが（村田, 1992: pp. 402ff.）、本節ではそうした理論の創始者とも言えるピアジェと、その批判的継承をおこなったコールバーグの理論を簡単に見ておくことにする。

ピアジェの段階説

スイス出身の心理学者であるピアジェ（Jean Piaget, 1896-1980）は、子どもの行動を観察し質問を行うことによって子どもの道徳的判断が発達していく様子を調べた（ピアジェ, 1954）。たとえば、日本で言うおはじきのようなマーブル・ゲームでの振る舞い方を観察することで規則・規範の獲得を通じて他者を尊敬するようになる様子を調べたり、「ジャムを盗もうとしてコップを1個割るのと、過失で15個割るのとでは、どっちが悪い？」などのように「過失」

---

[3] 一部先行実施されているが、平成23年度より小学校で、平成24年度より中学校でそれぞれ完全実施される『新学習指導要領・生きる力』においてもこの文言は改訂されずに同じままである。

や「盗み」に関する質問をして子供たちの答えを訊くことで責任の観点から道徳的な判断の根拠が変化する様子を調べたりしたのである[4]。

こうした観察や質問を用いた研究から導かれたピアジェの説の特徴を、以下の三つにまとめることができる。第一に、規則・規範の獲得の例によく見られるように、発達段階が上がるにつれて、命令に服する他律の道徳（拘束の道徳）から相互尊敬に基づいた自律の道徳（協同の道徳）へと移行するという点である。第二に、道徳的判断の根拠への質問の研究に見られるように、発達段階が上がるにつれて、判断の根拠が行為の「結果」から行為の「動機」に移行するという点である。そして第三に、理論的判断能力の発達と道徳的判断能力の発達には相互性があるという点である（大浜, 2004）。

コールバーグの3レベル6段階説

ピアジェの理論を批判的に継承し、現在でも有力な発達心理学理論の一つとなっているのが米国の心理学者コールバーグ（Lawrence Kohlberg, 1927-1987）が唱えた「3レベル6段階説」である（Kohlberg, 1984; 永野編, 1985; コールバーグ, 1987）。コールバーグは、複数の文化圏を対象とした調査によって道徳性の発達段階を分析した。そこで彼が用いた例の一つに有名な「ハインツのジレンマ」というものがある。

「ガンで死にかかった妻を助けたいハインツは、方々から借金をするが、必要なお金の半額しか集まらなかった。特効薬を見つけたという薬剤師に、半額か残りの額を後で払うことにするから何とか薬をくれないかと頼むが、『駄目だ。私は発見したこの薬で一儲けしたいのだ』と言われすげなく断られる。絶望的になったハインツは薬局に押し入り、妻のために特効薬を盗んだ。」ハインツのこの行動は正しいだろうか。またその理由は何か。

こうした問いへの答えに応じて、コールバーグは道徳的発達を3レベル6段階に分析した（表6-1）。第1段階では罰を回避することが重要視され、第2段階では利益を追求することが重要視されている。総じて、レベル1の「前

---

4) ピアジェ自身断っているように、マーブル・ゲームの方法は多様である（ピアジェ, 1954: pp. 4-14）。また、本節の記述に関しては、Kohlberg (1984); コールバーグ (1987); 永野 (2000); 小寺・藤永編 (2001); 吉田・片岡編 (2003); 大浜 (2004) を参考にした。

表6-1 ハインツのジレンマにおけるレベルと答え

3レベル	6段階	問いへの答え（Yes／No）
レベル1 前慣習 レベル	段階1 罰と服従への他律的志向	Yes：妻が死んだら、非難されたり取り調べを受けたり色々と困るから。 No：警察に捕まるから。
	段階2 道具的・功利的・相対的 志向	Yes：妻が生きていることに比べれば捕まっても酷い刑ではないから。 No：捕まっている間に妻が死んでしまうかもしれないから。
レベル2 慣習 レベル	段階3 よい子への志向	Yes：盗まなければ、妻を死なせる冷酷な夫と思われるから。 No：世間から盗人と思われるから。
	段階4 社会秩序への志向	Yes：妻の死は自分の責任であり、罪の意識に悩まされ続けるであろうから。 No：盗みは罪であるから。
レベル3 原則 レベル	段階5（功利主義的傾向） 社会契約的・遵法的志向	Yes：生命の権利は所有権よりも基本的・普遍的な原則だから。 No：長期的観点に立てば、所有権を侵すこと（盗み）は社会的に許されないから。
	段階6（義務論的傾向） 普遍的倫理原則への志向	Yes：生命の権利を所有権よりも優先させることは人としての良心に適っているから。 No：盗みは人としての良心に反した行為だから。

慣習レベル」では、道徳的慣習を理由にするのではなく、その行為がもたらす個人的な結果を理由にしている。第3段階に入ると、他人から非難されないことを重要視するようになり、第4段階で、社会的に慣習となった諸価値に違反しないことを重要視するようになる。このように、レベル2の「慣習レベル」に移行すると、道徳的慣習を遵守し他人の期待に応えることを理由にするようになる。第5段階では、社会的な諸原則——現行の慣習や規範を支えている、契約としての義務や多数決や福祉という考え方——を重要視するようになり、そして第6段階では、現行の社会的な慣習を超えたより普遍妥当的な諸原則——人権や相互尊敬や信頼や正直さなどの倫理的な良心に適う諸原則——を重要視するようになる。こうしてレベル3の「原則レベル」に至ると、現実の道徳的慣習の背後にある原則や慣習、またそれらを超えた原則を理由にするようになる。

　コールバーグは、こうした発達段階の順序は文化的制約を超えて普遍的であり、道徳性の発達とは実際の行為そのものよりもむしろ、そうした行為に対してどのような理由を与えているかによって評価されるべきものであると考え

る[5]。ここに、コールバーグの理論の特徴がある。すなわち、道徳性の発達を「理由／理性（reason）」における発達と見なすのである（道徳の理性主義）。このコールバーグ理論、とりわけその理性主義に対しては批判もあるものの、現在でも様々に改訂を加えられながら議論が展開されている[6]（道徳性心理学研究会編著, 1992; 小寺・藤永編, 2001; 吉田・片岡編, 2003）。

　本節では、ピアジェの理論とその批判的検討によって自身の発達理論を形成したコールバーグの理論を概観したが、哲学だけではなく発達心理学においても道徳の理性主義が主要な理論として扱われていることがわかる。発達心理学における道徳的判断の研究の特徴は、子どもの振る舞いと問いへの応答にかんする調査に基づいて道徳の学習・獲得について実証的な理論を提示することができる、という点にある。これは思弁を旨とする哲学的アプローチとは大きく異なる点である。しかし、哲学や発達心理学は、道徳的であることを一時の感情や欲望に惑わされることなく理性的に考えて判断・行動することだと考えている点で共通している。様々な批判があるものの、これは我々の素朴な考え方を上手く説明しており、そのことが道徳の理性主義への根強い支持を与えていると言ってよいだろう。しかし、道徳の理性主義やそれを支持している我々の考え方は本当に正しいのだろうか。次節で見るように、最近の脳神経科学研究の成果は、道徳の理性主義やそれを支える我々の考え方が根本的に間違っているかもしれないということを示唆しはじめているのである。

5）　コールバーグの発達段階には 25 の側面があり、それぞれに応じた記述が可能である（Kohlberg, 1984: pp. 44-53; 永野編, 1985: pp. 22-32）。本表での「問いへの答え」の記述は主に「懲罰と動機（sanctions and motives）」に関連したもの（側面 10 および 13）をまとめたものである。ただし、段階 5 の記述は「価値（value）」に関連した「判断に際する動機と結果」（側面 1 および 2）を含んでいる。
6）　たとえばギリガンは、理由付けによって発達する道徳は男性的であり、女性は別の発達段階を示す「ケアと責任の道徳（morality of care and responsibility）」をもつと指摘し、道徳の理性主義に対する疑義を表明している（ギリガン, 1986）。さらに、ギリガンが指摘した発達段階は日本男性にも当てはまるという指摘もあり（山岸, 1995）、コールバーグ理論はアメリカ人男性という文化限定的なものであるという批判がなされている。コールバーグ自身もこのことを認め、自分のこれまでの研究が道徳性の中でもとりわけ「正義」に特徴的なものであるとして自説を修正している。

4. 脳神経科学の知見とインパクト：道徳の感情主義

　前節までで見てきたような道徳の理性主義に対しては哲学や発達心理学の内部でも批判があることは既にふれたが、道徳の脳神経科学はこの批判を最も先鋭化したものとして捉えることができる。道徳の脳神経科学は、道徳が感情と深く関わっていることを明らかにしはじめているのである。本節ではまず、そうした試みに重きが置かれることになった前史を簡単に概観する。ここでは、道徳の脳神経科学を学ぶときに必ずと言っていいほどよく登場する二人の人物であるフィネアス・ゲージとエリオット（症例 EVR）を中心に見ていこう。ついで、現在どのような研究がなされ、どのような成果が挙げられているのかを確認する。冒頭でも触れた新聞紙上をも賑わした実験（トロッコ問題）の詳細をみることで、これまでの知見と現在の論争を整理したい。

フィネアス・ゲージとエリオット
　ゲージは、19 世紀中頃のアメリカ人男性で、優秀な現場監督として建築会社に勤務していた。そんな毎日を過ごしていた 1848 年 9 月 13 日、25 歳の時にその事故は起こった。いつものように仕掛けたダイナマイトを彼が鉄棒でつついた瞬間、そのダイナマイトが爆発し、長さ 109cm、太さ 3 cm、重さ 6 kg のその鉄棒が吹っ飛んだのである。そしてそれは、彼の左頬から頭を突き抜けて彼の後方 30m 近くまで飛んだ。驚くべきことにゲージは意識を失わず、支えられながらも自らの力で歩いて治療を受けに行ったという。
　彼はハーロウ医師の治療を受け、7 ヶ月後、仕事に復帰した。この症例を紹介しているダマシオによれば、ハーロウ医師は「ゲージは触れること、聴くこと、見ることができ、手足や舌のしびれもなかった。左視力は失われていたが、右は完全だった。しっかり歩き、両手を器用に使い、会話や言葉にこれといった問題は見あたらなかった」と報告している（ダマシオ, 2000: p. 46）。しかし、こうした身体的な能力や知的な能力が保全されているにもかかわらず、彼は現場監督の仕事をこなすことができなくなってしまったのである。その様子をハーロウ医師は以下のように記録に残している。

　　［ゲージは］気まぐれで、無礼で、以前にそんな習慣はなかったのに、とき

おりひどくばちあたりな行為に耽り、同僚たちにほとんど敬意を払わず、自分の願望に反する束縛や忠告にいらだち、ときおりどうしようもないほど頑固になったかと思うと、移り気で、優柔不断で、将来の行動をあれこれ考えはするが、段取りをとるとすぐやめてしまう……ゲージの知的な能力と表現の中には子どもがいて、同時に彼には強い男の動物的感情がある。(ダマシオ, 2000: p. 46)

友人たちは「ゲージはもはやゲージではない」と口々に言ったといわれている。そして彼は、身体的・知的能力のゆえではなく、その新しい人格のゆえに、会社を解雇された。その後彼は惨憺たる人生を過ごし(一時彼はサーカスの見世物として晒されていた)、1860年5月21日、度重なる痙攣に見舞われて37歳という若さでその生涯を終えた。

もう一人がエリオットという仮名で呼ばれていた症例EVRである。商社に勤めていた彼は脳腫瘍の手術を受け、前頭葉の組織の一部を切除した。手術自体は成功したのだが、術後に人格の変化が見られた。彼は、知識・理解・判断能力には全く問題が見受けられず、実際、あらゆる知能テストや人格診断テストをパスして「正常」と判断された。しかし、個々の作業に関しては完璧にやることができるのに、現実に複数の作業をさせると、バランスよく作業を進めることができず、一つのことだけに没頭してしまった。その結果、会社を解雇され、経済的にも困窮し、家族も離れていった。ダマシオは次のように報告している。彼は「おのれの身に降りかかった悲劇を、事の重大さにそぐわない超然とした態度で語っていたのである。彼はつねに自制的で、つねに無感情な傍観者として状況を描写していた。自分自身が主人公でありながら、苦しみといったものはどこにもなかった」(ダマシオ, 2000: p. 95)。また彼は自分自身のことのみならず「地震で崩壊するビルディング、燃えさかる家、残虐な事件で負傷した人びと、洪水で溺れそうになっている人びと」などの写真を目にしても、哀れみも同情も義憤も何もかも感じなくなってしまっていたのである(ダマシオ, 2000: p. 96)。

ゲージとエリオットの共通点

ゲージとエリオットには、いくつかの共通点があった。まず、彼らの行動特性として、(1)認知的障害は生じていない一方で、(2)感情が平板になり、(3)社会

的ないし道徳的規範に従って振る舞えなくなっている、という三つの共通点があった。ここから、感情の減退・消失と反社会的・反道徳的な行動特性の間に何らかの関係があることが推察される。このことは、道徳性は知能（理性）さえあれば機能するものではないという可能性、言い換えれば感情は道徳性を阻害するものではなく、むしろ、感情が道徳的機能に組み込まれているという可能性を示唆している。この可能性は道徳の理性主義が考えてきたことと真っ向から対立するものである。

次に、損傷を受けている脳部位に関しても彼らには共通点があった。米国アイオワ大学（当時）のハンナ・ダマシオ（Hanna Damasio）らは、保管されていたゲージの骨と鉄棒を、ヴァーチャル・イメージとして再構成されたゲージの脳のMRI画像と重ね合わせることで、ゲージの脳のどの領域が損傷していたのかを調べた（Damasio, H. et al., 1994）。これにより、ゲージが前頭眼窩野（orbitofrontal cortex; OFC）、とりわけ前頭前野腹内側部（ventromedial prefrontal cortex; VMPFC）を損傷していたことを明らかにした。VMPFCはOFCの一部であり、現在ではOFCは感情・認知、さらには報酬・罰への反応に関わっている部位であると考えられている（Gazzaniga et al., 2002; ベアー他編, 2007）。他方で、注意力をコントロールしたり、計算したりする能力を司っていると考えられている脳部位（前頭前野外側部）は損傷を受けていなかった（ダマシオ, 2000: p. 78）。そこで他のVMPFC損傷患者を調査したところ、彼らもまた同じような行動特性を示すことがわかったのである[7]。

このようにして、ゲージとエリオットに代表される数々の症例から、VMPFCが、感情と道徳的人格に関係しているという可能性が示唆されるにいたったのである。言い換えれば、VMPFCの損傷が一方で感情的障害を生じさせ、他方で反道徳的な行動特性を生じさせていることから、VMPFCに着目することで感情と道徳性の関係が解明されるかもしれないという可能性が示唆されたのである。

現在の研究

では、現在ではどのような研究がなされているのだろうか。VMPFCに着目して道徳を研究しているものだけでも多岐にわたるが、主に二種類に大別す

7） 海外のみならず、日本でもVMPFCあるいはOFCを損傷した人は、社会性や感情に問題が生じているという報告がある（甘利監修・加藤編, 2008: 第二章）。

ることができる。すなわち、(1)健常者が道徳的場面に直面しているときの脳活動を fMRI などで調べるものと、(2)VMPFC 損傷患者の行動傾向を調べるものである。

健常者の脳活動を調べるものとしては、道徳的場面に固有の感情を捉えるために道徳的内容を持つ文章や画像を用いたりするものや（Moll et al., 2002a; 2002b)、以下で見る「トロッコ問題」などの道徳的ジレンマを用いたりするものがある（Greene et al., 2001; 2004）。他方、VMPFC 損傷患者の道徳的な行動傾向を調べるものとしては、同じく「トロッコ問題」や金銭の分配行動を調べる「最後通牒ゲーム」などを用いたものがある（Ciaramelli et al., 2007; Koenigs and Tranel, 2007; Koenigs et al., 2007）。ここではトロッコ問題を扱ったものとして、ケーニヒスらの実験内容を詳細に見ていこう（Koenigs et al., 2007）。

実験：人身的ジレンマと非人身的ジレンマ

ケーニヒスらは、VMPFC の損傷が、一方で感情的障害を生じさせ、他方で反道徳的な行動特性を生じさせているという先に見た知見をもとに、感情と道徳的判断の関係を調べることにした。この関係を調べるために彼らは次のような仮説を立てた。VMPFC によって媒介される感情が道徳的判断に影響を及ぼしているのであれば、VMPFC 損傷患者は、感情的負荷が弱い場面（以下の非人身的ジレンマ）では健常者と同じ判断を下しながらも、感情的負荷が強い場面（以下の人身的ジレンマ）では健常者であれば躊躇して下さないような判断を躊躇せずに下すはずである。反対に、感情が道徳的判断に影響を及ぼしていないのであれば、人身的ジレンマにおいても VMPFC 損傷患者は健常者と同じ判断を下すはずである。

この仮説を検証すべく、彼らは VMPFC 損傷患者（6 名）、他の脳部位の損傷患者（12 名）、健常者（12 名）を集めた。他の脳部位の損傷患者とは、VMPFC のほか、情動に関係があるとされる扁桃体、島、右体性感覚野にも損傷がなく、それ以外の部位に損傷がある人たちである。その上で、各人に 50 個の例文を読ませ判断させるという実験を行った。例文には、「道徳的内容をもたないジレンマ」と「非人身的で道徳的内容をもつジレンマ」と「人身的で道徳的内容をもつジレンマ」の三種類を用意した。そして、各例文を 3 枚のスライドに分けて示した。1・2 枚目ではジレンマの内容が書かれたものを

示し、読むのに時間制限を設けなかった。3枚目ではそのジレンマに関して「〜のために、あなたは〜しますか？」という質問文を示し、25秒以内で「Yes/No」ボタンを押すことを求めた。たとえば次のような事例が有名である。

道徳的内容をもたないジレンマ（Non-moral dilemma）
1枚目「あなたは、午後二時に始まる会議に出席するためにニューヨークからボストンまで行かなければなりません。電車かバスを利用することができます。」
2枚目「電車であればちょうど会議が始まる時間に確実に到着できます。バスは予定通り運行されれば会議の一時間前に着けますが、渋滞によって数時間遅れることも時々あります。会議前に自由な時間がとれることは良いことですが、遅れるわけにはいきません。」
3枚目「会議に遅れないようにするために、あなたはバスではなく電車で行きますか？」

非人身的で道徳的内容をもつジレンマ（Impersonal moral dilemma）
1枚目「あなたは線路のポイント切り替えの脇にいて、暴走トロッコが線路の先の分岐点に急速に向かっています。分岐点の左の先では五人が作業しており、右の先では一人が作業しています。」
2枚目「あなたが何もしなければトロッコは左側を進み、五人を轢き殺します。五人を救う唯一の道は、ポイントを切り替えてトロッコの進路を右側にして、一人の作業員を轢き殺すことです。」
3枚目「五人を救うために、あなたはポイントを切り替えますか？」

人身的で道徳的内容をもつジレンマ（Personal moral dilemma）
1枚目「暴走したトロッコが線路を駆け下りていき、このまま進むと線路上で作業している五人を轢き殺します。あなたは、迫り来るトロッコと五人の間にある線路上の歩道橋の上にいます。あなたの隣にはたまたま非常に大柄の人がいます。」
2枚目「作業中の五人を助ける唯一の道は、隣に立っているその人を橋から線路上に突き落として、その大きな身体でトロッコを止めることです。その人は死ぬでしょうが五人は助かります。」

3枚目「五人を救うために、あなたは隣にいる人を突き落としますか？」

この実験結果を表したものが図6-1である。彼らが注目したのは「人身的なジレンマ」におけるVMPFC損傷患者のグループの是認の割合の高さである。道徳的内容を持たないもの、および非人身的なものに関しては、いずれのグループにおいても是認の割合はほぼ同じである（つまり、有意な差はない）。しかし、人身的な道徳的ジレンマの場合、健常者のグループと他の脳部位を損傷した患者のグループでは是認の割合が大きく下がったのに対して、VMPFC損傷患者のグループではほとんど下がっていないことがこのグラフから読み取れる。したがって、感情的負荷が強く健常者であれば躊躇してしまうような場面（人身的ジレンマ）でも、VMPFC損傷患者は躊躇せずに是認したことから、VMPFCによって媒介される感情は道徳的判断に影響を及ぼしているということが確かめられたのである。

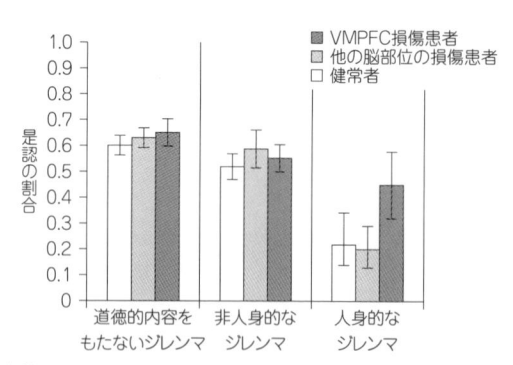

図6-1　人身的ジレンマと非人身的ジレンマ（Koenigs *et al.*, 2007をもとに改変）

調査：難しいジレンマと容易なジレンマ

では、VMPFCが媒介している感情とは、どのような種類の感情なのだろうか。ケーニヒスらによれば、使用した人身的ジレンマを調査した結果、健常者のグループと他の脳損傷をもつグループのいずれにおいても、被験者の判断がほぼ100％一致したジレンマと、それほど判断が一致しなかったジレンマに分かれたという。すなわち、人身的でありながらも功利性がさほど伴わないために是非の判断が「容易な」ジレンマと、人身的でありかつ一定以上功利性を

伴うために是非の判断が「難しい」ジレンマの二種である（判断を下すまでにかかった時間の長短もこの区分に合致したものになっていると彼らは述べる）。たとえば次のようなものである。

判断が容易なジレンマ（Low-conflict）
1枚目「あなたは十五歳の女の子で妊娠しています。ダボダボの服を着たりわざと太ったりすることで、自分が妊娠していることをなんとか隠し通してきました。ある日、学校にいるときに破水しました。あなたは女子更衣室に駆け込み、数時間隠れて赤ちゃんを出産しました。しかしあなたは自分にはこの赤ちゃんを育てるだけの覚悟がないことを知っています。」
2枚目「あなたは考えます。汚れた更衣室をきれいに掃除して、赤ちゃんを何枚かのタオルでくるみ、学校の裏にある大型のゴミ箱に投げ込んで、何事もなかったように振る舞えば安心だと。」
3枚目「自分自身の人生を生きるために、あなたは赤ちゃんを大型のゴミ箱に投げ込みますか？」

判断が難しいジレンマ（High-conflict）
1枚目「敵兵があなたの村を占領しています。彼らは生き残っている住民を皆殺しにするよう命令を受けています。あなたと何人かの住人は避難場所を探し求めて大きな家の地下室を見つけました。外から兵士たちの声が聞こえてきます。金目のものを探してこの家にやってきました。」
2枚目「あなたの赤ちゃんが大声で泣き始めました。あなたは声が出ないように赤ちゃんの口を手でふさぎます。あなたが手を離したら泣き声で兵士たちに気付かれてしまいます。彼らはあなたとあなたの赤ちゃんと地下室に隠れている他の人たちを殺そうとしている人たちです。あなた自身と他の人たちを救うには、あなたは赤ちゃんを窒息死させるほかありません。」
3枚目「あなた自身と他の人たちを救うために、あなたは赤ちゃんを窒息死させますか？」

この調査結果を表したものが図6-2である。実験に使われた21個の例文はすべて人身的なジレンマであるが、VMPFC損傷患者は、判断が容易なものについては他のグループと同じくおしなべて否認の判断を下しているのに対

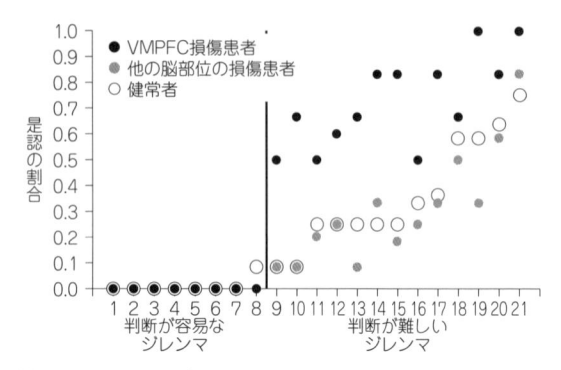

図6-2 難しいジレンマと容易なジレンマ（Koenigs *et al.*, 2007 をもとに改変）

して、判断が難しいものに関しては他のグループと比べて一貫して是認する傾向が高い。この結果から示唆されるのは次のことだとケーニヒスらは言う。まず、VMPFC 損傷患者は、功利性（最大多数の最大幸福）という社会的道徳的規範を保存している。ついで、そうした規範のために他者を犠牲にすることに対する否定的感情が欠損している。しかし、彼らはあらゆる感情を欠損しているわけではない。というのも、判断が容易なジレンマのように他者を犠牲にしつつも功利性を僅かにしか伴わない場面においては健常者らと同様の判断を下しているからである（他者を犠牲にすることを厭わないのであれば、こうしたジレンマにおいても是認するという選択肢はあり得る）。これは、独善的に振る舞うことに対する否定的な感情といった一部の感情については VMPFC が損傷していても保存されている可能性があることを示唆する。そしてこのことは、不公正な金銭配分の提案に対しては（金銭がもらえる以上功利性は伴っていると思われるのに）健常者以上に拒絶する傾向があるという別の実験とも合致する（Koenigs and Tranel 2007）。それゆえ、VMPFC は、感情全般というよりはむしろ他者に関わる「社会的感情（social emotion）」を媒介していると考えられる。こうして、VMPFC は、社会的な場面において働く感情の神経基盤として、道徳的判断に影響を及ぼしていると考えられるのである。

脳神経科学の知見と論争

こうした研究の積み重ねにより、VMPFC が感情に関わりながら道徳的判断に寄与している、という点については現時点では研究者たちの間でおおむね

合意が得られていると言える。この意味では、道徳の脳神経科学の特徴は「道徳の感情主義」とまとめることができるだろう。道徳の脳神経科学の考えでは、道徳的であるとは、感情に流されずに理性的に考え判断することなのではなく、むしろ或る意味で感情的になれることだとさえ言える。先の例でいえば、助かる人が多い（功利性が高い）からといって、橋から人を突き落としたり我が子を手にかけたりすることに対して、否定的な感情をもてることが道徳的なことだと言えよう[8]。そして道徳性についてのこの考え方は、哲学や発達心理学の考え方や、さらには我々の素朴な直観とも真っ向から対立するものなのである。

しかしながら、VMPFC によって媒介される感情が道徳的であるために必要だと考えられるとしても、感情と道徳の関係についてはまだ明らかにすべき事柄が多い。たとえば、VMPFC が果たす役割や、それが媒介する感情の種類や特徴については、現時点では研究者たちの間でも様々な解釈が提示され意見が分かれており（ダマシオ, 2005; Greene, 2007; Koenigs et al., 2007; Moll et al., 2007a)、どういった感情が道徳を構成しているのかについての新たな試みや（Moll et al., 2008)、道徳に関わると目されている個々の感情――たとえば正直さ（Greene and Paxton, 2009）や嫉妬（Takahashi et al., 2009）――の神経基盤の解明が進められている。また、先のジレンマ課題において被験者がジレンマのどの点に注目して是認や否認の判断を下しているのかについてもさらなる研究が進められている（Greene et al., 2009）。さらに、先のケーニヒスらの実験結果である VMPFC 損傷と功利性の関係に対しても哲学者から疑義が提出され、よりよい研究へ向けた議論が続いており（Kahane and Shackel, 2008; Koenigs et al., 2008; Tachibana, 2009)、概して、本章で登場した研究者たちを含め、脳神経科学や哲学などの観点から道徳について様々な議論が活発に繰り広げられていると言える（Sinnott-Armstrong ed., 2008）。

ほかにも、たとえ VMPFC の損傷によって功利的判断が助長されているとしても、それは道徳的判断を阻害していると言えるのか、それよりむしろより道徳的になったと言えるのではないか、と考えることも脳神経科学の外側からは可能である（実際、功利主義が正しいとすれば、VMPFC 損傷患者の判断の方

---

[8] この感情は往々にして功利性と対立することから、義務論的判断の神経基盤と目されることがあり、その点から義務論の理性主義を批判する脳神経科学者もいる（たとえば Greene (2008) を参照せよ）。なお、道徳と感情の関係について VMPFC の役割の観点から Damasio (2007) が簡潔で要を得た説明をしている。また、日本語で読めるものとしては、蟹池 (2008) を挙げることができる。

がより道徳的だとも言いうる)。健常者のグループが下している判断が道徳的に立派な判断であるという前提そのものが疑いうるのである。こうした今後の課題を残しながらも、道徳における感情の役割を明らかにしはじめている脳神経科学の知見がもつインパクトは大きい。最後に次節では、このインパクトがもたらす社会への影響をリテラシーの観点から考えてみよう。

5. 道徳観への影響とリテラシー

　本章ではこれまで、従来の学問（哲学、発達心理学）と対比することで、道徳の脳神経科学の特徴を概観してきた。そのポイントとなったのは、哲学・発達心理学がいわば道徳の理性主義を採っているのに対して、道徳の脳神経科学は感情主義とでも呼びうる立場を採っているという点である。前節で確認したように、道徳が感情と密接な（あるいは感情を必要不可欠とする）関係にあるという考え方については、道徳の脳神経科学では現在のところ意見が一致しているといってよい。今後も、道徳の感情的基盤の解明を中心に研究が進められていくことが予想される。では、こうした道徳の脳神経科学がもたらす知見は、将来社会にどのような影響を及ぼすのだろうか。

　今後、道徳の感情的基盤が明らかになるにつれて、我々が道徳に対して抱いている考え方が徐々に変化する可能性がある。本章では最初、道徳的であるとは一時の感情に惑わされることなく理性的に考えて判断・行為することだという考え方を述べた（道徳の理性主義）。しかし将来的には、道徳的であるとは感情に従って直観的に判断・行為することだという考え方に変わっていくかもしれない（道徳の感情主義）。それに伴い、理性主義に支えられていたこれまでの理論や制度は再考を迫られ、部分的には再構築する必要性が生じるかもしれない。こうした変革は学問のみならず社会に対しても影響を及ぼす可能性がある。

　たとえば、極端だがありそうなものとしては、道徳性や人格を矯正し、さらには増強するために道徳の脳神経科学の知見を応用するといったモラル・エンハンスメント（道徳能力の増強）の可能性がある（立花, 2009a; 2009b）。性犯罪・再犯・テロなどの諸問題に対処すべく、危険人物を事前に割り出したり、犯罪者を矯正したりするために道徳の脳神経科学の知見が応用されるかもしれない。また、被告人の道徳性を調べるために、精神鑑定と並行してfMRIが導

入されるようになるかもしれない。さらには、学級崩壊や青少年の犯罪、高い自殺率を改善すべく、道徳の脳神経科学の知見に基づいた「効果的」な道徳教育システムが構築されるかもしれない。実際、日本政府は脳神経科学の知見を教育に応用することを謳っている。たとえば、教育再生会議は 2007 年の報告書の中で「脳科学…［中略］…と教育との関係について基礎的研究を更に進めるとともに、それらの知見も踏まえ、子供の年齢や発達段階に応じて教える徳・目・の・内・容・と・方・法・について検討、整理し、学校教育に活用することについて検討する」と明記している（p. 6, 傍点引用者）。そしてこの報告書は「脳科学委員会」という現在の日本の脳神経科学研究推進の中心的役割を担っている委員会を設置する際の一つの事由として文部科学大臣によって言及されているのである[9]。こうした動向を加味するならば、治安や教育への応用はあながち「極端」とは言えないかもしれない。

　道徳性や人格の矯正や増強とまではいかなくとも、道徳の脳神経科学の知見が就職活動や政治などに応用される可能性が考えられる。罪を犯す可能性の高い社員は採りたくないし、逆に社員が道徳的にマトモであることは宣伝効果となるだろう。万が一社員に問題があったときには責任を逃れるための「免罪符」としても役に立つ。それだから、入社試験の際にレントゲン写真と一緒に道徳性をチェックした脳神経科学者の診断書を提出することが求められるようになったり、毎年の健康診断で成人病のチェックと一緒に道徳性もチェックするようになったりするかもしれない。同じようなことはモラルの低下に歯止めがかからない政治や教育の世界でも起こりうる。とりわけ政治家はクリーンなイメージを喉から手が出る程欲しがっており、モラルの高さが脳神経科学的に担保された立候補者はそれを前面に出すことで当選に有利になることも考えられるのである。

　上記のような社会の到来の可能性を指摘する学者も少なくないが（坂井, 2008; タンクレディ, 2008）、この成否は、脳神経科学の進捗状況のみならず、そうした社会を人々が望むか否かにも拠っているということには注意すべきである。もし道徳についての私たちの理解が変わり、道徳がさほど「聖域」と感

---

[9]　教育再生会議「社会総がかりで教育再生を〜公教育再生に向けた更なる一歩と『教育新時代』のための基盤の再構築〜　第二次報告」（2007 年 6 月 1 日）、文部科学大臣諮問（理由説明）「長期的展望に立つ脳科学研究の基本的構想及び推進方策について」（2007 年 10 月 18 日）。また、教育への応用に言及している報告書は多数あるが、たとえば「脳科学研究ルネッサンス」（2007 年 5 月）を参照。

じられなくなれば、こうした社会を是認するよう民意が傾く可能性もある。しかし、私たちは、操作や介入によって人間の道徳性を人為的に変更したり、健康診断のようにチェックしたりすることは道徳的に許容できるのか否かを改めて問い直す必要がある。はたしてわたしたちは、道徳についてさらに解明が進んだとき、脳神経科学が提示する知見に基づいて再構築された社会・制度を許容できるのだろうか。脳神経科学はこの問いそのものには答えを出せないだろうし、出すものでもない。そしてそこには、人としてどのような社会に生き、どのような生を送ることが望ましのか、というもう一つの道徳的な問いが控えている（Tachibana, 2008）。このようにして、脳神経科学リテラシーは、より包括的な視点から、社会に寄与しうる脳神経科学のこれからのあり方を踏まえつつ自分たちが生きる社会のあり方を一人一人が主体的に考えそれに向き合っていくという営み——いわゆる脳科学ガバナンス——として捉えなおされるのである（立花, 2009a）。

参考文献

甘利俊一監修, 加藤忠史編. 2008.『精神の脳科学』東京大学出版会.
アリストテレス. 1971/1973.『ニコマコス倫理学』上・下, 高田三郎訳, 岩波文庫.
ベアー, コノーズ, パラディーソ編. 2007.『カラー版 神経科学：脳の探求』加藤宏司・後藤薫・藤井聡・山崎良彦監訳, 西村書店.
ベンサム, ミル. 1967.『ベンサム・ミル』関嘉彦責任編集, 世界の名著 38, 中央公論社.
Ciaramelli, E., Muccioli, M., Làdavas, E. and di Pellegrino, G. 2007. Selective Deficit in Personal Moral Judgment Following Damage to Ventromedial Prefrontal Cortex. *Social Cognitive and Affective Neuroscience* 2: 84-92.
ダマシオ, アントニオ. 2000.『生存する脳』田中三彦訳, 講談社.
——. 2005.『感じる脳』田中三彦訳, ダイヤモンド社.
Damasio, A. R. 2007. Neuroscience and Ethics: Intersection. *The American Journal of Bioethics* 7 (1): 3-7.
Damasio, H., Grabowski, T., Frank, R., Galaburda, A. M. and Damasio, A. R. 1994. The Return of Phineas Gage: Clues about the Brain from the Skull of A Famous Patient. *Science* 264: 1102-5.
道徳性心理学研究会編著. 1992.『道徳性心理学』北大路書房.
Gazzaniga, M., Ivry, R. and Mangun, G. 2002. *Cognitive Neuroscience: The Biology of The Brain,* 2nd. ed., New York, W. W. Norton and Company.

ギリガン, C. 1986.『もうひとつの声』並木美智子・生田久美子訳, 川島書店.
Greene, J. 2007. Why Are VMPFC Patients More Utilitarian? A Dual-Process Theory of Moral Judgment Explains. *Trends in Cognitive Science* 11 (8): 322-3.
———. 2008. The Secret Joke of Kant's Soul. In: Sinnott-Armstrong, W. ed. 2008: 35-79.
Greene, J., Cushman, F., Stewart, L., Lowenberg, K., Nystrom, L. and Cohen, J. 2009. Pushing Moral Buttons: The Interaction between Personal Force and Intention in Moral Judgment. *Cognition* 111: 364-71.
Greene, J. and Paxton, J. 2009. Patterns of Neural Activity Associated with Honest and Dishonest Moral Decisions. *PNAS* 106 (30): 12506-11.
Greene, J., Sommerville, R., Nystrom, L., Darley, J. and Cohen, J. 2001. An fMRI Investigation of Emotional Engagement in Moral Judgment. *Science* 293: 2105-8.
Kahane, G. and Shackel, N. 2008. Do Abnormal Responses Show Utilitarian Bias? *Nature* 452: E5.
蟹池陽一. 2008.「道徳的判断と感情との関係：fMRI 実験研究の知見より」信原幸弘・原塑編著. 2008.『脳神経倫理学の展望』勁草書房. pp. 283-314.
カント. 1976.『道徳形而上学原論』篠田英雄改訳, 岩波文庫.
———. 1979.『実践理性批判』篠田英雄改訳, 岩波文庫.
加藤尚武. 1997.『現代倫理学入門』講談社学術文庫.
小寺正一・藤永芳純編. 2001.『新版 道徳教育を学ぶ人のために』世界思想社.
Koenigs, M., and Tranel, D. 2007. Irrational Economic Decision-Making after Ventromedial Prefrontal Damage: Evidence from the Ultimatum Game. *The Journal of Neuroscience* 27: 951-6.
Koenigs, M., Young, L., Adolphs, R., Tranel, D., Cushman, F., Hauser, M. and Damasio, A. R. 2007. Damage to the Prefrontal Cortex Increases Utilitarian Moral Judgments. *Nature* 449 (19): 908-11.
———. 2008. Koenigs et al. Reply. *Nature* 452: E5-E6.
Kohlberg, L. 1984. *Essays on Moral Development vol. 2: The Psychology of Moral Development*. Harper and Row.
コールバーグ, L. 1987.『道徳性の形成』永野重史訳, 新曜社.
Moll, J. and de Oliveira-Sousa, R. 2007a. Moral Judgments, Emotions and the Utilitarian Brain. *Trends in Cognitive Science* 11 (8): 319-21.
———. 2007b. Response to Greene: Moral Sentiments and Reason: Friends or Foes? *Trends in Cognitive Science* 11 (8): 323-4.
Moll, J., de Oliveira-Sousa, R., Bramati, I. and Grafman, J. 2002a. Functional Networks in Emotional Moral and Nonmoral Social Judgments. *Neuroimage* 16: 696-703.

Moll, J., de Oliveira-Souza, R., Eslinger, P., Bramati, I., Mourão-Miranda, J., Andreiuolo, P. and Pessoa, L. 2002b. The Neural Correlates of Moral Sensitivity: A Functional Magnetic Resonance Imaging Investigation of Basic and Moral Emotions. *The Journal of Neuroscience* 22 (7): 2730-6.

Moll, J., de Oliveira-Souza, R., Zahn, R. and Grafman, J. 2008. The Cognitive Neuroscience of Moral Emotions. In: Sinnott-Armstrong, W. ed. 2008: 1-17.

村田孝次. 1992.『発達心理学史』培風館.

永野重史. 2000.『発達と学習:どう違うのか』放送大学教育振興会.

永野重史編. 1985.『道徳性の発達と教育:コールバーグ理論の展開』新曜社.

大浜幾久子. 2004.「ピアジェを読み直す:道徳と論理」『駒澤大学教育学研究論集』第20号. pp. 5-27.

ピアジェ, J. 1954.『臨床児童心理学Ⅲ:児童道徳的判断の発達』大伴茂訳, 同文書院.

坂井克之. 2008.『心の脳科学』中公新書.

Sinnott-Armstrong, W. ed. 2008. *The Neuroscience of Morality: Emotion, Brain Disorders, and Development.* Cambridge, MA. MIT Press.

立花幸司. 2009a.「モラル・エンハンスメント(道徳能力の増強)は脳神経倫理学の議題となるか?:ニューロエシックスと脳科学ガバナンス」東京大学教養学部哲学・科学史部会『哲学・科学史論叢』第十一号. pp. 1-35.

――. 2009b.「モラル・エンハンスメントはなぜ不穏に響くのか」UTCP Booklet『エンハンスメント・社会・人間性』. pp. 83-102.

Tachibana, K. 2008. An Inquiry into the Relationship between Public Participation and Moral Education in Contemporary Japan: Who Decides Your Way of Life? In: *Applied Ethics: Perspectives from Asia and Beyond.* Ishihara, K. and Majima, S. eds., the Center for Applied Ethics and Philosophy, Hokkaido University, 2008, chapter4, pp. 26-39.

――. 2009. Moral Neuroscience and Moral Philosophy: Interactions for Ecological Validity.『科学哲学』42 (2): 41-58.

Takahashi, H., Kato, M., Matsuura, M., Mobbs, D., Suhara, T. and Okubo, Y. 2009. When Your Gain is My Pain and Your Pain Is My Gain: Neural Correlates of Envy and Schadenfreude. *Science* 323: 937-9.

タンクレディ, ローレンス・R. 2008.『道徳脳とは何か』松村太郎訳, 創造出版.

山岸明子. 1995.『道徳性の発達に関する実証的・理論的研究』風間書房.

吉田直子・片岡基明編. 2003.『子どもの発達心理学を学ぶ人のために』世界思想社.

(＊本章は文部科学省科学研究費補助金による研究成果の一部である。)

第 7 章

信頼：社会性の神経経済学

　戦後発展した新古典派経済学では、人間は利己的で、自分の選好（好み）をよく知っており、自分たちの効用（満足）を最大化するようにいつでも行動すると想定されている。これは現実の人間の姿とはかけ離れた非現実的な仮定であるように一見して感じられるし、またそのように批判されてきたが、現実の市場を分析する上では、こうした仮定により市場内での出来事を正確に描写できるため、合理的経済人仮説は妥当であるとみなされている（Cole, 2007）。つまり、市場で大勢の人間が取引を行う場面では、大抵の場合、標準的な人間は合理的経済人と同じようにふるまうと想定してかまわないということである。しかし、こうした仮定によって本当に人間の社会的行動の多くを適切に説明することができるのかについては疑問が多い。

　本章では、人々はなぜ互いに協力して社会を形成するのかという、経済的合理性の仮説では説明がつきにくい現象を取り上げる。この現象を説明するには経済学的手法だけでは不十分であり、社会心理学や脳神経科学の知見も取り入れられるようになってきた。社会は人間相互の信頼を基盤として成り立っていると考えられるが、この信頼が、脳神経科学の最新の研究分野である神経経済学において重要なテーマとなっているのである。

1. 秩序問題

　人間が完全に利己的な存在だと仮定すると、わたしたちが現に行っている社会的営みは、逆説的なもののように感じられてくる。実際の社会において、人間は相互扶助を行ったり、他者を搾取している人々を罰したりすることがあるが、もしも人間が合理的経済人だとすれば、人間がこうした社会的行為を行う

のは一体なぜなのだろうか。他者を助けるにも他者を搾取する悪人を罰するにも、人間は大きなコストを払わなければならない。利己的な人間がそのような自分の利益にならない利他的行為を行うのはなぜなのか、不思議に思われるのである。もしも人間が利己的なら、他者を助けたり救ったりせず、自己利益の最大化にのみ邁進するはずではないだろうか。

この問題を最初に提起したのは16世紀末から17世紀に活躍したイギリスの哲学者ホッブスであり、そのためホッブス問題、あるいは秩序問題と呼ばれて、社会科学が取り組むべき最も基本的な課題の一つと見なされてきた。ホッブス自身は、おおよそ次のように考えた。社会秩序が成立する以前の自然状態を考えてみよう。そこでは、社会秩序に組み込まれていない孤立した個人は自身の生存をかけて闘争し合っており、他者からもたらされる暴力や、そこからしばしば帰結する死の可能性にいつもさらされている。しかし、こうした環境では、人々はやがて恐怖に耐えきれなくなるだろう。そこで、人々は法秩序に従うことを契約によって定め、国家を建設する。国家は暴力を一元的に管理することによって、法秩序を生みだす組織である。管理者としての国家によって独占された暴力は、違法な行為を行った者に対してのみ行使されることになり、個人は暴力や死への恐怖から解放されるのである。法に支えられた国家が成立すれば、国家が定める法によって社会制度が作られ、維持されることは容易に納得できるだろう。つまり、ホッブスの見方では、社会秩序の根底にあるのは暴力や死の忌避によって動機づけられた社会契約なのである（Hobbes, 1996/1651）。

いつ襲ってくるかもしれない暴力や死に対する恐怖が動機づけとなって、人々が社会秩序を創設し、維持しているという見方はたしかに魅力的であり、現在でも支持者は多い[1]。しかし、ホッブスによる解答は必ずしも十分に説得的であるとはいえない。ホッブスが提案したのは、国家が成立したのはなぜかを説明する理論的仮説である。しかし、一旦社会が成立し、人々が他者に対する攻撃性を失ってしまった後では、たとえ個人が社会から距離をおいたとしても、他人からの暴力を恐れる必要はあまりないだろう。したがって、社会が成立した後でも、暴力や死の忌避が人々を社会に統合する心理的動機づけとなり続けるとは思われないのである。ホッブスの説明では、人間社会が強固で、安定的

---

[1] たとえば萱野稔人はホッブス主義的な立場から哲学的国家論を提案している。萱野（2005）を参照。

に存続する理由が必ずしも明らかにされているわけではないのだから、ホッブスとは別な仕方で、社会が成立し存続する理由を考察する必要がある。

2. 社会的交換理論からの秩序問題へのアプローチ

各人が自分自身にとっての利益（つまり、自己利益）を最大にするためには、各人ができる限り大きな生産活動を行っていくことが必要である。それに加えて、対人関係に関しては、一方で他人を搾取できる場面では他人の生産物や財産を奪って我がものとし、他方で自分が他人から搾取されないようにいつでも気を配って自分の財産や身を守っていくことが重要である。しかし、強い警戒心を抱いている他人から財産を奪いとることは容易ではないし、常に他人に猜疑心をもって騙されないように気を配り続けるのは大変な負担である。つまり、人々が相互不信をいだき続けるのは各人にとって過大な負担となり、自己利益の最大化に対する障害になる可能性が考えられるのである。

では、各人が相互不信を何らかの仕方で克服することができたとするのならば、どうだろうか。人々は自分の財産や生産物の中で自分にとってはあまり価値がないものと、他人が所有していて自分にとって価値が高いものとを交換しようとするだろう。交換が成立すれば、交換に参加した人々は、自己利益を増やすことができる。

確かに、他人を騙したり、脅したりすることで財産を奪い取ることができれば、それにより短期的には大きな利益を上げることができるかもしれない。それと比較すると、一度の交換により得られる利益は、通常は、さほど大きなものではない。しかし、強い警戒心をもつ他人から財産を奪うのが困難であるのに対して、交換を行うのが容易である場合には、人々は、他人を搾取せずとも繰り返し交換を行うことで、長期的には各人の自己利益を最大化できる可能性がある。その場合、合理的経済人は他人からの搾取を目指すのではなく、他人との長期的な交換関係を成立させようとするだろう。

人間社会で成立する人的交流の多くは——雇用関係や商取引だけではなく、友達づきあいや結婚、親子関係なども——、何らかの意味で経済的な取引や投資、交換過程として解釈することが可能である。もしもこれらの人的交流が、それに参加する各人に対して長期的に大きな利益をもたらすのであれば、合理的経済人たちがそういった人的交流に参加することには何の不思議もないこと

になる。

　秩序問題は、社会学や社会心理学では「合理的な人間の間で社会的交換が可能なのはなぜか」という観点から議論されることがある。このようなアプローチをとる社会理論は、社会的交換理論と呼ばれる。社会的交換理論が取り組む課題は、どのような条件下でなら人間が合理的な判断のみに基づいて交換を行うのか、その条件を明らかにすることである。もしも経済合理的な人々が交換を継続的に行う条件を明らかにすることができれば、またその条件が十分に現実的であり、実際の社会で満たされていると想定できるようなものであれば、社会的交換理論は秩序問題に対して妥当な解答を与えたことになる。そこで、社会的交換理論による秩序問題への取り組みを概観しよう[2]。

交換における囚人のジレンマ

　交換には、たとえばクレジット・カードを使って買い物をするときのように複数の人間間で複雑な交換関係が成立する場合もあるが、ここでは議論をわかりやすくするために二者間の社会的交換について考えてみよう。互いに知らない者同士の交換関係は、囚人のジレンマと呼ばれるモデルとして定式化できることが知られている（表7-1を参照）。交換が成立するのは、双方にとって交換が利益となる場合である。つまり、自発的な交換関係が成立するためには、それぞれが、自分の持っている物よりも相手の提供してくれる物の方に魅力を感じる必要がある。たとえば、太郎と次郎それぞれが、自分自身にとって1単位、相手にとっては2単位の価値をもつ物を所有しているとしよう。太郎が持っている物は次郎にとっては2単位の価値があり、逆に次郎が持っている物は太郎にとって2単位の価値があるため、交換することによって、それぞれが1単位ずつ利益をあげることになる。しかし、一方のみが所有物を提供し、他方が何も提供しない場合、たとえば、太郎が自分の物を提供して、次郎が何も提供しない場合には、太郎は一文無しになってしまうが、次郎は自分の所有物に加え、太郎の所有物をも手に入れることになる。

　この場合、取引の終了後に、次郎が持っている物が次郎にとって持つ価値は3であるが、太郎が手にしている物は何もないので、価値は0と算定される。

---

[2] 以下の説明は、おもに、山岸俊男の論文「社会的交換と社会的ジレンマ」（山岸, 1991）と「社会的交換と互恵性：なぜ人は一回限りの囚人のジレンマで協力するのか」（山岸他, 2002）に依拠している。

表7-1 交換の利得表 (山岸, 1991より改変)

		太郎の行動	
		提供する	提供せず
次郎の行動	提供する	2 / 2	3 / 0
	提供せず	0 / 3	1 / 1

　最後に、双方がともに何も提供しない場合には、そもそも物の移動は生じず、したがって双方とも利益の増加は見込めない。以上の条件で、両者は相手と相談したり、相手を脅したりすることなく、相手の行動を予想して所有物の提供を行うかどうかを決断し、その決断にしたがって所有物を提供するか、あるいは提供するのをさし控える[3]。

　ここで、太郎と次郎が互いに物の提供を行えば、双方にとって利益になるので、一見すると、この選択肢がもっともよいと感じられる。また、後で述べるように実際に囚人のジレンマの実験を行うと、相手に協力する（ここでは物を提供する）ことを選択する人々がかなりの数にのぼる。

　しかし、もしも太郎も次郎も合理的であるとすると、理論上はそのような決断はしないと考えられる。つまり、太郎と次郎にとって相手の出方には関わらず、物を提供しないのが最も合理的な選択なのである。ここでは、次郎の立場に立ったつもりで、太郎との物のやりとりを行うかどうか考えてみよう。太郎が物を提供してくれる可能性と、提供してくれない可能性が考えられる。もしも太郎が物を提供してくれると仮定すると、次郎のほうでは物を提供しない方が、利益は3となって最も大きくなる。したがって、交換に応じない方が合理的である。次に太郎が物を提供してくれないと仮定しよう。この場合でも、次郎は物を提供しない方が、提供するよりも利得が大きい。結局、次郎にとっては、太郎の対応に関わらず、交換しない方が交換する場合よりも大きな利益が得られるのである。これは、太郎の立場に立ってみても同様である。したがって、合理的人間が自分の所有物を提供する合理的根拠は何もなく、交換は成立

---

3) 実際の交換状況では、取引そのものに伴うコストが発生するが、ここでは議論を単純化するために、取引コストは考慮しない。

しない。

　では、合理的な人間同士が交換関係を成立させることは、どのような条件であっても不可能なのだろうか。そのようなことはない。たしかに、交換する機会が一回だけという条件では、双方が相手に協力しないのが合理的な選択であり、結局交換は成立しないと考えられる。しかし、もしも無限回、もしくはいつ終わるともわからないような仕方で繰り返し交換する機会が与えられ、それをあらかじめ双方が知っているとすると、応報戦略をとることがもっとも合理的であることが明らかになっている。応報戦略とは、初回はとにかく協力し、二回目以降は前回相手がとった行動を模倣するという意思決定法である。このような戦略をとった場合、両者は相互協力関係を築き、交換関係が安定化する (Axelrod, 1984; 山岸, 1998: pp. 71-2)。

　しかし、さらなる研究によって、多数の人間が多方面に交換関係を成立させようとする場面では、人々が応報戦略にしたがって意思決定を行なってしまうと協力関係は安定化せず、むしろ非協力的傾向が強まってしまうこともわかってきた（山岸, 1991: pp. 233-4）。もしそうだとすると、実際の社会生活でしばしばみられるように、多数の合理的な個人が自己利益の最大化を目指して自発的に交換を行う場合、交換関係を安定化させていくことはできないことになるのではないだろうか。

分業における安心ゲーム

　そこで、持ち物を交換するという例ではなく、共同作業に見られるように、人々が、相互依存的な関係にある資財を提供して、何かの事業を共同で行う場合を考えてみよう。たとえば、太郎が小麦、次郎がイーストを持っており、それらをパン職人に送ってフランスパンを作ってもらい、そのフランスパンを売ることで利益をあげる計画であると仮定しよう。

　太郎と次郎が提供する資材（つまり、小麦粉とイースト）は、それぞれ単独では最終的な成果（フランスパン）を生み出さない。したがって、相手の協力が得られないまま、太郎と次郎のどちらかが単独で自分の資材を提供してしまうと、提供した側にとっては単に損になるだけである（ここでは、このように原料を無駄にすることから生じるコストの価値を−1としよう）。しかし、太郎と次郎の持っている資材の両方を組み合わせれば、2の価値をもつフランスパンという成果物を太郎と次郎のそれぞれが手にすることができる。その場合、太

表 7-2　分業の利得表（山岸, 1991 より改変）

		太郎の行動	
		提供する	提供せず
次郎の行動	提供する	1 / 1	0 / -1
	提供せず	-1 / 0	0 / 0

郎と次郎は、それぞれが提供した原料代を差し引いて、結果として価値1の利益を上げることになる。この条件では太郎と次郎は分業の関係にあるが、この分業の利得関係を表7-2にまとめておこう。

　表7-2からわかるように、この条件では、太郎と次郎の双方にとって、相手が協力する場合にはこちらも協力するのが合理的であり、もしも相手が協力しない場合には、こちらも協力しないのが合理的である。このことは、ゲームへの参加者が3人以上の場合でもなりたつ。このような利得構造をもつゲームを、安心ゲームと呼ぶ（Taylor, 1987）。このゲームの特徴は、囚人のジレンマと比較して、双方にとって協力することが合理的である場合が存在することである（つまり、相手が協力する場合である）。したがって、協力関係が成立するとしても不思議はない。これとは対照的に、囚人のジレンマのゲームを一回だけ行う場合には、ゲームの参加者が協力を選択することを合理的にする要素は利得構造の中に存在せず（つまり、相手の出方にかかわらず協力を選択しないことが常に合理的であるため）、合理的経済人の間で協力関係が成立する可能性はないのである。

信頼が利得構造の認知を歪ませる

　このように分業が進んだ社会には、交換関係が形成される合理的根拠が存在する。しかしながら、現実には一回限りの囚人のジレンマのような利得条件で交換を行わなければならない場面も多い。その場合でも、たとえ不合理な選択ではあるとしても、人間は相互に協力を選ぶ傾向がある。それはなぜだろうか。

　一つの理由は、現実の社会は、裏切りを罰したり、協力する者に報酬を与えたりする賞罰システムを導入しているからだと考えられている（森本他, 2008）。

たとえば、罰を交換のゲームに導入するためには、相手が協力を申し出ているときにこちらが非協力を選択している状態を裏切りの状況と見なし、この場合に非協力を選択している者に大きなマイナスが加えられるようにすればよい。こうすれば、合理的な人間は協力するように動機づけられる。このような仕方で、社会における交換関係の促進を説明するのがホッブス主義的な立場である。

しかし、被験者が罰を受ける可能性を慎重に排除して実験室内で行う囚人のジレンマの実験であっても、人間は協力を好む傾向がある。また、相手が協力を選択していることをあらかじめ教えるという条件を付加すると、意思決定する側がそれに応じて協力を選択する率は、そのような条件の付加がない場合と比較して有意に高まることが知られている[4]。

このように、自分が他人を裏切るのを避け、交換相手に協力するという傾向は、罰のような社会的要因では説明できない。この認知的傾向を説明するために、交換相手が裏切りやすい人間かどうかを敏感に察知するメカニズム（裏切り者検知モジュール）と人間が社会的交換の場面で積極的に交換に応じようとする認知メカニズム（社会的交換ヒューリスティックス）を人間が身につけているのではないかという提案がなされている[5]（Cosmides and Tooby, 1992; 山岸他, 2002）。現実社会では、人間は交換相手と対面したときに、目の前にいるのが信頼に足る人物であるかどうかを敏感に判断し、信頼に足ると判断したならば、できるだけその人と協力関係を維持しようとする。また、情報不足で相手が信頼に値するかどうかの判断がつかない場合、さしあたって最初は相手を信頼し、協力しておいて、付き合いを続けていくうちに相手が高い裏切り傾向をもつことが察知された場合には、その時点で協力関係を解消する方向で決断するのである（山岸, 1998）。

---

4) 山岸と共同研究者による一連の実験によると、通常の一回限りの囚人のジレンマ・ゲームにおいて、協力を選択する確率は、日本人で56％、アメリカ人で36％、韓国人で46％である。それに対して、相手の協力を事前告知するという条件を付加した上で、囚人のジレンマ・ゲームを一度だけ行う場合、遅れて意思決定する側が協力を選択する確率は、日本人で75％、アメリカ人で61％、韓国人で73％だった（山岸他, 2002: p. 260）。

5)「社会的交換ヒューリスティックス」は、山岸俊男と共同研究者が用いた言葉である。ヒューリスティックスとは、一般には、情報処理において計算を簡便化する発見的方略のことである。ヒューリスティックスは、煩雑な計算プロセスを経ずとも短時間に簡単な計算を行っただけで正解に近似した解答を導いてくれるという利点をもつが、場合によっては、正解から系統的に逸脱した解を導くこともある（広田他, 2002: p. 58）。社会的交換ヒューリスティックスは、協力的な相手を一方的に搾取しようとするのをやめさせるための認知モジュールであり、社会的交換の場面において、他者を信頼し、相互協力の達成を目指すように仕向ける機能をもつとされる（山岸他, 2002）。

社会的交換ヒューリスティックスは、囚人のジレンマ・ゲームを一回だけ行う場合に、ゲームの参加者が相手に協力するか、協力しないのかを判断する際に影響を及ぼす。では、社会的交換ヒューリスティックスの役割とは何なのだろうか。社会心理学者の山岸俊男と共同研究者が明らかにしたことは、人間の多くは、囚人のジレンマ・ゲームの概要を説明され、表7-1にあるような利得表の意味をよく理解した後でも、利得表内のそれぞれの選択肢の価値を利得表の通りには判断しないということである。ゲームに臨むにあたって参加者の多くが念頭に置いている価値システムは、囚人のジレンマではなく、安心ゲームに対応するような利得表として表現できることが確認されている。つまり、社会的交換ヒューリスティックスの役割は、囚人のジレンマ・ゲームを安心ゲームとして主観的に知覚させることにあるのである（山岸他, 2002: pp. 257-60）。利得構造を以上のような仕方で歪めて認知しているために、社会的交換における囚人のジレンマでも、相手が協力してくれると判断する限り、人々は自身も協力を選択するのである。

3. 信頼にかんする脳神経科学

オキシトシンについて

　社会的交換理論があきらかにしたように、他者に対する信頼は社会を成立させるための認知能力上の基盤の一つとなっている。脳神経科学においても、経済学や社会心理学の影響を受けながら、信頼の神経基盤の研究がすすめられている。その際、研究のターゲットになっているのが神経伝達物質のオキシトシンである。

　20世紀の冒頭、子宮筋を収縮させ、陣痛を促進する物質が脳下垂体の中に発見されたが、この物質にはその生理的作用に基づいて、ギリシア語で陣痛の促進という意味をもつ「オキシトシン」という名称が与えられた[6]。また、この発見に続いてオキシトシンが乳房からの射乳を促進することも明らかとなった。

　オキシトシンは、9つのアミノ酸を連結した構造をとっているペプチドホルモンで、オキシトシンやそれに類似した分子構造をもつ物質は、哺乳類のすべ

---

[6]　以下に述べるオキシトシンの概説は、モベリ『オキシトシン』（Moberg, 2003, 邦訳 2008）に依拠している。

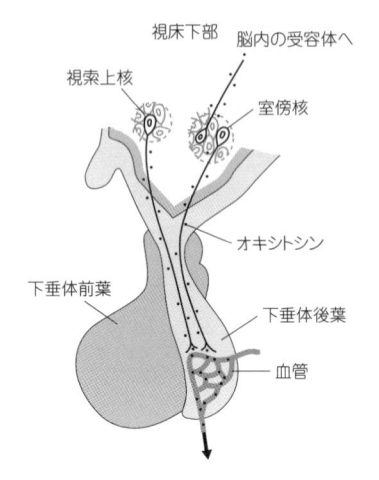

図7-1 オキシトシンの放出経路（Moberg, 2003）

ての種と鳥類、爬虫類などに広く存在する。オキシトシンは、視床下部の視索上核や室傍核と呼ばれる部位で生産されるが、興味深い点は、オキシトシンが末梢で作用するホルモンとして働くこともあれば、脳内で神経伝達物質として働くこともあるということである。ホルモンとして働く場合、オキシトシンは視床下部から下垂体まで運ばれた後で血中に放出され、子宮や乳房などの末梢で先ほど述べたような作用をあらわす。他方、オキシトシン産生神経細胞（oxytocin-producing neuron）は、自律神経系の制御を行っている視床下部の部位や、記憶に関わる部位（海馬）、黒質のようなドーパミン系や縫線核などのセロトニン系など、脳内の様々な部位に投射している。

オキシトシンが動物の行動にどのような影響を与えるのかを調べるために、ラットの体内にオキシトシンを注射する実験が行われてきた。それらの実験により、オキシトシンが母性行動やつがいの形成、個体間の接触などを促進する機能、鎮静作用や鎮痛作用などをもつことが明らかとなった（Moberg, 2003）。どのような神経上のメカニズムによってオキシトシンがこのような作用をあらわすのかについては、現在盛んに研究が行われているところである（Young, 2007）。

信頼の神経基盤としてのオキシトシン

さて以上のように、オキシトシンが、母子関係やつがい関係など密接な社会

的結びつきを形成するのに大きく貢献することがラットの実験で明らかとなってきたが、近年発表された研究によれば、オキシトシンが人間の行動において果たす役割はそれだけにとどまらない。オキシトシンの生理的作用は、人間が他者一般に対してもつ信頼の神経基盤の一部をなすものかもしれないと考えられ始めているのである。

　このことは、2005年に科学雑誌『ネイチャー』に掲載されたコスフェルトと共著者による論文「オキシトシンは人間の信頼を高める」で報告されている（Kosfeld *et al.*, 2005）。実験の概要だが、男子学生を被験者として二つの群に分け、一方の群には鼻腔からガス上のオキシトシンを、他方の群には同じように鼻腔からオキシトシンと見分けがつきにくい別の物質（プラシーボ、すなわち偽薬）を吸引してもらう。吸引したオキシトシンが生理的効果を発揮するように、被験者を50分間待機させ（その間他の人々との交流を許していることが興味深い）、待機時間後にオキシトシンを吸引した群とプラシーボを吸引した群のそれぞれに、信頼ゲームと呼ばれる投資行動傾向を調べる経済実験に参加してもらうのである。

図7-2　信頼ゲームの概要（川越, 2007 より改変）

1. 投資者Iと資産運用者Tで行うゲーム。
2. Iは、一定額を最初に与えられるが、そのうちXをTに投資する。
3. TはXを3倍に増額できる決まりになっている。
4. Tは3Xから好みの額YをIに分け与える。
5. ゲームの仕組みは、事前に、IもTも理解している。

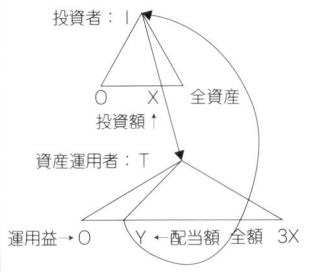

利益　投資者I：全資産－X＋Y
　　　運用者T：3X－Y

　信頼ゲームとは、投資者と資産運用者の役割を与えられた二者が行う実験上の経済ゲームである（Berg *et al.*, 1995; 川越, 2007: pp. 98-9）。このゲームでは、投資者には最初一定額のお金が与えられている。投資者は、その内から任意の金額を運用者に与えることができる。ここで運用者に一切お金を与えないことも決断できるが、その場合ゲームは終了し、投資者のみが実験者から与え

られたお金を持ち帰ることができる。もしも投資を行った場合には、投資額は三倍に増額されて一旦運用者に与えられる。最後に、運用者は任意の額を投資者に返還し（一切返還しなくともよい）、そこでゲームは終了する。ゲーム終了後に手元に残った金額を投資者、運用者は持ち帰ることができる。

　この実験で重要なのは、ゲームでお金のやり取りをする双方にとって、誰が相手なのかがわからなくなっていること、また一人の相手とは一回しかゲームを行うことができなくなっていることである。投資者は、投資相手が誰だかわからないので、その人に対する個人的な親しみや嫌悪感に基づいて投資額を決めることはできない。また、繰り返して何度もゲームを行うという条件では、運用者が一銭も返還しなかった場合に、その回以降投資者が一切の投資を控え続けるといった仕方で運用者に仕返しをすることができるし、逆にほとんど投資をしてくれない投資者に対して、運用者は全く金銭を返還しないといった仕方で応じることもできる。このように、同じ相手と何度かゲームを繰り返していれば、それを通じて交換相手の行動傾向を知ることができるし、罰を加えるチャンスも出てくる。ところが一回きりのゲームでは、罰のチャンスは与えられていないし、相手の行動傾向も予測できない。したがって、未知の相手と一回だけ信頼ゲームを行うという条件では、投資者は純粋に他者一般に対する信頼だけに基づいて投資額を決定していると解釈できる。実際、投資者は運用者が投資したお金を独り占めしない信頼できる人であると期待して任意の額を投資することが多い。しかし、同時に疑心暗鬼にもなっているだろう（Kosfeld et al., 2005: p. 673）。結局、提供した額は投資者の運用者に対する信頼を反映しており、投資額が少ない場合には信頼の程度は低く、投資額が多い場合には信頼の程度が高いと考えられる。このように信頼ゲームによって信頼の程度を定量的に測定することができるのである[7]。

　さて、もし人間が自己にとっての利益を最大化しようとする合理的な存在であり、また人間は、お互いがこのような意味で合理的であることを知っているとしよう。これが古典的な経済学の想定だが、このような合理的経済人が投資者として信頼ゲームに参加したとしよう。この場合、投資者にとって合理的な

---

[7] 投資額の多寡によって測定されるのは、投資者の運用者に対する信頼の強さのレベルであるが、返還額の多寡によって計測されるのは、投資者の信頼に報いようとする運用者の性質——互恵性——の強さのレベルである。信頼も互恵性も、社会的交換に参加している投資者、運用者が一旦手に入った資財を独り占めにすることを避けさせる機能を持っている点で、前節で論じた社会的交換ヒューリスティックスの一種であると見なすことができる。

投資額はいくらだろうか。答えはゼロである。投資者は、資産運用者は合理的なのだから自己にとっての利益を最大化するために受け取ったお金を独り占めするだろうと予測する。つまり投資者にとって、投資をすることは損になるが、投資をしなければ損得なしになると考えるだろう。したがって、投資することを避けるはずである。

では実際にはどうなのだろうか。実験の結果として知られているのは、人間は経済的合理性に合致するような仕方では行動しないということである。投資者役の人間は、一定額を資産運用者に与え、資産運用者は投資された額と大体同額を投資者に返す傾向が高いことが知られている（川越, 2007）。コスフェルトと共同研究者たちが知りたかったのは、オキシトシンを投与したときに投資者の投資額がどのように変化するのかである。

実験の結果をみてみよう。投資者には信頼ゲームを開始する際に、12単位分の貨幣が与えられていて、その内から任意の額を運用者に投資する。図7-3において、黒棒グラフはオキシトシン投与群、白棒グラフはプラシーボを与えられた対照群の行動傾向を表している。このグラフから確認できるように、オキシトシンを吸引していなかった対照群では、半分くらい投資した人と全額投資した人の割合が比較的大きかったが、それぞれが20パーセント前後となっている。対照的に、オキシトシンを吸引した人では、全額投資してしまう人の割合が増大し、全体の45％近くに上っている。実際、投資額の平均値を比べてみるとオキシトシンを吸引しなかった対照群の投資平均額は8.1であるのに対して、オキシトシンを吸引した群の平均投資額は9.6であった。

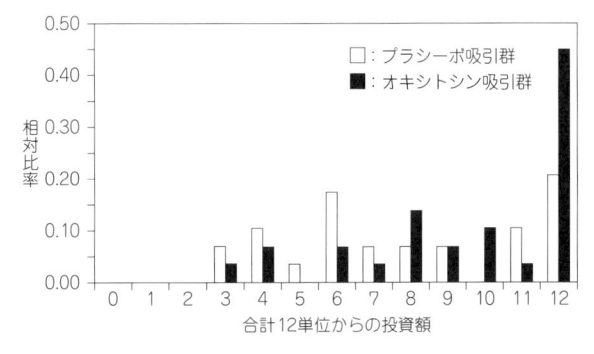

図7-3　信頼ゲームにおけるオキシトシン投与の効果（Kosfeld *et al.*, 2005）

このように、オキシトシンは信頼を強める機能を持っているように見える。とはいえ、オキシトシンが投与されることによって投資意欲が向上したのは、単に投資者の気が大きくなりリスク一般に対する感受性が低下したことに起因するということも考えられる。この場合には、オキシトシンによって特に信頼が増大したとは言えず、むしろただ単に向こう見ずになっただけだということになるだろう。

そこで二つ目の実験では、オキシトシンが人間を向こう見ずにするだけであるのかどうかを調べるために、人間ではなくコンピュータに運用者の役割を果たしてもらうことにした。コンピュータは、人間の運用者が投資者にお金を返還するパターンと一致するような仕方で、お金を投資者に返還するようにプログラミングされている。つまり、投資者にとってのリスクの観点からすれば、運用者が人間であってもコンピュータであっても違いはない。ここで、投資者は、自分の相手がコンピュータであることをあらかじめ実験者から知らされた上で、投資を行う。もしもオキシトシンを吸引することで人間が向こう見ずになるだけなら、オキシトシンを投与された人間はコンピュータが相手であっても、投資額を増やすはずであると考えられる。ところが、この条件で実験してみると、オキシトシン投与群とプラシーボ投与群の行動に統計的に見て有意な違いは現れなかった。つまり、オキシトシンは人間を向こう見ずにするのではなく、人間に対する信頼を高める機能を持つと考えることができるのである。

実験により、そのほかにも、いくつか重要な知見が得られている。先の実験では、オキシトシンを吸引することで投資者の行動がどのように変化するかが論じられていたが、オキシトシンを吸引した場合に資産運用者の行動はどう変化するのだろうか。これを調べてみると、オキシトシンは資産運用者の行動には大きくは影響せず、資産運用者が投資者に返還する額はあまり変わらないことがわかった。資産運用者が、投資されたお金を運用して得た利益を投資者に返還するのは、投資者からの信頼に感謝し、それに応えようとする気持ちがあるからだと考えられるが、オキシトシンはこのような資産運用者の行動傾向を強めることはなかったのである。次に、投資者が資産運用者をどれくらい信頼しているのかをアンケート用紙に答えてもらうことで調べたところ、オキシトシンを吸引しても自覚できるような仕方では、信頼や好感度が上昇するわけではないこともわかった。つまり、オキシトシンは人間の他者に対する自覚的信頼を上昇させず、非自覚的な信頼のみを選択的に上昇させる機能をもっている

4. 信頼の向上による社会の増強可能性

　これまで確認したことは、以下のようにまとめることができるだろう。人々の間に成立する信頼は、社会秩序を支える認知的基盤の重要な構成要素の一つであり、神経伝達物質のオキシトシンが信頼の形成に関与している。また、信頼によって支えられた他者との協力行動は、完全な合理的経済人ならば選択しないような行動であるということである。結局のところ、信頼は人間の経済的合理性を歪める効果を持つと考えることができる。では信頼は、社会秩序の形成には役立つものの、経済活動や経済成長を阻害するのだろうか。必ずしもそうではないことが確認されている。

　従来、社会学や経済学では、生産活動を支える装置や人々が訓練によって身につけている能力が、生産活動を支える資本（それぞれ、物的資本と人的資本）であると考えられており、これらの資本の性質について盛んに議論されてきた。しかし近年、先進諸国、特にアメリカで地域コミュニティの劣化が進み、それとともに地方の企業の生産性と行政の効率が低下したと認識されるようになったことで、社会的ネットワークも生産活動を支える資本として認められるべきではないかという議論が起こった（Putnam, 1995）。この新たな資本は社会的資本（ソーシャル・キャピタル）と呼ばれるが、まだ社会的資本とは何なのかについては明確な定義が定まっていない。しかし、人間が他者に対して抱く信頼が社会的資本の重要な構成要素であり、ある社会に属する人々の一般的信頼のレベルがその社会の社会的資本の指標であるとみなすことができる点については、研究者間で意見が一致している。

　各国別の一般的信頼のレベルは 、「一般的に人は信頼できると思いますか、それとも用心するにこしたことはないと思いますか」 という問いにたいして「たいていの人は信頼できる」と答えた人の割合によって計測されるが（アスレイナー, 2004）、「一般的に他者は信頼できる」とアンケートに解答した人は、実際の行動においても他者を信頼する傾向が強いことが確認されている[8]（山

---

[8]　国別の一般的信頼の程度は、最近の 2005 年から 2009 年について見てみると、北欧諸国で際立って高く、60～70%に達する。それと比較して、カナダやアメリカと並んで日本では 40%前後、ドイツやイギリス、韓国、イタリアでは、30%前後である（World Value Survey, 2009）。

岸, 1999: p. 97)。政治の効率や経済の生産性にとって社会的資本がもつ重要性を確認するために、様々な国の経済成長率や市場の開放性、政治の腐敗度とそれらの国々の人々の一般的信頼度との相関関係が調べられている。その結果、経済成長率や市場の開放度と一般的信頼度との間には比較的強い正の相関があり、政治腐敗の度合と一般的信頼度との間には比較的強い負の相関があることがわかった（アスレイナー, 2004）。つまり、一般的信頼度が高い国では市場の開放性が高く、経済成長がみられ、また政治が健全であるということである。

現時点では、一般的信頼度と市場の開放性や経済成長、政治の健全性との間には、因果関係ではなく、相関関係が確認されただけである。つまり、人々の一般的信頼が高いことが原因となって、経済の効率が向上し、政治制度が健全に保たれるのか、それともその逆なのか、あるいはまた、これらとは異なる第三の要因が、一般的信頼度の向上と経済の効率化、政治制度の健全化をもたらしているのかはわかっていない。しかし、もしも一般的信頼が社会的資本の重要な構成要素であると考えてよいのならば、人々の相互信頼が、資本として、経済や政治をよりよくする効果をもつはずである。したがって、もしも信頼を支える神経メカニズムを明らかにできれば、その機能を人為的手段によって高めることで多くの国民の信頼を向上させ、そのことによって経済の生産性の向上や政治の健全化を図ることができるかもしれない。具体的には、オキシトシンの分泌レベルが高く、また分泌されたオキシトシンが神経系に取り込まれやすい生理的状態を、多くの国民の脳内において人為的に生み出せればよいだろう。

このことはまだ夢物語でしかないが、社会の増強可能性を視野に入れた研究が実際に行われている。この研究では、脳内におけるオキシトシンの濃度とエストロゲンの濃度（この物質はオキシトシン受容体を増加させたり、オキシトシンと受容体との結合を促進したりする機能をもつ）に影響する可能性が考えられる生活環境要因と一般的信頼との相関関係を、国別で調査している（Zak and Fakhar, 2006）。その結果、大豆や米、ライ麦などに含まれるさまざまな植物性エストロゲンの国民一人当たりの摂取量と一般的信頼をもつ国民の比率には弱い正の相関があることがわかった。エストロゲンの摂取と信頼性の向上との間には、単なる相関関係ではなく、因果関係が成立している可能性もある。というのも、脳内に取り込まれた植物性エストロゲンはオキシトシンの機能を高めるが、オキシトシンは信頼を強めるからである。もしそうであれば、国民が

より多くの植物エストロゲンを摂取すれば、その分一般的信頼をもつ国民の割合が増加するはずである。このような筋書きが本当に成り立つかどうかは、研究が進展していくことで明らかになってくるだろう。研究の成果として、植物性エストロゲンをより多く摂取するように国民に促すことで、国民全体の信頼を向上させ社会全体の生産性を上げていく政策の有効性が示されるかもしれない。

　これまでの研究で、教育年数が大きい人ほど一般的信頼度が高くなる傾向があることや（山岸, 1999）、また国民の幸福感の程度は信頼と比較的強い正の相関関係をもち、国民の抑うつ傾向は信頼と比較的強い負の相関関係をもつこともわかっている（Zak and Fakhar, 2006）。その他、経済が平等になればそれに応じて国民の一般的信頼が上昇することも知られている（アスレイナー, 2004: p. 140）。このように、信頼は様々な要因と関連しており、現時点では、どのようにして一般的信頼が育っているのかそのメカニズムはよくわかっていない。経済成長や政治腐敗の防止は、人間社会を存続させるために極めて重要であり、信頼にかんする神経経済学に対する期待は大きい。

参考文献

Axelrod, R. 1984. *The Evolution of Cooperation*. New York, Basic Book. ロバート・アクセルロッド. 1998.『つきあい方の科学：バクテリアから国際関係まで』松田裕之訳, ミネルヴァ書店.

Baumgartner, T., Heinrichs, M., Vonlanthen, A., Fischbacher, U., and Fehr, E. 2008. Oxytocin Shapes the Neural Circuitry of Trust and Trust Adaptation in Humans. *Neuron* 58: 639-50.

Berg, J. 1995. Trust, reciprocity, and social history. *Games and Economic Behavior* 10. 122-42.

Coyle, D. 2007. *The Soulful Science: What Economists Really Do, and Why It Matters*. New Jersey. Princeton University Press. ダイアン・コイル. 2008.『ソウルフルな経済学』室田泰弘・矢野裕子・伊藤慶子訳, インターシフト.

Cosmides, L. and Tooby, J. 1992. Cognitive adaptation for social exchange. In: J. H. Barkow, L. Cosmides and J. Tooby eds. *The adapted mind: Evolutionary psychology and the generation of culture*. New York. Oxford University Press. pp. 163-228.

広田すみれ・増田真也・坂上貴之編著. 2006.『心理学が描くリスクの世界：行動的意思決定入門 改訂版』慶応大学出版会.

Hobbes, T. 1996/1651. *Leviathan*. Oxford. Oxford University Press. トマス・ホッブズ. 1992.『リヴァイアサン』水田洋訳, 岩波文庫.

川越敏司. 2007.『実験経済学』東京大学出版会.

萱野稔人. 2005.『国家とはなにか』以文社.

Kosfeld, M., Heinrich, M., Zak, P. J., Fischbacher, U., and Fehr, E. 2005. Oxytocin increases trust in humans. *Nature* 435: 673-6.

Moberg, K. U. 2003. *The Oxytocin Factor: Tapping the Hormone of Calm, Love, and Healing*. Da Capo Press. シャスティン・ウヴネース・モベリ. 2008.『オキシトシン：私たちのからだがつくる安らぎの物質』瀬尾智子・谷垣暁美訳, 晶文社.

森本裕子・渡部幹・楠見孝. 2008.「サンクション行動および公正さの認知における信頼の効果：戒めと報復」『社会心理学研究』第24巻第2号. pp. 108-19.

Putnam, D. 1995. Bowling alone: America's declining social capital. *Journal of Democracy* 6. 65-78. ロバート・パットナム. 2004.「ひとりでボウリングをする：アメリカにおけるソーシャル・キャピタルの減退」宮川公男・大守隆編著『ソーシャル・キャピタル：現代経済社会のガバナンスの基礎』東洋経済新報社. pp. 55-76.

Taylor, M. 1987. *Possibility of Cooperation: Studies in Rationality and Social Change*. Cambridge, Cambridge University Press. マイケル・テーラー. 1995.『協力の可能性：協力, 国家, アナーキー』松原望訳, 木鐸社.

アスレイナー, エリック・M. 2004.「知識社会における信頼」. 宮川公男・大守隆編著『ソーシャル・キャピタル』東洋経済新報社. pp. 123-54.

World Value Survey Official Data File 2005. *Official Data File v. 20090621*, 2009. World Survey Association.

山岸俊男. 1991.「社会的交換と社会的ジレンマ」盛山和夫・海野道朗編著『秩序問題と社会的ジレンマ』ハーベスト社. pp. 227-57.

──1998.『信頼の構造：こころと社会の進化ゲーム』東京大学出版会.

──1999.『安心社会から信頼社会へ：日本型システムの行方』中公新書.

山岸俊男・清成透子・谷田林士. 2002.「社会的交換と互恵性：なぜ人は1回限りの囚人のジレンマで協力するのか」佐伯胖・亀田達也編著『進化ゲームとその展開』共立出版. pp. 253-77.

Young, L. J. 2007. Regulating the social brain: A new role for CD38. *Neuron* 54: 353-6.

Zak, P. J. and Fakhar, A. 2006. Neuroactive hormones and interpersonal trust: International evidence. *Economic and Human Biology* 4: 412-29.

Ⅱ　脳神経科学と社会

第 8 章

マインド・リーディング
: 脳から人の心を読む

　わたしたちの日常生活においては、他人が何を考えているのかということが、しばしば重要な問題となる。たとえば、将棋を指しているときや、好意を抱いている異性をデートに誘おうとしているときに、相手が何を考えているかを知ることができれば、わたしたちが目的を達成できる可能性は高まるだろう。

　もちろんわたしたちは、他人の考えや感情をまったく知ることができないわけではない。将棋を指しているときであれば、相手の立場だったら次にどのような手を指すかをある程度推測することができるし、異性と会話しているときにも、相手の表情や仕草などから、自分に好意を抱いているかどうかをある程度推測できるだろう。しかし、それにはある程度の技能が必要であるし、このような方法は絶対確実なものではない。また、犯罪捜査やテロ対策といった場面では、被疑者の考えを正確に読み取ることは、きわめて有用である。それゆえ、テクノロジーを用いて正確に他人の心を読むことができれば、とても便利であるように思われる。

　現在の脳神経科学では、そのような研究が実際に進められている。この技術、すなわちマインド・リーディング技術が本章の主題である。

1. イメージング技術

　今日の脳神経科学によれば、わたしたちの心の状態は脳の状態と密接な関係にある。両者の関係が厳密に言ってどのようなものであるのかについては、現在でも議論が続いているが、両者が相関関係にあることは間違いないように思われる。そうだとすれば、ある人の脳の状態を知ることができれば、そこからその人の心の状態を知ることができるだろう。「脳を読む」技術は、心を読む

ことを可能にするように思われるのである。

現在の脳神経科学では、脳のあり方を知るためのさまざま技術が開発され、研究に利用されている。これらの技術を応用することで、マインド・リーディングが可能になるかもしれない。そこでまず、脳について知るためのさまざまな技術を簡単に紹介しよう。

脳のあり方を知るための技術は、イメージング（画像化）技術とよばれる。これらの技術は、脳の形状や活動を視覚化するものだからである。イメージング技術には、大きく分けると、脳の形状を計測するものと、脳の活動を計測するものの二種類がある。前者は構造的（structural）イメージング技術、後者は機能的（functional）イメージング技術と呼ばれる[1]。

構造的イメージング技術

人体にかんする構造的イメージング技術として古くからあるのは、X線写真である。これは、放射線の一種であるX線を人体のある部位に照射し、組織によってX線の透過性が異なることを利用して、その部位の二次元画像を得るという技術である。しかし、この方法をそのまま脳に利用することはできない。脳を構成する組織はX線の透過性に大きな差がないため、脳のX線写真からはほとんど情報を得ることができないからである。

この問題を解決したのがCT（Computed Tomography, コンピュータ断層撮影）である。この方法では、ある平面上でX線源を移動させながら、X線を人体部位に照射する。そして、X線源の反対側に高感度電子センサーを配置し、X線源の位置ごとの放射線透過情報を記録する。この情報をコンピュータ上のアルゴリズムで分析すると、問題の部位の断面図が得られる。

とはいえ、CTの分解能はそれほど高くなく、人体に放射線を照射しなければならないという問題もある。それゆえ現在では、CTとならんでMRI（Magnetic Resonance Imaging, 磁気共鳴画像）という技術が広く用いられている。MRIは、次のような原理に基づいている。水素原子の陽子は、通常ばらばらの向きで回転しているが、一定の強度の磁場に置かれると、磁気と同じ方向を向いて回転するようになる。さらに、そこに特定の周波数の電磁波を加えると、核磁気共鳴と呼ばれる現象が起こり、陽子が電磁波のエネルギーを吸

---

1) イメージング技術の種類や原理についてはピネル（2005）の第5章などを参照。また、イメージング技術を利用した脳の研究については、ポズナーとレイクル（1997）などを参照。

収し、回転の角度が変化する。この電磁波を切ると、今度は吸収されたエネルギーが電磁波として放出され、陽子の回転方向は元に戻る。このとき、放出された電磁波をコイルで受信することによって、MR信号と呼ばれる信号が得られる。ある部位に含まれる水素原子の量や、水素原子がどのような原子と結合しているかによってMR信号の値は異なるため、この信号値をもとに、脳の物質組成を明らかにすることができる。MRIで脳全体の三次元画像を撮影するには15分程度の時間がかかるが、MRIは2から3mm^3程度という高い空間分解能を持っている。

　これらの技術によって、開頭手術などを行うことなく（すなわち非侵襲的に）生きた人間の脳の画像を得ることが可能になった。しかし、脳の働きを研究するためには、脳の構造を知るだけでは不十分である。脳の働きにかんする知識をもたらしてくれるのが、機能的イメージング技術である。

機能的イメージング技術

　脳の活動は、脳を構成する神経細胞の電気的な興奮からなる。しかし、脳は頭蓋骨の中にあり、神経細胞のサイズも小さいため、神経細胞の興奮を肉眼で観察することはできない。したがって、脳の働きを観察するには何らかの装置が必要になる。古くから用いられてきたのは、微小電極を脳内に挿入し、神経細胞の興奮を直接的に計測するという方法である。しかし、この方法を用いるためには、頭蓋骨に穴を開ける必要があり、また、この方法によって活動を計測できるのは、脳の神経細胞のごく一部に過ぎない。これらの問題を解消するために、さまざまな機能的イメージング技術が開発されてきた。

　現在一般的に用いられている機能的イメージング技術は、神経細胞の活動にともなうさまざまな変化を検出する。脳のある部位で神経細胞が活動すると、いくつかの変化が生じる。第一に、神経細胞の興奮は電気的な活動であるため、神経細胞が興奮している部位には電気的な変化と、それにともなう磁気的な変化が生じる。これらの変化を検出するのが、EEG（Electroencephalogram, 脳電図）やMEG（Magnetoencephalogram, 脳磁図）である。第二に、神経細胞の興奮にはエネルギーを必要とするため、神経細胞が興奮した部位の代謝量は増加する。この変化を検出するのが、PET（Positron Emission Tomography, 陽電子放射断層撮影）である。第三に、神経細胞の興奮には、エネルギーとともに酸素も必要である。それゆえ、神経細胞が興奮している部位は血流量

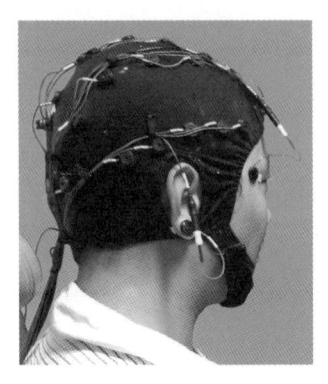

図8-1　脳波の計測のために電極を装着した被験者
（画像提供：玉川大学脳科学研究所）

も増加する。この変化を検出するのが、fMRI（functional Magnetic Resonance Imaging, 機能的磁気共鳴画像）である。これらはいずれも脳の活動を計測するための技術だが、検出しているものが異なる。それゆえ、それぞれに一長一短があり、研究の目的によって使い分けられている。以下では、それぞれの技術について順に見ていこう。

　まず、一連の機能的イメージング技術のうち、もっとも古くから利用されているのは脳電図、すなわち脳波の計測である。脳波とは、神経細胞の興奮によって生じた脳の電気的な変化である。脳波計は、頭皮の上に装着した電極によって、各部位の電気的活動の微小な変化を検出し、それを増幅して計測する（図8-1）。脳波は周波数や振幅によっていくつかの種類に分類され、典型的なものとしてはα波、β波、θ波などがある。そして、覚醒状態にあるかどうか、知的な作業をしているかどうかなどによって、観察される脳波が異なることが知られている。また、脳波の異常は精神疾患を発見する手がかりにもなる。脳波の長所としては、時間分解能が高いこと、すなわち、短い時間間隔における電気的活動の変化を詳細に計測できるということがある。脳波の時間分解能は、約1ミリ秒であり、これは以下で紹介する他の機能的イメージング技術よりもはるかに高い数字である。また、代謝や血流量変化といった間接的な指標を用いず、神経細胞の電気的活動そのものを計測できるという点も、長所の一つである。他方、脳波の短所としては、空間分解能が低いこと、すなわち局限された部位の活動の変化が計測できないということがある。脳波の短所としては、

そのほかにも、脳の表面近くの活動しか計測できないこと、心臓の活動や周囲の電気的活動などのノイズを受けやすいことなどがある。

脳の深部の活動を計測することを可能にしたのが PET である。神経細胞が興奮するときには、エネルギー源として糖が必要となる。ある脳部位で神経細胞が強く興奮すれば、その部位における糖代謝も活発になる。PET は、放射性同位体を用いて、この糖代謝の変化を計測する技術である。PET による画像撮影のさいには、被験者の血管内に、放射性同位体を含む物質（典型的には 2-デオキシグルコースという糖）を注射する。注射された物質は血管内を拡散し、脳内の血管にも到達する。2-デオキシグルコースは、脳内の代謝で用いられるグルコースと構造が類似しているため、神経細胞内に取り込まれるが、代謝されることはなく、徐々に分解されるまで神経細胞内にとどまる。2-デオキシグルコースに含まれる放射性同位体はやがて崩壊し、そのさいに正の電荷を持つ電子である陽電子が放出される。この陽電子が周囲の電子と結合すると、放射線が放出される。PET スキャナは、この放射線を検出することで、脳のどの部位にどれだけ糖が取り込まれているかを計測し、それによって、脳のどの部位がどれだけ強く活動しているかを明らかにする。PET による計測では、取り込まれた糖質の量を色分けして画像化するのが一般的である。

上でも述べたように、PET の最大の長所は、深部も含めた脳全体の活動を計測できるという点にある。これにたいして、短所としては、空間分解能が 5 から 10mm^3 程度、時間分解能が 1 分程度と、いずれもそれほど高くないということがある。さらに、使用される放射性物質は半減期が 110 分であり、放射能も人体に無害なレベルであるとはいえ、放射性物質を体内に注射するという点も、抵抗を感じる人がいるかもしれない。

現在、PET よりも広く用いられているのが fMRI である。fMRI は、次のような方法で MRI 装置を用いて脳の活動を計測する技術である。一般に、磁場のなかに物質が置かれると、その物質は一時的に磁石としての性質を示す。これを磁化という。fMRI では、物質の磁化率の違いを利用して、血流量の変化を計測する。血液中に含まれるヘモグロビンは、酸素と結合しているかどうかによって磁性が変化する。動脈から脳に送られるヘモグロビンは酸素と結合しているが、脳で酸素が消費され、静脈では脱酸化ヘモグロビンとなる。脳のある部位で神経細胞が興奮すると、数秒後にはその部位の血流量が増加する。しかし、実際の酸素消費量の増加はわずかであるため、神経細胞が興奮している

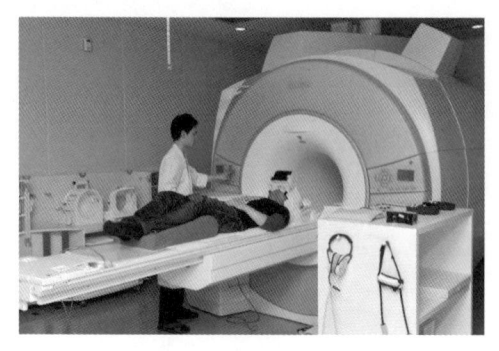

MRIで脳画像を撮影するためには、被験者は装置の中で静止している必要がある。そのため、MRIでは身体を動かしているときの脳の活動などを計測することはできない。

図8−2　MRI装置に入る被験者（画像提供：玉川大学脳科学研究所）

部位では酸化ヘモグロビンの割合が上昇し、このことがMR信号に違いをもたらす。fMRIでは、このMR信号の変化から、局所血流量の変化を検知するのである（図8−2）。

fMRIの長所としては、脳の構造画像を同時に得られること、PETと同様に深部も含めた脳の活動を計測できること、非侵襲的であること、空間分解能が2から3mm^{3}程度、時間分解能が数秒程度とPETよりもかなり高いことなどがある[2]。また、画像を得るのに必要な時間も50ミリ秒程度と、PETよりもかなり短い。短所としては、血流量の変化は実際の神経活動よりも遅れて生じるため、時間分解能は脳電図などに劣るということがある。

イメージング技術を用いた研究の注意点

これらのイメージング技術は、現在の脳神経科学研究の基本的な研究手段であり、本書でも、これらを用いた実験結果が数多く紹介されている。しかし、それらの実験結果を解釈するうえでは、いくつかの点に注意する必要がある。

第一に、PETやfMRIは脳内の代謝量や血流量の変化を計測しているにすぎず、神経細胞の活動を直接的に計測しているわけではない。糖代謝や血流量の変化には、神経細胞の興奮以外にも原因が考えられる。それゆえ、PETやfMRIの計測結果から、ある脳部位が活性化していると安易に結論づけること

2）　さらに磁気強度の高い装置を用いると、空間分解能が1mm^{3}未満に、時間分解能は数百ミリ秒程度に向上させることができるという報告もある。

はできない。

　第二に、現在のイメージング技術は空間分解能がせいぜい数mm^3程度だが、脳には$1mm^3$あたり約10万個の神経細胞が存在するため、計測可能な最小単位（ボクセル）の中には、数多くの神経細胞が含まれていることになる。現在のイメージング技術では、個々の神経細胞レベルの活動は計測できないのである。したがって、個々の神経細胞レベルの現象が問題になる場面では、イメージング技術を用いた研究で明らかにできることには限界がある。たとえば、fMRIを用いれば、うつ病患者の脳のある部位で血流量が低下しているということを明らかにすることができる。しかし、血流量低下が、神経細胞の減少によるのか、神経細胞間の興奮伝達が減少していることによるのか、あるいはそれ以外の原因によるのかといったことは、fMRIを用いた計測によっては明らかにすることができないのである。

　第三に、画像化されたデータの解釈にも注意が必要である。たとえば、fMRIを用いてある知的作業（たとえば足し算）を行うときの脳の活動を調べる場合、活性化した部位は赤色などで着色されて示されることが多い。しかし厳密にいえば、このことが示しているのは、問題の作業を行ったときと（たとえば）安静時とのあいだで、その部位にかんして得られたデータに統計的な有意差があるということでしかない。また、この知的作業を行っているときには、それ以外の部位がまったく活性化していないわけではない[3]。fMRIを用いた実験では、二つの条件における各部位の血流量の差を計測しているからである。したがって、ある知的作業を行ったときにある部位の血流量が増加したというデータから、その部位だけがその機能を担っていると単純に結論づけることはできないのである。

　本書でも、イメージング技術を用いた脳神経科学研究が数多く紹介されているが、それらの研究が何を明らかにしているかということを考えるさいには、これらの点に注意する必要がある。

3）　たとえば、足し算をしているときには呼吸や体温調節に関わる脳部位も活動しているが、これらは安静時にも活動しているため、活性化部位には含まれないことになる。

2. イメージング技術を用いた虚偽検出

では、これらのイメージング技術を用いて人の心を読むことは可能だろうか。本節では、イメージング技術を用いたマインド・リーディング研究の現状について見ていこう。

すでに述べたように、イメージング技術を用いたマインド・リーディングの基本的な発想は、脳の状態と心の状態は相関しているので、イメージング技術を用いてある人の脳の状態を知ることができれば、そこからその人の心の状態も知ることができるだろう、というものである。

このような技術は、どのような実用的な可能性を秘めているだろうか。まず、以下で具体的に見ていくように、マインド・リーディング技術を用いてある人が嘘をついているかどうかや、テロを行う意図を持っているかどうかを知ることができれば、犯罪捜査や刑事裁判などにおいてきわめて有用であるように思われる。また、何かをしようという意図を読み取って、それを機械に送ることができれば、機械やコンピュータを手足を使わずに操作できるかもしれない。このような技術が実用化されれば、四肢麻痺の人や事故で手足を失った人にとってはとても有益だろう。このような技術はブレイン・マシン・インターフェイス（BMI）と呼ばれる。これは第9章の主題である。あるいは、商品やそのCMを見せたときに、消費者がどれだけ興味を持ったり魅力を感じたりしているかを知ることができれば、魅力的でよく売れる商品の開発が可能になるかもしれない。このような分野への脳神経科学の応用は、神経マーケティング（neuromarketing）と呼ばれる。このように、マインド・リーディング技術は大きな実用的可能性を秘めている。

本章では、マインド・リーディング技術の具体例として、イメージング技術を用いた嘘の探知、すなわち虚偽検出についてくわしく見ていこう。

従来の虚偽検出技術

ある人が嘘をついているかどうかは、日常生活においてしばしば重大な関心事となる。それゆえ、これまでにもさまざまな虚偽検出の方法が開発されてきた[4]。そのなかには、神託や拷問を利用するといった昔ながらの方法から、米の粉を口に含ませて唾液の量を調べる米噛み法のような生理学的なものまで、

さまざまなものがある。虚偽検出の方法として現在もっとも一般的なのは、ポリグラフによる判定である[5]。ポリグラフとは、被験者の呼吸、脈拍、皮膚伝導反応などを計測する装置である。一般に、人が嘘をつくときには緊張や不安から呼吸や脈拍が変化し、わずかな発汗によって皮膚伝導反応が強まることが知られている。これらの指標によって、ある人が嘘をついているかどうかを客観的に判定しようというのがポリグラフである。ポリグラフは20世紀初頭から研究が始まり、日本でも、1956年から犯罪捜査での利用が開始され、現在では年間約5000件の検査が実施されているという。

　しかし、ポリグラフにはいくつかの問題がある。第一の問題は正確さである。一般に、ポリグラフによる判定の正確さは90%程度といわれている。また、嘘をついていないにもかかわらずついていると判定されるという、偽陽性（false positive）が生じることもある。ポリグラフは、嘘そのものというよりも、嘘に通常伴う不安や緊張を検出しているということが、その一因であると考えられる。第二の問題は判定の客観性である。現在のポリグラフによる判定は、専門家がポリグラフの記録をもとに判定を下すという方法で行われており、数量化された客観的な判断基準が存在するわけではない。それゆえ、判定を行う専門家個人の技量によって、正確さに差が生じる可能性がある。また、2人の専門家が同じデータにたいして下す判定の一致度は、およそ85%程度であるという研究結果もある。第三に、ポリグラフには対抗戦略が存在するということも知られている。対抗戦略には、検査の最中に暗算などをすることによって生理的な変化を抑える方法や、感情的な場面を想像することで嘘と関係なく生理的な変化を生じさせる方法などがある。また、被験者が薬物やアルコールの影響下にある場合には信頼できるデータが得られないということも、ポリグラフを犯罪捜査などで使用する場面では重要な問題となる[6]。

　イメージング技術を用いた虚偽検出技術は、従来の技術が抱えるこれらの問題点を克服しようというものである。この技術には二つの大きな特徴がある。第一に、ポリグラフが呼吸や皮膚伝導反応といった末梢における変化を判定に用いているのにたいして、イメージング技術は、中枢である脳の活動をデータ

4）　従来の虚偽検出技術については、平（2005）を参照。
5）　ポリグラフを用いた虚偽検出技術については、山村（1997）を参照。
6）　こういった理由から、2004年に、アメリカ国家研究審議会（national research council）の委員会は、ポリグラフには科学的妥当性がないという報告を行っている。

として用いる。これによって、嘘そのものの検出が可能になることが期待できる。また、対抗戦略を用いることも困難になるだろう。第二に、ポリグラフが正直に答えるときと嘘をつくときの情動の変化に着目しているのにたいして、イメージング技術は、正直に答えるときと嘘をつくときの認知過程の違いに着目する。このこともまた、対抗戦略の利用を困難にし、偽陽性の可能性を低くすることにつながると考えられる。

脳指紋法

では、脳神経科学に基づく虚偽検出技術には、どのようなものがあるのだろうか。ここでは、脳波を用いた方法とfMRIを用いた方法を紹介しよう。まず紹介するのは、脳波を用いた方法である。この方法について理解するためには、まず事象関連電位（Event Related Potentiality, ERP）について説明する必要がある。事象関連電位とは、ある特定の知的活動を行っているときの脳波に見出される特有の電位変化である。ここで用いられるのは、P300と呼ばれる電位変化である。この変化は、被験者にとって重要な意味がある、珍しい情報に接したときにのみ生じると考えられており、情報が提示された約300ミリ秒後に生じる正の（positive）電位変化であることから、P300と呼ばれている（図8-3）。

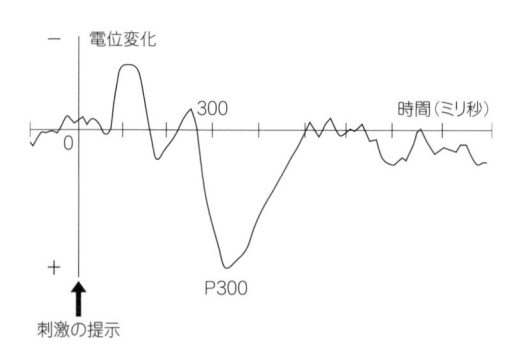

図8-3　P300の波形（藤澤ら，1998より改変）

脳波を用いた虚偽検出は、このP300を利用して嘘を探知しようというものである。つまり、犯罪の容疑者などの脳波を計測しながら、犯人だけが知っている情報を提示して、P300が生じるかどうかを調べれば、犯罪に関与してい

るかどうかを明らかにできるのではないか、というのである。

　ファーウェルとドンチン（Farwell and Donchin, 1991）は、脳波を用いた虚偽検出の有効性を調べるために、次のような実験を行った。この実験では20人の被験者にたいして、架空の諜報活動のシナリオを二つ用意し、そのいずれかを提示した。シナリオの内容は、たとえば、郵便局の前で緑色の帽子をかぶった男から封筒を受け取る、といったものである。被験者はシナリオの内容を記憶するよう指示され、内容を正しく記憶したことを確かめたのちに、実際にシナリオで指示された行動を実行する。これが第一段階である。

　シナリオを実行した翌日に、第二段階の実験が行われた。これは、第一段階の実験とは独立したものとして行われた。この実験ではまず、被験者にいくつかの刺激がターゲットとして与えられた。そのうえで、被験者は、モニターに提示されるさまざまな刺激を、ターゲットとそうでないものに分類するという課題を行った。刺激は「青いコート」といったように、二つの単語からなる。被験者は、ランダムに提示される刺激がターゲットかそうでないかに応じて、二つのボタンのうちいずれかを押すように指示された。たとえば「青いコート」がターゲット刺激である場合には、「青いコート」が提示されたときには右のボタンを押し、それ以外の刺激が提示されたときには左のボタンを押す、といった具合である。

　この実験では、ターゲットとなる刺激（たとえば「青いコート」）は、意味的に類似した5つの刺激（「茶色い靴」や「赤いスカーフ」など）とセットになっていた。さらに、これら5つの刺激のなかには、前日の実験で用いられた諜報活動のシナリオに関連する刺激が、かならず1つ含まれていた。たとえば、第一段階の実験で、被験者が郵便局の前で緑色の帽子をかぶった男に会って封筒を受け取るというシナリオを実行した場合には、第二段階の実験のターゲット刺激として「青いコート」が、ターゲットではない刺激として「茶色い靴」、「赤いスカーフ」、「グレーのパンツ」、「黒い手袋」および「緑の帽子」が提示された。このなかで、「緑の帽子」は、第二段階の実験におけるターゲット刺激ではないが、第一段階の実験で用いられたシナリオに関連する刺激ということになる。

　第二段階の実験では、ターゲット刺激を含む6つの刺激からなる刺激セットが、6組作られた。6組の刺激セットのうち3組は、ある被験者が実行したシナリオに関連する刺激（「緑の帽子」）と、それに意味的に類似した刺激（「青

いコート」、「茶色い靴」など）からなり、残りの3組は、その被験者が実行しなかったもう一つのシナリオ（たとえば「白い自動車を運転して海沿いの公園に行ってベンチに座っているカップルの写真を撮る」）に関連する刺激（「白い自動車」）と、それに意味的に類似した刺激（「黒いオートバイ」、「黄色いタクシー」など）からなっていた。被験者は、6組の刺激セットをそれぞれ4回ずつ提示され、さらにその全体が3回繰り返された。つまり、刺激をターゲットとそうでないものに分類する課題を（6刺激×6組×4回×3セットで）計432回行ったのである。

　ここで注意すべきは、あるシナリオを実行しなかった被験者にとっては、ターゲットではない刺激はすべて同様であるのにたいして、そのシナリオを実行した人にとっては、ターゲットではない刺激のなかに、重要な意味を持つ刺激（たとえば「緑の帽子」）が含まれるということである。つまり、シナリオを実行しなかった人にとっては、刺激はターゲットとそれ以外の2種類に分類されるのにたいして、シナリオを実行した人にとっては、ターゲット、ターゲット以外でシナリオに関連するもの、ターゲット以外でシナリオにも関連しないものという、3種類の刺激が存在することになるのである。したがって、ターゲットでない刺激のなかに特別な反応を引き起こす刺激（「緑の帽子」）があれば、その刺激は、被験者にとって特別な意味を持つということになる。つまり、被験者がその刺激を含むシナリオ（「緑の帽子をかぶった男から封筒を受け取る」）について知っているということがわかるのである。

　この実験は、虚偽検出で広く利用されている手法である有罪知識テスト（Guilty Knowledge Test）の一種である。有罪知識テストでは、被験者にたいして、ある事件などにかんする質問（「あなたは何で彼を殺しましたか」）とそれにたいするいくつかの答え（「ナイフですか、包丁ですか、ロープですか…」）が提示される。それらの答えのうち特定のものにたいして違った反応（皮膚伝導反応など）を示すかどうかによって、事件にかんする知識を有しているかどうかを確かめるのである。

　ファーウェルらの実験結果は以下のようであった。まず、各被験者にそれぞれの種類の刺激が提示されたときの脳波の平均を取ると、ターゲット刺激が提示されたときには、すべての被験者で大きなP300が生じ、ターゲットでなくシナリオとも無関係な刺激では、P300は生じなかった。これにたいして、ターゲットではないが実行したシナリオに関係する刺激が提示されたときには、シ

ナリオを実行した被験者のほとんどにおいて、ターゲット刺激が提示されたときと類似の P300 が生じた。

ファーウェルらはさらに、各被験者があるシナリオを実行したかどうかを、脳波データから客観的に判定することを試みた。彼らはブートストラップ法という手法を用いて、あるシナリオに関係する刺激が提示されたときの脳波が、ターゲット刺激が提示されたときの脳波または無関係な刺激が提示されたときの脳波のどちらと強く相関しているかを調べた。その結果に基づいて被験者がそのシナリオを実行したどうかを判定したところ、シナリオを実行した場合では 20 人中 18 人を正しく判定し、実行していない場合では 20 人中 17 人を正しく判定できた。残りの 5 人は判定不能という結果で、偽陽性、偽陰性は見られなかった[7]。

このように、脳波を用いた嘘の探知は一定の確実性を持つように思われる。この実験結果を受け、ファーウェルは、自らの手法を脳指紋法（brain fingerprinting）と名付け、2003 年に Brain Wave Science という会社を設立し、脳指紋法の商業化を試みている。同社のウェブサイトでは、脳指紋法が犯罪者の取り調べやテロ対策、出入国管理などに有効であると主張し、警察や公安機関などに導入を呼びかけている[8]。

とはいえ、このような手法の利用には注意が必要である。P300 は、嘘そのものを示しているわけではないからである。事件現場の写真や凶器の写真など、それ自体が大きな意味を持つ刺激が提示されたときには、それをはじめて見た被験者においても、P300 が生じてしまうかもしれない。また、犯罪とはまったく別の文脈で被験者にとって緑の帽子が重要な意味を持つ場合にも、「緑の帽子」という刺激は P300 を引き起こしてしまうかもしれない[9]。

---

7) 彼らはさらに、実際に軽犯罪などの経験がある人 4 人を被験者として同様の実験を行い、同様の結果を得ている。
8) 同様に、No Lie MRI 社は、以下で紹介する fMRI を使った虚偽探知技術の商業化を目指している。
9) ファーウェルらの実験は、まさにこのようなことが起こることを示しているようにも思われる。この実験においては、シナリオに関連する刺激（たとえば「緑の帽子」）は、ターゲット刺激（たとえば「青いコート」）とそれ以外の刺激を弁別するという実験課題そのものにとっては本質的でない。それにもかかわらず、ターゲット刺激だけでなく、シナリオに関連する刺激も P300 を引き起こしている。同様に、犯罪捜査の場面でも、緑の帽子を犯罪現場で見たわけではないとしても、被験者がユニフォームの帽子が緑色の野球チームのファンだとすれば、「緑の帽子」という刺激にたいして P300 が生じてしまうかもしれない。

fMRIを用いた虚偽検出技術

次に、fMRIを用いたラングレーベンらの研究（Langleben *et al.*, 2002）を紹介しよう。彼らが行った実験も、脳指紋法の実験と類似したものである。彼らは、有罪知識テストを行っているさいの脳の活動をfMRIで計測し、正直に回答しているときと嘘をついているときで、脳の活動にどのような違いがあるかを調べたのである。

実験の詳細は以下の通りである。23人の健康な成人が被験者で、被験者は三つの封筒の中から一つを選ぶ。封筒の中には、トランプのカードが一枚入っている。入っているカードは、じつはすべてクラブの5である。被験者は中身を見たらカードを封筒に戻し、ポケットに入れる。被験者は「これから行うテストで、コンピュータに自分が持っているカードを見破られなければ20ドルがもらえます。ただし、自分が持っているカード以外について嘘をつけば、報酬は没収されてしまいます」と説明を受ける。実験では、fMRIのなかにいる被験者に、さまざまなカードと質問が提示される。ハートの2が提示されて「このカードを持っていますか？」と質問される場合、クラブの5が提示され「このカードを持っていますか？」と質問される場合、スペードの10が提示され「これはスペードの10ですか？」と質問される場合（「いいえ」と答えたときに、それが嘘であることが実験者にも明らかな場合）が各16回、それ以外のカードが提示され「このカードを持っていますか？」と質問される場合が各2回、計88回の質問に被験者は回答する。被験者は、自分が持っているカードを見破られないようにするために、クラブの5が提示されたときには嘘をついて「いいえ」と答えるが、それ以外の質問には正直に「いいえ」と答えることになる。

このような設定で、ハートの2が提示されたとき（正直に答えたとき）とクラブの5が提示されたとき（嘘をついたとき）の結果を比較したところ、いくつかの脳部位において、嘘をつくときのほうが強く活動することがわかった。前帯状回から上前頭回にかけての部位と、左運動前野から左運動野、左頭頂葉前部にかけての部位などである。逆に、正直に回答したときのほうが嘘をついたときよりも強く活動する部位は見出されなかった（図8−4）。

ラングレーベンらは、この結果を次のように解釈している。質問に正直に答えるほうが脳にとっては自然であり、嘘をつくときには、その自然な働きを抑制する必要が生じる。それゆえ、嘘をつくときにのみ、抑制にかかわる部位が

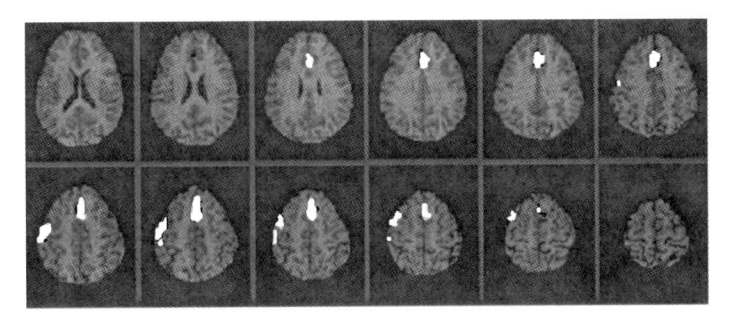

第8章 マインド・リーディング：脳から人の心を読む　159

白っぽく見えるのは嘘の場合に活動が強まった部位。色が薄いほど活動が強まっている。
図8-4　ラングレーベンらの実験結果（Langleben *et al.* 2002）

強く活性化する。これまでのさまざまな脳神経科学研究をふまえるならば、前帯状回から上前頭回にかけての部位がその部位であると考えられる。

　この実験そのものは、虚偽検出を目的としたものではない。しかし、fMRIでこれらの部位の活動を計測すれば、虚偽検出も可能であるように思われる。

イメージング技術を用いた虚偽検出技術の課題
　このように、イメージング技術を用いた虚偽検出の研究は、すでに一定の成果を挙げている。しかし、そこにはいくつかの課題も存在する。
　第一に、fMRIを用いた研究では、嘘に関わる部位には大きな個人差があるということが明らかになっている。わたしたちが嘘をつくときに、誰の脳においてもつねに活性化するような部位が存在するわけではないのである。それゆえ、ある特定の部位の活性化の度合いによってある人が嘘をついているかを判定するというような、単純な虚偽検出は不可能であるように思われる。
　しかし、この問題を克服するための研究も、すでに進められている。脳の特定の部位の活動ではなく、さまざまな部位の活動から、嘘をついているかどうかを総合的に判定しようという研究である。ラングレーベンも加わっているある研究（Davatzikos *et al.*, 2005）では、22人を被験者として上記の実験と同様の実験を行い、正直に答えているときと嘘をついているときの脳画像を、各24枚ずつ撮影した。そして、個々のデータを、脳を560の部位に分割し、それぞれの部位の活性化の度合いを0から1のあいだの値で表現したものに標準化した。さらに、このデータを入力として、それにたいして真実は1、虚偽は−1という値を返すことができるようなコンピュータプログラムを作成した。

彼らは、このプログラムを用いて、訓練データの99%、新しいデータの88%を正しく判定することに成功した。このような方法を用いれば、「嘘の中枢」のようなものが存在しないとしても、脳全体の活性化パターンから、ある人が嘘をついているかどうかを判定できるかもしれない[10]。

　第二の問題は、イメージング技術を用いた虚偽検出を実用化するためには、装置を簡便化する必要があるということである。fMRIは高価で、持ち運び不可能で、一人一人の計測に時間もかかる。脳波計はfMRIよりもはるかに簡素だが、計測には電磁気的なノイズのない環境が必要であるという制約がある。この点では、現在用いられているポリグラフのほうがはるかに簡便である。イメージング技術を用いた虚偽検出を社会で広く実用化するためには、ポリグラフと同程度に簡素で容易に使用できる装置を開発する必要がある[11]。

　第三に、実生活においてイメージング技術を用いた虚偽検出がどれだけ有効に機能するかという点にも、疑問の余地がある。これまでに紹介した実験室的な状況では、被験者が実験の過程で嘘をつくということを実験者も了解している。これは、日常生活においてわたしたちが嘘をつく状況とは大きく異なっている。わたしたちは、自分が嘘をついていることを相手が知らないからこそ、嘘をつくのである。このような状況で脳がどのように活動するのかということは、これまでの実験結果からはわからない。また、実験室的な状況における嘘は、リスクがないという点でも、実生活における嘘とは異なっている。実験においていつ嘘をついたかを見破られても、その損失は実験の報酬が減るという程度にすぎない。しかし、日常生活において嘘をついていることがわかれば、信頼を失ったり、職を失ったり、刑罰を科されたりすることになる。このようなリスクが高い状況で嘘をつくときに、脳がどのように活動するかということもまた、これまでの実験からはわからないのである。

　このように、イメージング技術を用いた虚偽検出技術が広く実用化されるためには、克服すべき課題もまだ数多く残されている。

---

10) ただし、新しいデータを判定するときには、実際には正直に答えている場合の正解率は約86%であり、依然として偽陽性（嘘をついていないのについていると判定される）の可能性が残されているという点に注意が必要である。
11) 近年では、この問題を解決すべく、fMRIよりも安価で持ち運びも可能な装置であるNIRS（Near Infrared Spectroscopy, 近赤外分光法）を用いた虚偽検出研究などが進められている。

3. マインド・リーディングの倫理的問題

　前節で見たように、イメージング技術を用いた虚偽検出研究は近年盛んに行われているが、実用化までの課題も数多い。とはいえ、課題の多くは技術的なものであり、科学技術の進歩によって近い将来解決できるものかもしれない。また、イメージング技術が進歩すれば、虚偽検出だけでなく、思考内容一般の読み取りが可能になるかもしれない。そこで本節では、イメージング技術を用いたマインド・リーディングが実用可能になったとしたら、社会にどのような問題が生じるかについて考えてみよう。

マインド・リーディングとプライバシー

　マインド・リーディングが実用化されたときにまず問題になるのは、思考内容の読み取りが技術的に可能になったとして、実際にそれを行ってよいのか、行ってよいとすれば、それはどのような場合なのか、ということである。現代社会では、わたしたちは、自分にかんする情報を他人に調べられたり利用されたりすることを制限する権利、すなわちプライバシー権を持っていると考えられている。そして、わたしたちが何を考えているかということは、いわば究極のプライバシーであるように思われる。わたしたちの職業、収入、生活習慣などは、しかるべき手段を用いれば知ることができるが、わたしたちの思考内容は、マインド・リーディング技術がなければ知ることができないものだからである。これまで、心の中は、他人が侵害しようとしてもできない、究極的なプライバシーの領域であった。心の中がきわめて重要なプライバシーの領域であるということは、日本を含む多くの国で、思想・良心の自由が憲法上の権利として保証されているということからもうかがえる。これらのことを考えれば、わたしたちの行動には一定の制約が必要であるとしても、わたしたちが心の中で何を考えるかには、いかなる制約も設けるべきではないし、他人がその内容を詮索すべきでないように思われるのである。

　しかし他方で、信頼できるマインド・リーディング技術を犯罪捜査や裁判に用いれば、証言の信頼性を正確に評価することが可能になり、適切な量刑判断や冤罪の防止に役立つように思われる。また、かりに小児性愛にかんする妄想を抱く人は実際に子供を対象とした性犯罪を起こしやすいとしたら、性犯罪の

予防のためにマインド・リーディングを積極的に利用することは、社会にとって大きな利益をもたらすかもしれない。このような社会的有用性を理由として、思想・良心の自由に一定の制約を課すことは許されるだろうか。

さらに、マインド・リーディング技術の利用を認めるとした場合、どのような利用法ならば認められるだろうか。犯罪者の取り調べ、小児性愛者の発見、出入国審査、マーケティング調査などのうち、利用が認められるのはどのような場合だろうか。また、取り調べや出入国審査において、本人の許可なしにマインド・リーディング技術を利用することは許されるだろうか。これらは、現在ではまだそれほど現実的な問いではないかもしれない。しかし、本格的なマインド・リーディング技術が実用化されれば、きわめて切実な問題となるだろう。

マインド・リーディングの意味するもの

第二の問題は、マインド・リーディングの結果をどの程度信用してよいのか、ということである。たとえば、イメージング技術によって、ある白人男性は、白人を見たときよりも黒人を見たときの方が恐怖にかかわる扁桃体という部位が活性化する、ということがわかったとしよう。このとき、この人は黒人に強い恐怖を感じているのだから、人種差別主義者だということになるのだろうか。あるいは、ある人に同性のヌード写真を見せたときに性行動にかかわる脳部位が活性化したとしたら、その人は同性愛者だということになるのだろうか。

このような場合に、彼らが実際には差別的な言動を一切示さず、同性愛者としての行動を一切示さないとしたら、彼らを人種差別主義者や同性愛者とみなすことは不適切であるように思われる。わたしたちの日常的な感覚では、ある人にある性格特性を帰する決め手となるのは、その性格特性と関係のある行動だからである。ある人がどのような人であるのかということは、最終的には、脳がどのように活動しているのかによってではなく、その人が何をするかによって決まるのである。イメージング技術によって得られるデータがどのようなものであろうとも、ある性格特性と関係のある言動が一切ない場合に、その性格特性をある人に帰することは、不適切であるように思われる。イメージング技術を過度に信頼すれば、わたしたちは、自分たちの性格特性が、脳の特定の部位のあり方によって決定されるかのように思ってしまうかもしれない。このような誤解は、思考や性格特性にかんする誤った理解をもたらし、わたしたちの

生活実践を混乱させる可能性がある。

　マインド・リーディング技術は有益なものであり、今後急速な発展を遂げる可能性もある。しかし、わたしたちがこの技術をどのように用いていくべきかということや、それが何を明らかにするのかということにかんしては、慎重な考察が必要だろう。

　本章の内容をまとめよう。現在の脳神経科学では、さまざまなイメージング技術が研究手段として重要な役割を担っている。これらのイメージング技術を利用して人の心を読む技術も研究が進んでおり、嘘の探知などにかんしては、すでに一定の成果が得られている。しかし、このような技術の利用には倫理的な問題もあり、社会的な議論が必要である。

参考文献

Davatzikos, C., Ruparel, K., Fan, Y., Shen, D. G., Acharyya, M., Loughead, J. W., Gur, R. C., and Langleben, D. D., 2005. Classifying spatial patterns of brain activity with machine learning methods: application to lie detection. *Neuroimage* 28（3）: 663-8.

Farwell, L. A. and Donchin, E., 1991. The truth will out: interrogative polygraphy ("lie detection") with event-related brain potentials. *Psychophysiology* 28（5）: 531-47.

藤澤清・柿木昇治・山崎勝男編. 1998.『新生理心理学1巻 生理心理学の基礎』北大路書房.

平伸二. 2005.「虚偽検出に対する心理学の貢献と課題」『心理学評論』48. pp. 384-99.

Langleben, D. D., Schroeder, L., Maldjian, J. A., Gur, R. C., McDonald, S., Ragland, J. D., O'Brien, C. P., and Childress, A. R. 2002. Brain activity during simulated deception: an event-related functional magnetic resonance study. *Neuroimage* 15（3）: 727-32.

ピネル, J. 2005.『バイオサイコロジー：脳―心と行動の神経科学』西村書店.

ポスナー, M., レイクル, M. 1997.『脳を観る：認知神経科学が明かす心の謎』日経サイエンス社.

山村武彦. 1997.「精神生理学的虚偽検出：ポリグラフ鑑定」柿木昇治・山崎勝男・藤澤清編『新生理心理学2巻 生理心理学の応用分野』北大路書房.

Brainwave Science 社のウェブサイト　http://www.brainwavescience.com/

No Lie MRI 社のウェブサイト　http://noliemri.com/index.htm

第 9 章

ブレイン・マシン・インターフェイス
：脳と機械を結びつける

　通常、わたしたちが手や足を動かすさいに生じているのは、脳からの指令が神経を伝わって手足まで到達し、手足の筋肉を動かす、という一連のプロセスである。要するに、手足の運動は脳の神経活動（ニューロンの活動）にもとづいているのであり、このときの神経活動は、手足の運動にかかわる情報を何らかの仕方で表現しているはずだ。そして手足だけでなく、全身の筋肉の動きについて、それにかかわる情報が脳の神経活動によって表現されている、と考えられる。わたしたちの身体運動は、脊髄反射のようなものを除けば、脳の神経活動が表現する情報によって生じるものであるといえよう。
　ここで次のような考えが生じる。そうした情報にもとづいて、手や足を動かすだけでなく、機械やコンピュータをコントロールすることもできるのではないだろうか。すなわち、脳の神経活動からある仕方で情報を読み取り、その情報を機械やコンピュータに送ることができれば、マウスやキーボードの操作なしにそれらを動かすことが可能なのではないだろうか。
　このように機械・コンピュータを脳と直接的に結びつけてコントロールしたり、あるいは両者を相互に作用させたりする技術を「ブレイン・マシン・インターフェイス Brain-Machine Interface」、略して BMI と呼ぶ。BMI にはいくつかの種類があるが、本章では主として「出力型 BMI」と呼ばれるものを取り上げる。その基本的なアイデアは次のようなものである。
　図 9−1 では、人間の脳が解析装置を介してロボット・アームとつながっている。人間がたとえば「アームを伸ばそう」とか「縮めよう」と考えるとき、脳の一部の神経活動は、ロボット・アームの伸縮にかかわる情報を表現しているはずだ。そこで、この神経活動を検出して解析装置に入力し、そこからアームの伸縮にかかわる情報を抽出して出力することでロボット・アームを伸縮さ

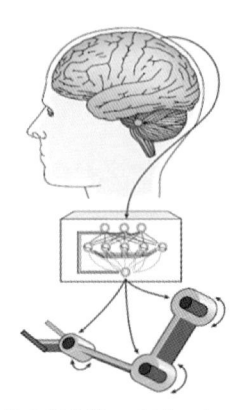

図9-1　BMI の基本的アイデア（Nicolelis, 2003）

せようというのが出力型 BMI のアイデアである。このように脳から直接的にロボット・アームがコントロールできるという意味で、BMI は「新しい身体部位」「第二の身体」をもたらす技術だといえよう。

　BMI はフィクションの世界ではすでにおなじみのものである。たとえば、2009 年に公開された映画『アバター』は、主人公が脳の活動によって第二の身体を遠隔的にコントロールすることにより異星上で活動する物語だが、これは BMI が発展したひとつの姿を描き出していると考えられる。

　現実の世界でも BMI の研究は今世紀に入ってから非常に活発化し、動物実験だけでなく人を対象にした臨床実験も行われて、さまざまな成果をあげつつある。BMI が実用化され一般的に普及し、社会のいたるところで使用されるようになる日も遠くないかもしれない。

　では、将来、わたしたちの社会はどのような形で BMI を受け入れるべきなのだろうか。この問いについての考察を促すのが本章の目的である。これは次の二つの問いに分けて考えることができるだろう。第一に、BMI はどのような技術的な発展の道筋をたどると考えられるだろうか。第二に、BMI は社会のどのような場面において使用されうるものであり、そしてどう使用されるべきなのか。

　第一の問いについて考えるには、何よりもまず BMI の現状を把握する必要がある。現在における BMI の研究成果や利用状況、解決すべき課題を具体的に知ることによって、将来どのような BMI が実用化されうるかを考えること

ができるからだ。第二の問いを考えるには、BMIが有効に利用され社会に好ましい影響をもたらす場面を描き出す必要があるが、それと同時に、好ましくない影響をもたらす利用の可能性についても考慮する必要があるだろう。BMIのいわば光と影の両面について考える必要があるのである。本章では、はじめの二節で第一の問いを中心に扱い、最終節ではもっぱら第二の問いを扱う。

　ここで用語について述べておこう。BMIのように脳や神経と機械・コンピュータとを結びつける技術は他に「サイボーグ技術」とも呼ばれる。またBMIのうちで脳とコンピュータを結びつける技術は、特に区別して「ブレイン・コンピュータ・インターフェイス Brain-Computer Interface, BCI」と呼ばれることもある。このように、この技術を表すための統一的な言葉づかいは現在ではまだ確立されていないが、本章では便宜上、BMIという言葉で統一しておきたい。ただし本章が実際に扱うのは、運動を出力する出力型BMIと呼ばれる種類のBMIが大部分である。視覚や聴覚などの知覚情報を脳に入力する「入力型BMI」については、BMIの大きな柱であるにもかかわらず、紙幅の都合上あまり扱えないことを断わっておく[1]。

1. 侵襲型BMI

　本節では、脳に電極を刺すタイプのBMIを扱う。そうした脳への直接的介入を含む技術は「侵襲的である invasive」と呼ばれる。以下ではまずラットを対象とする研究と人間を対象とする研究を順に紹介し、次いでこのタイプのBMIの課題について考えることにする。

チェーピンらの実験：ラット
　BMIの先駆的な研究は、1990年代にチェーピンによってラットを対象として行われた（Chapin et al., 1999）。実験のプロセスは、大きく二段階に分かれている。BMIでロボット・アームを動かすための準備段階と実際にロボット・アームをコントロールさせる段階である（以下、図9-2を参照）。

1）　入力型BMIについては、人工内耳についてのみ第1節の最後の項で少し触れる。人工視覚や人工触覚、パーキンソン病の治療に適用される脳深部刺激（DBS）など他の入力型BMIについては、詳しくは櫻井他（2007）や「脳を活かす」研究会編（2007）などを参照。

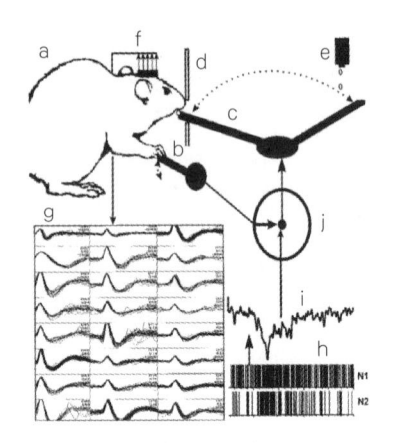

図9−2 チェーピンらの実験の概略図 (Chapin *et al.*, 1999)

　準備段階では、まずラットを訓練する。箱の中に閉じ込められているラット(a)が、前足でレバー(b)を押すと、ロボット・アーム(c)のコントローラー(j)のスイッチが入る。ロボット・アームの先端には(e)から水が供給されており、レバーを押すとロボット・アームが回転し、ラットは壁(d)の穴から水が飲めるようになっている。訓練の結果、ラットはレバーを押して水を飲むことを覚えた。

　準備段階では、この訓練と同時に、並行してラットの脳の神経活動の記録を行う。そのために、ラットの脳の運動野に、多数の電極(f)を差し込む。それによって、ラットがレバーを操作するさいに、ニューロンがどのように活動しているかを記録するのである。より具体的には、グラフ(g)に示されるように、ニューロンの活動の記録を行う。そして、訓練中の記録を解析することによって((h)、(i))、ラットの前足の運動を予測する信号を出力できるようにした。

　次の段階では、最初にレバー(b)とロボット・アーム(c)のコントローラー(j)との接続を外してしまう。これによって、レバーを押しても、ロボット・アームは動かなくなる。そのかわりに、準備段階で得られるようになったラットの前足の予測信号をコントローラーに入力する。つまり、図9−2の(i)から(j)に予測信号が送られるようにしておくのである。

　この状態でラットは水をどう飲むだろうか。ラットは水を飲もうとしてレバーを押すが、レバーによってロボット・アームが動かされるわけではない。ラットがレバーを押すさいの運動野の活動が、電極(f)から出発して、コントローラー(j)に予測信号となって送られる。ロボット・アームはその予測信号によって動

かされ、ラットに水を与えるのである。

驚くべきことに、この状態からしばらくたつと、ラットはレバーを操作せずに、直接ロボット・アームを動かして水を飲むことができるようになった。これが可能なのは、ロボット・アームを動かすには、じっさいにレバーを動かさなくとも、ラットは自分の脳（運動野）を、レバーを動かす際の活動状態にすれば十分だからだ。つまり、ラットは考えるだけでロボット・アームをコントロールすることができるようになったわけだ（ただし、厳密にいえば、ラットは人間と同じ意味で「ロボット・アームを動かそう」と考えているわけではないだろうが）。これはロボット・アームがラットの身体の一部となったようなものであり、ラットはいわば第三の手を手に入れたのである。

このようにチェーピンらの実験は目覚ましい成功をおさめ、他の研究者に大きなインパクトを与えた。BMIの実現可能性をまざまざと見せつけるものだったからである。これを契機として、2000年以降のBMI研究の興隆がもたらされることになる。

ドナヒューらの実験：人間

次にBMIを人間に適用した事例として、ブラウン大学のドナヒューらによる、人間がBMIでコンピュータをコントロールする実験を紹介しよう（Hochberg *et al.*, 2006）。この実験の被験者は、25歳の男性である。彼はナイフが脊髄にささったために手足の自由がきかない完全な四肢まひの状態におかれている（以下、図9-3を参照）。写真dで車いすに乗っているのが被験者で

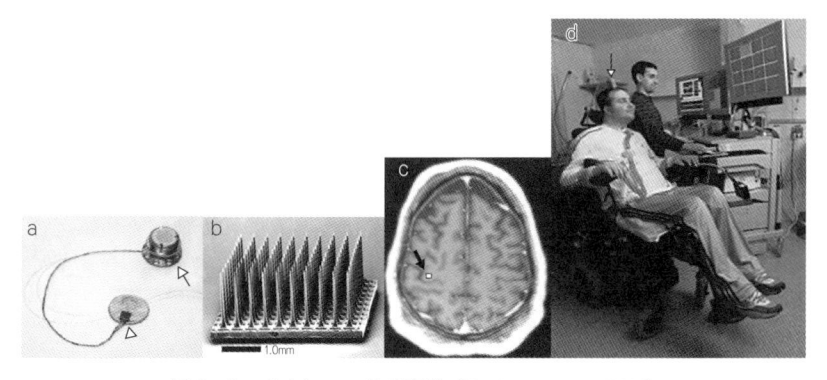

図9-3　ドナヒューらの実験（Hochberg *et al.*, 2006）

ある。

　この実験では、微小な電極がおよそ100本ついたセンサー（写真b）を用い、これによって被験者のニューロンの活動を記録する。このセンサーを、男性の一次運動野に取り付ける。その位置をMRIによって示したのが写真cである（黒い矢印）。このセンサーは、写真aでは、大きさの比較のために1ペニー硬貨のうえに乗せられている（△で示された部分）。センサーと有線でつながっている円柱状の部品（矢印）が頭蓋骨に固定され、ここを通じてセンサーの記録が頭蓋骨の外に送られる。

　この円柱状の部品は、写真dで、被験者の頭に乗せられた灰色の箱（矢印）に結びつけられている。この箱で増幅された運動野の電気信号がケーブルを介して被験者の近くにあるコンピュータに送られ、モニター上のカーソルを意図する方向へ動かすのである。写真dで、被験者が取り組んでいるのは、モニターを見ながら、16個の格子の中のオレンジの四角の方向にカーソルを動かすという課題である。より詳しくいえば、ある方向にカーソルを動かそうとする意図を生じさせることで、実際にその方向にカーソルを動かす、という課題に取り組んでいる。

　ドナヒューらによれば、男性はやがて「考えるだけで」カーソルを動かすことができるようになった。さらには会話をしながらでもカーソルを動かすことができるようになり、それによって電子メールを開いたり、テレビを点けたり消したりするといったこともできるようになったという。というわけで、ラットだけでなく、人間においても脳の活動にもとづいてコンピュータを操作するという形でBMIが実現されたのである。

　このことが示しているのは、手足を実際に動かすことができなくなった人においても、脳の神経活動は運動にかかわる情報を表現することができるということだ。だからこそ、神経活動から抽出した情報を利用して、カーソルを動かすことができるのである。この点は、手足にかんする知覚入力や手足の運動出力が失われたあとで、脳の神経回路網の再編成がどのように、またどのような規模で生じるのか、再編成を通じて脳の運動指令を生み出す能力はいかにして保存されているのか、といった問題にかかわっている。そのため、脳機能の解明という観点からも、これは非常に興味深い実験結果である。

示唆と課題

　ドナヒューらの実験は、医療技術への応用という形でBMIが有効に利用される可能性を示唆している。とりわけ、四肢まひなどで手足の自由がきかなくなった人々や手足を失った人々にとって福音だといえるかもしれない。そうした人々は、BMIによって「考えるだけで」コンピュータや車いすなどを操作することができるようになる可能性があるからだ。

　だがこれまでに紹介した侵襲型BMIはまだいくつもの大きな困難を抱えており、実用化に向けてはそうした困難の克服が必要となる。それらのうちの二つをごく簡単にみておくことにしよう。

　ひとつは、コンピュータや機械の操作の不安定性という困難である。ドナヒューの事例における四肢まひ患者の男性は、思考によってカーソルを動かすことができるようになったとはいえ、その操作は通常の四肢の運動と同じようには安定していない。容易にカーソルを動かすことができるときがある一方で、逆にそれに非常な困難を覚えるときもあるというのである。このことは、カーソルの操作にかかわる脳の情報がまだ完全には捉えられていないことを示唆している。だが、脳の情報表現にかんする本格的な研究については今後の進展を待たねばならず、ここでの不安定性が生じる原因の詳細はわかっていない。現在の段階では、詳しいメカニズムが不明のままで、ともかくBMIによって機械やコンピュータをある程度は動かすことができてしまう、というのが現状だといえなくもない。

　そのため、侵襲型BMIの実用化を目指すなら、少なくとも次のような課題に取り組まねばならないだろう。まず、脳の情報表現についての基礎的な研究を進める必要がある。また、もっと多数のニューロンの活動がより正確に計測できる電極を開発しなければならない。こうした研究や開発により、BMIにおいて必要となる神経活動からの情報抽出が今よりも高い精度で可能になれば、もっと精密なコントロールが可能で、安定して作動し、使用可能になるまでに要する時間が短いBMIを開発することができるようになると思われる。

　だがいうまでもなく困難はこれだけではない。ここで紹介した侵襲型BMIを使用するには脳に電極を埋め込むための手術が必要になるが、手術によって人体への負担が生じる。頭蓋骨を切開しなければ、脳の神経活動を読み取る装置を取り付けることはできないのである。また、一定以上の期間にわたって使用された装置を取り換えるために何度か手術をしなければならないとすると、

手術中に感染症に罹患する可能性が高まる。脳には免疫がなく、空気に触れる機会が多くなれば、感染症のリスクも大きくなるからである。さらに、手術後も脳をケーブルで外部の装置と結びつけているため、ケーブルを介した感染症の危険性があるだろう。もちろんケーブルは利用者の移動の妨げにもなる。このように、侵襲的な BMI には安全面や移動の妨げという深刻な問題が残されているのである。

　この困難が根本的に解消されるのは相当先のことになりそうだ。電極を取り付けるために頭蓋骨を切開する手術が必要なくなるほどの技術上の進歩が要請されるからである。たとえば、大腿部などの動脈からプローブを差し込み、脳まで到達させて電極を取り付ける、といったことが可能になれば、利用者への負担はきわめて小さくなるだろう。だがそれには少なくとも、高精度でありながら脳の細い血管を通れるくらいに小型化された電極が必要であり、それを開発するにはおそらくナノテクノロジーの進展が不可欠と思われる。そしてナノテクノロジーの進展について予測するのは容易ではない。

　したがって侵襲型 BMI を実用化する場合、現実的には、手術中の感染症のリスクをなるべく抑えていくほかないと思われる。そのために目指すべきなのは、脳が空気にさらされる時間を短縮するために手術方法を改良したり、手術回数を減らすべく長期間の使用に耐える電極を開発したりすることであろう。なお、ケーブル利用に起因する人体への負担軽減については、装置のワイヤレス化が重要だと思われる。以上が、侵襲型 BMI の現状と課題である。

入力型 BMI：人工内耳

　入力型 BMI についても、ごく簡単に触れておこう。入力型 BMI としては、人工内耳や人工視覚、人工触圧覚などの開発が進んでいる。とりわけ人工内耳はすでに実用化されて普及しており（2007 年の段階で全世界での利用者は 7 万人を超えている）、入力型 BMI の際立った成功例だといえよう。

　人工内耳の仕組みはこうだ。体外に取りつけられた部分は、音声を集音する機能と、それを信号に変換し皮膚を介して体内の受信コイルに送信する機能を担っている。受信コイルは手術によって埋め込まれるもので、受け取った信号をさらに電気パルスに変えて聴覚神経まで送り、そこを刺激する。装着後しばらくたつと、その刺激が音声として認識されるようになっていく。こうして耳の聞こえなくなった人でも、外部の音声刺激を脳まで伝達させることができる

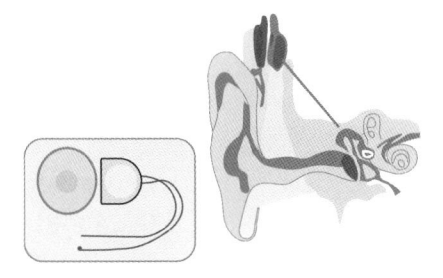

第9章　ブレイン・マシン・インターフェイス：脳と機械を結びつける　173

左図は体内に埋め込まれる受信コイル。
右図はそれを埋め込んだ状態。また右図では、集音と体内への信号送信を行う体外装置も取り付けられている。（米国の国立聴覚・伝達障害研究所のホームページの図を参照して作図。
http://www.nidcd.nih.gov/health/hearing/coch.asp）。

図9-4　人工内耳

ようになるのである（脳の聴覚野の機能低下・機能不全による失聴には別の手立てが必要である）。

　興味深いのは、先天的に内耳に機能不全を起こしているために聴力を失っている（＝失聴している）幼児のケースである。通常の幼児の場合には、言語を獲得する期間に音を聞くことができるがゆえに、音声言語が獲得される。しかし、先天的に失聴している幼児の場合、そのままでは、言語を獲得する期間にそもそも音が聞こえず、それゆえ音声言語を獲得することができない（もちろん手話を獲得することはできる）。それでも、こうした幼児に人工内耳を装着させれば、聴力を獲得するので、通常の音声言語を聴いて会話する能力が身につくことがわかっている。人工内耳からの入力でも、音声言語を獲得するのに十分なほどの可塑性を脳が備えていることを示すものと考えられる。

　だがここには問題となりうる点がひそんでいる。いうまでもなく、幼児は人工内耳を埋め込むことを自分で決定するわけではない。それのどこが問題なのか、と思われるかもしれないが、しかし特定の場合には問題となりうる。両親ともに幼児と同様に先天的に耳が聞こえず、それゆえ手話の話者である場合はどうだろうか。この場合、人工内耳を幼児に埋め込むことは、音声言語を身につける可能性を開く一方で、両親の使用している手話という言語を身につける機会を失うことを意味するかもしれない。

　手話とは、しばしば誤解されるように単に音声言語を身ぶりに置き換えたものではなく、独自の構造と発展の歴史をもつ自然言語である。したがって、手

話は音声言語としての日本語や英語とは別の独立した言語であり、通常の音声言語と同等の社会的・文化的扱いを受けるべきものと考えられる。それは、少数言語の話者が受けるべき扱いと同じであろう。その意味では、手話話者たちからなるコミュニティにも固有の価値が認められねばならない。

そうだとすると、このような場合には、人工内耳を幼児に埋め込むのが無条件に「よいこと」だとはいえないだろう。音声言語を絶対視するのでなければ、人工内耳の利用を拒否し、両親の話す言葉である手話を受け継ぎ、それを通じて手話文化の継承者となる、というのも価値ある選択肢として浮かび上がってくると考えられる。人工内耳の技術的な成功は際立っているが、文化的価値の領域でそのインパクトを考えることも必要なのである。

2. 非侵襲型 BMI

前節でみたように、侵襲型 BMI には、脳に電極を埋め込むことに起因する大きな困難が存在している。そこで自然と次のように考えたくなる。手術せずに頭蓋骨の外側から脳の活動を計測することができれば、手術が不要な非侵襲的な BMI が実現できるのではなかろうか、と。

頭蓋骨の外部から脳の活動を計測するにはすでにさまざまな手法がある。たとえば、「EEG（electroencephalogram, 脳波）」は頭皮のうえから脳の電気活動を記録したものであり、脳波記録法は古典的手法である。脳の血流量によって脳活動を計測する「fMRI（functional Magnetic Resonance Imaging, 機能的磁気共鳴画像法）」もまた、非侵襲的な脳計測法である。fMRI は人間が装置の中に入ることで脳の活動を計測するもので、手術の必要がない。（なお、脳科学では EEG や fMRI という語で、計測手法を表す場合と装置を表す場合の両方があり、本章でもそのように多義的に使う。）

そして実際に、脳波と fMRI のそれぞれにもとづいた非侵襲型 BMI が実現している。本節ではそのうち fMRI にもとづく事例を紹介し、その課題について考察したい[2]。

---

2) 脳波や筋電信号などをもちいた非侵襲型 BMI として、日本の福祉機器メーカーのテクノスジャパンが 1999 年に発売した「マクトス（MCTOS）」がある。これは、「ALS 筋委縮性側索硬化症 Amyotrophic Lateral Sclerosis」という神経難病の患者の意思疎通を支援する装置である。ALS に罹患すると、運動神経がおかされ徐々に全身の筋肉が委縮していき、やがて寝たきりになって言葉を話すのも難しくなる。イギリスの宇宙物理学者ホーキング博士が ALS 患者として有名である。

fMRIを用いたBMI

ATRの神谷之康らはホンダと共同で、fMRIを用いた非侵襲型BMIを開発した（神谷, 2005）。fMRIは、活動している脳部位を流れる血液の中の酸素の増加にもとづいて統計解析を行った結果を画像化するものである。脳内の神経細胞が活動するさいには、その場所での血流量が増加する。血液中のヘモグロビンには酸素が含まれており、それが神経細胞の活動に使用されるのである。fMRIは、酸素をもつヘモグロビンと酸素を失ったヘモグロビンとの割合の変化を計測することによって、脳のどの場所がどのように活動しているのかを画像化することができる。とはいえ、これは統計解析を行った結果の画像化にすぎず、じっさいには脳の活動そのものを写真やビデオのように画像化しているわけではないという点に注意が必要であろう。なお、このような脳活動の画像化技術のことを「脳機能イメージング（functional neuroimaging）」という。

神谷らの実験では、図9-5の左の写真にあるように、被験者にfMRIに入って、じゃんけんの手の動きをしてもらった。写真ではチョキである。じゃんけんの手の動きをしているときの脳の神経活動を、fMRIで計測する。中央の写真はそうして得られた画像データをコンピュータで解析しているところである。これによって、脳画像データから、被験者がじゃんけんのとき、どの手を出しているかを読み取ることができる。

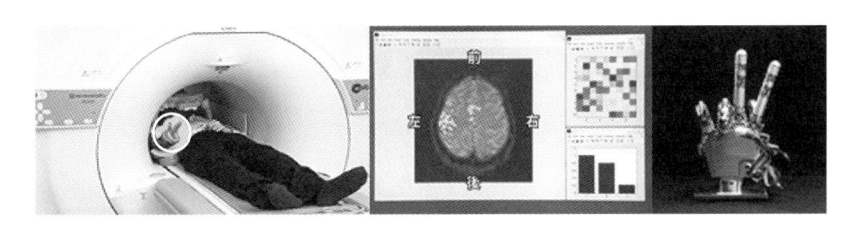

図9-5　fMRIを用いたBMIの実験（http://www.honda.co.jp/news/2006/c060524a.html）

そして、脳画像データから読み取った手の運動にかかわる情報にもとづいて、ロボット・ハンドに同じ動作をさせる。写真は、被験者がチョキを出しているときに、ロボット・ハンドもチョキを出すことを示したものだ。こうして神谷らは、非侵襲的な脳計測技術であるfMRIを用いて、脳の活動によってロボット・ハンドを動かすことに成功したのである。

この非侵襲型BMIを支える技術と背景的知見について説明しておこう。こ

の実験に先立ち、神谷らは「デコーディング」と呼ばれる技術を考案している（神谷, 2005; Kamitani and Tong, 2006）。デコーディングとは、人間が取り組んでいる課題や与えられている刺激を神経活動から予測する技術のことである。神谷らは、次のような実験結果を示してデコーディングの威力を見せつけた。

fMRIに入った被験者は、図9-6に示されているような、二種類の縞模様が重なってできた斜めの格子状図形を提示される。そのうえで、二種類の縞模様のうちのどちらかに注意を向けるようにいわれる。客観的に提示されているのは格子状図形なのだが、被験者が縞模様のどちらに注意を向けて見ているか、つまり主観的な知覚状態は、ふつうは外からはわからない。

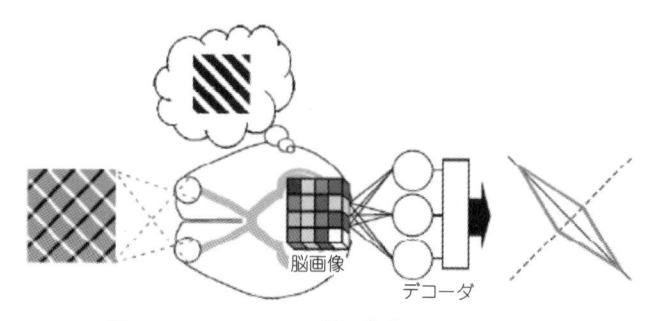

図9-6　デコーディングの模式図（神谷, 2005）

しかしデコーディングを用いると、このとき被験者が注意して見ているほうの縞模様の角度を予測することができる。このときの脳の活動をfMRIによって画像化し、その画像から、被験者が注意して見ているほうの縞模様がどのくらいの角度で傾いているかを予測することができるのである（予測のための装置を「デコーダ」という）。これは、知覚状態という被験者の主観的な心の状態を読むという点で、マインド・リーディング技術の一種といえよう。

このような予測が可能なのは、人間が傾いた線分ないし縞模様を見ているときに活動する柱状のニューロン群（＝コラム）が存在するからだと考えられる。しかもそれは、傾いた線分の特定の角度に応答するとされる。このようなコラムは、輪郭を検出したり、物体を認識したりするメカニズムの基礎となっている。こうしたコラムの活動がfMRIで捉えられれば、そこから人間が見ている縞模様の傾きを予測することができるというわけである。

ところが、fMRIの標準的な画像的単位（＝ボクセル）が3×3×3mmほどであるのに対し、コラムの大きさは0.3mmほどでしかない。そのため、fMRIによって個々のコラム構造の活動を画像化することはできない。

この点を神谷らはどのように克服したのだろうか。ひとつのボクセルで表示されるのは、多数のコラムの活動を平均化したものになってしまうと考えられる。しかし神谷らは、個々のボクセルの反応が完全に平坦であるわけではないことを見出した。そこには傾きの角度に応答するコラムの活動がわずかながら反映されていると考えられる。そこで神谷らは、個々のボクセルは弱い情報しかもたなくても、そうした情報を有効に組み合わせれば、傾きの角度の予測が可能になるのではないか、と考えたのである。

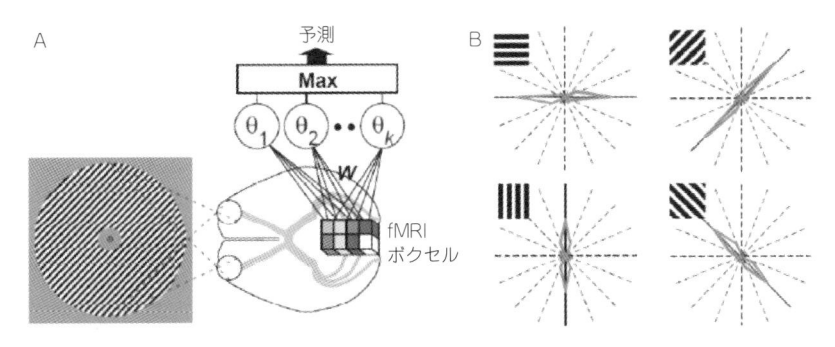

A：デコーダの学習、B：被験者に提示された縞模様とデコーダによる予測
図9-7　デコーダの学習と予測（神谷, 2005）

神谷らは、被験者がさまざまな傾きの縞模様をみているときに記録されるfMRIの脳画像のデータをデコーダに学習させた（以下、図9-7Aを参照）。デコーダはニューラルネットワークの一種であり、図のように中央には傾き検出器（丸で囲まれたθ_1、θ_2、……θ_k）からなる層がある。θ_1とかθ_2というのは、検出器θ_1が角度θ_1に対応するという具合に、それぞれの傾き検出器が対応する角度を示したものである。これらの傾き検出器はすべてのボクセルからの入力を受け取る。この入力にはボクセルと傾き検出器の結合の強さに応じた重みづけがなされており、それを受け取った傾き検出器は出力としてその和を計算するようになっている。デコーダの学習とは、脳画像のデータにもとづいてこの結合の強さを調整することにほかならない。結合は、どの傾き検出器に

ついても、その出力がそれに対応する角度をもつ刺激を被験者が受け取ったときに最大となるように調整される。つまり、それ以外の角度の刺激を受け取ったときの出力よりもつねに大きくなるように調整されるのである。

このような学習を経たデコーダは、出力が最大の傾き検出器を選ぶことで、被験者の見ている縞模様の傾きについての予測を行う。たとえば傾き検出器の中で検出器θ_1の出力が最大であるとき、被験者に提示されている縞模様は角度θ_1で傾いているだろう、と予測するのである。そしてじっさい、神谷らによれば、デコーダは脳画像だけから被験者がどのような傾きの縞を見ているかを正確に予測することに成功したという（図9-7Bにおいて示されているのが、被験者に提示された四種類の縞模様と、デコーダによる予測である）。

先にみた、じゃんけんの手の動きをロボット・ハンドで再現するというfMRIを用いたBMIは、このデコーディングの適用によって可能となったものである。このBMIでは、脳画像データから知覚情報を読み取る代わりに運動情報を読み取ることによってロボット・ハンドを動かした、というわけである。

特長と課題

fMRIを用いた神谷らのBMIには優れた点がふたつある。第一に非侵襲的である。fMRIで脳の活動を計測するため、電極を埋め込むなどの侵襲的な方法をとる必要がなく、きわめて安全性が高い。第二に、ただちに使用可能である。ロボット・ハンドを動かすためにデコーダの学習は必要であっても、使用者が特別な訓練をしたり脳の活動をあらためて記録したりする必要がない。こうした点において、神谷らの研究はBMIの一般的な普及の可能性を切り拓く重要な研究であるといえるだろう。

とはいえ、BMIの一般的普及に向けてはまだ課題も残されている。たとえば計測装置の小型化である。写真のようにfMRIはきわめて大きな装置であるため、fMRIにもとづくBMIが使用可能な場所は限られているからである。

また、時間的なずれの縮小も課題である。このBMIでは、ロボット・ハンドの動作が人間の手の動作よりも少し遅れてしまう。この時間的なずれの生起は、fMRIのメカニズムに起因するものである。侵襲型BMIでは、個々のニューロンの活動を電極から計測しているため、時間的ずれは生じない。これに対し、fMRIが計測しているのはあくまでも脳の血液中の酸素の増加であり、これは

神経活動よりも5秒ほど遅れて生じる。したがって、fMRIによる計測は、じっさいの神経活動をリアル・タイムで追うものではないのである。そして、ここでの時間的なずれがロボット・ハンドの動作にも及ぶことになるわけだ。

このことは、人間の意図と機械による実行との間にギャップがあるという点では、操作性の面での難点になるかもしれない。したがって、時間的なずれを小さくすることが望ましい。そのために有効だと考えられるのが、計測のさいに、現に生じている血流量変化のみならず、過去のデータを利用して予測的に計測を行うというやり方である。これにより速さだけでなく精度の向上も望めるであろう。いずれにせよ、人間と機械が滑らかに連動する非侵襲型BMIを生み出すためには、計測技術・解析技術を発展させて、さらに高性能のデコーダを開発していく必要がある。

3. BMIの今後の発展と社会的影響

BMI研究の現状と課題について概観してきたところで、本節では今後のBMI研究がどのような方向での発展が見込まれるかを考えていく。そのうえで、BMIが社会のどのような場面で使用されうるか、また使用されるべきなのかについての考察を行っていきたい。

統合型BMI

今後のBMI研究の大きな方向としては、さらに精密にコントロールすることのできる操作性の高いBMIの開発を目指していくことが考えられる。たとえば、もっと意図どおりに素早く制御できるロボット・ハンドを作るための研究が行われていくことだろう。

そこで研究の対象となると思われるのが、「統合型BMI」である。統合型BMIでは、脳から機械への出力（フィード・フォワード）に加えて、機械の側から脳への情報の入力（フィード・バック）をも行う。それにより、フィード・フォワードしかない出力型BMIよりも操作性の高いBMIを実現することができるようになるだろう。

フィード・フォワードだけでは十分ではない理由は、ゆでたまごを手でとって食べる場合を考えればよくわかる。ゆでたまごを指でつまんで口まで運ぶさい、わたしたちは力の入れ具合を加減している。力が足りなければゆでたまご

は落ちてしまうだろうし、力を入れすぎれば砕けてしまうだろう。この絶妙なコントロールは、指からゆでたまごの感触が伝わってこなければ実現しない。手への出力（フィード・フォワード）だけでなく、手からの入力（フィード・バック）があるからこそ、自分が現に行っている力の入れ具合を認識し、それを適切に調整することができるのである。

BMI の場合もこのようなフィード・バックがあることが望ましい。たとえばロボット・ハンドがものを握る強さや、それによって生じる抗力の大きさ、ロボット・ハンドやその指先の現在位置などについての情報が脳の側に伝えられれば、脳はその情報にもとづいて精密にロボット・ハンドを操作することができるようになるはずだ。

統合型 BMI は現在よりも優れた医療技術の開発に結びつくと考えられる（Lebendev and Nicolelis, 2006）。そのひとつが高性能の義手であり、図9−8はそうした義手の構想を示している。この図では、取り付けられた義手は単に脳からの信号を受け取って動くだけではなく、義手の側からも触覚や位置にかんする情報を脳に入力するため精密な動きが可能になる。

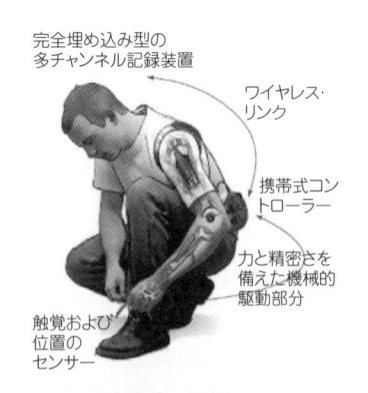

図9−8　統合型 BMI による義手の構想（Lebendev and Nicolelis, 2006）

義手からのフィード・バックのメリットは、動作の精密さに貢献することだけではない。腕を失った人は、腕を運動させることがなくなるので、腕の運動にかかわる脳機能が低下していく。そこでフィード・バックのある義手を装着すれば、義手からフィード・バックされた情報が脳を刺激することにもなるだろう。こうして腕の運動にかかわる脳機能を維持したり、リハビリテーション

を促したりするという役割をも担うと考えられているのである。

さらなる展望

このように、統合型 BMI の研究・開発が進むことで、今よりもはるかに一体的な操作感覚が得られる BMI が登場していくことが見込まれる。そして、BMI 研究が将来にわたってさらに発展していけば、そこからはいっそう革新的な技術が生み出されてくることが考えられる。考えうる技術的可能性はさまざまであるが（cf. 川人, 2006）、ここではそのうちのいくつかを見ておこう。

すでに、四肢まひ患者を対象にしたドナヒューの実験や統合型 BMI による義手の事例でみたように、BMI の医療分野での活用は有望である。そして医療技術としての BMI には、このような患者サイドによる利用だけではなく、治療者サイドによる利用の可能性も開かれているように思われる。そのひとつが遠隔操作型の BMI である。

このタイプの BMI については、インターネットを用いたロボット・アーム遠隔操作に関する研究が進んでいる（Nicolelis, 2003）。研究がさらに進み、ロボット・アームの遠隔操作が高い精度で実現できれば、たとえば遠隔手術などといった形で、臨床医療の現場に貢献することができると思われる。医師の巧みなメスさばきが遠く離れた地でも実現されるようになれば、従来の手術よりも人的・時間的コストが大幅に削減されるだろう[3]。

医療以外での BMI の利用にはどのような可能性があるだろうか。ひとつ考えられるのは知的活動のあり方にかかわる以下のようなものだ。BMI によってコンピュータの操作が脳で考えるだけで行えるようになれば、結果的に現在のような手を使った操作がほとんど不要になっていくかもしれない。マウスやキーボードの操作に伴う煩わしさが解消し、コンピュータを使用した知的活動は現在よりもスムーズに行えるようになるだろう。BMI は、知的活動を補助することを通じて人間が能力を発揮することを支援してくれるのである。ひょっとすると、BMI がさらに発展していけば、脳とコンピュータは一体化して、従来にない新しい形態の知的活動を生み出すこともあるかもしれない。この意

---

3) ここからさらに遠望すれば、BMI によって、腕などの特定の身体部位のみならず、人間の身体をまるごと再現したようなロボットの遠隔操作が実現する可能性が考えられる。そうなれば、生身の人間が活動できないような場所、たとえば災害現場や深海、宇宙空間といったいわゆる極限環境においても、ロボットがかわりに活動してくれることになる。これは「テレプレゼンス」「テレイグジスタンス」と呼ばれる技術の発展形態とも考えられるだろう。

味では、BMIは人間の知的能力の拡張をもたらす可能性がある。

　少し似た方向として、BMIがエンターテインメントの分野で活かされる見込みがあるだろう。典型的にはビデオ・ゲームのような高い操作性が好まれる領域への応用である。BMIによって従来のコントローラーに比べてキャラクターをいっそう滑らかに操作することができるようになる。また、オンライン・ゲームのように他のプレイヤーとの協力プレイが欠かせないものでも、キーボードを使わずに考えたことそのままでチャットすることが可能になる。いずれも実現すれば、プレイヤーはバーチャル空間へのより深い没入感を味わうことができるようになるだろう。

　以上のように、BMIの発展が開くさらなる展望として、少なくとも医療技術や知的活動の支援、エンターテインメントへの応用を挙げることができる。だがおそらくこれらはBMIの有効な利用方法の一端でしかない。BMIはわたしたちの社会にもっと多種多様な形で恩恵をもたらす可能性があるといえるだろう[4]。

BMIの影の面

　しかし、BMIの発展がもたらす影響は、このようないわば「光」の面だけではない。そこには「影」の面があることも考えられるのである。ここではそうした影の面の可能性のうちふたつの問題を簡単にとりあげて、本節を締めくくることにしよう。

　まず、おそらく最も実現の見込みが高く影響力の大きい可能性として挙げることができるものが、BMIの軍事利用にほかならない。たとえば、BMIにもとづいて、兵士の脳と兵器を結びつけて戦闘能力を高めることが考えられる。強力なロボット・アームを身につけたり、迅速な移動を可能にするロボット・レッグを装着したり、戦闘機や戦車のような兵器を思うままに制御したりすることを考えればよい。また、BMIがさらに高度に発展すれば、兵士同士がワイヤレス通信で思考を直接やり取りし、効率的に作戦を遂行することができるようになるかもしれない。あるいは戦地に生身の人間を送り込むのではなく、遠隔操作によって戦闘させることのできる兵士ロボットなどが開発されるかも

4）　たとえばBMIを利用したロボット・スーツによる身体機能の補助・強化などを考えることができる。なおすでに、筑波大学の山海嘉之によって筋肉の電位を利用したロボット・スーツが開発され販売されている。http://www.cyberdyne.jp/robotsuithal/index.html を参照。

しれない。そうした兵士ロボットであれば、生物・化学兵器にも耐え、生身の兵士では遂行不可能な任務をこなすことができるからである。

じっさい米国では、軍関連団体が提供した資金にもとづいてなされているBMIの研究も存在しているようだ。周知の通り、こうした研究は軍事目的での利用だけでなく、軍民共用（デュアル・ユース）、すなわち医療などへの利用をも視野に収めた研究である。DARPA（米国防総省国防高等研究計画局）では、脳と機械の相互作用、およびそれにもとづいて人間の能力を増大させる新技術の創造を目指し、「人間支援神経装置プログラム」を重点的に推進している。すでに2400万ドル以上の資金がこのプログラムに注入されているという（cf. Moreno, 2006）。医療技術への利用も想定されているとはいえ、このような軍事技術としてのBMIの研究が許容されるべきかどうかは、きわめて慎重な検討を要する問題であろう[5]。

次に、BMIが非常に高度に発展した将来において生じる社会的影響について考えてみよう。すでに述べたように、もしかするとBMIは機械やコンピュータとの一体化ともいうべき状態をわたしたちにもたらすかもしれない。この状態においては、わたしたちの思考や身体動作に関わる情報処理のプロセスの一部がコンピュータによって自動的に実行されるようになっているだろう。わたしたちは、そのような思考や身体動作を基礎として行為をなしていくわけだ。しかし、そのような行為は、いったいどこまでが自分の意図にもとづく行為といえるのだろうか。さらに、BMIを利用してなされる行為のほとんどがコンピュータの自動的な情報処理にもとづくものだったとしたら、それはそもそも人間の行為とすら呼びえないのではないだろうか。

同様の問題は、BMIによって自分の脳を他者の脳に直接接続できるようになった場合にいっそう顕著になる。その場合になしうる思考を指して、単に他者との協調的な思考といいあらわすのは不十分であるかもしれない。むしろそのような思考は、BMIによって結びついた自分と他者を合わせた大きな一単位においてなされているというのが妥当かもしれないのだ。だがこの場合、そうした思考を基礎としてなされる行為を誰か特定の人間の意図にもとづく行為

---

5) ここで研究されているのは、BMIによる人間の能力のエンハンスメントであるといえよう。BMIによるエンハンスメントは軍事に限らず民間でも使用されるようになるかもしれない。そうなれば、BMIについてもスマートドラッグの場合と同じく、公平性などの面での社会的影響が生じる可能性が出てくる。エンハンスメントについては、第11章「スマートドラッグ」を参照。

と呼べるかどうかははっきりしなくなるだろう。

　このように、きわめて高度に発展したBMIによって、人間のなす行為という概念が揺さぶられる可能性がある。これによって、責任という概念もあいまいになっていくかもしれない。わたしたちは、自分の意図にもとづく行為の帰結として生じた不都合については、自分で責任を負わねばならない。しかし上でみたようなBMIによる行為の帰結として何らかの不都合が生じた場合、現在と同じやり方で誰かに責任を負わせるのは、必ずしも適切とはいえないだろう。行為の概念が従来どおりでありえないとしたら、責任の概念も変更を余儀なくされるのである。

　また、行為や責任の概念は主体ないしは人格の概念とも強く結びついている。行為や責任は主体ないし人格なしには成立しないからである。それゆえ、BMIの発展によって行為や責任の概念が揺さぶられるなら、従来の主体・人格の概念も無傷ではいられないであろう。

　行為や責任、主体・人格といった概念は、わたしたちの社会制度の根幹をなすものである。たとえば刑罰に関わる法体系・法実践がこうした概念のうえに築かれているのは明らかだ。そうだとすると、非常に高度に発展したBMIは結果としてわたしたちの社会制度の根幹を揺るがす可能性がある。そこで、このような段階に至る前にBMIの発展を社会的に抑制するか、そうした結果を回避する技術とセットで開発を進めるべきだとの見解が示されることにもなる（石原、2008: pp. 186-7）。この点はさらに詳細な検討を要する問題であろう。しかし少なくとも、社会的に受容可能なBMIの利用法やBMI研究の方向にかんして考察するために、わたしたちの社会的な営みの基盤についての観点が必要になるということはまちがいない。

　本章では脳を機械やコンピュータと結びつけるBMIの研究について、その現状とそれが今後もたらしうる社会的影響について明暗両面から考えてきた。BMIの研究の進展によって、義肢の開発など医療技術への応用が見こまれるほか、知的活動の補助や新しい知的活動のあり方の創出などによって人間の活動領域の拡張にも貢献することが期待される。しかし一方で、BMIの軍事利用が進む懸念や、非常に高度に発展したBMIがわたしたちの社会制度の根幹を揺るがすといった重大な影響をもたらす可能性も見過ごすことができない。新技術の出現がもたらす影響には光と影の両面があるということを理解したう

えで、わたしたちは社会にとって受容可能なBMIの発展の方向や、社会における望ましいBMIの利用法についてさまざまな観点から真剣に考えねばならない時に来ているのである。

参考文献

Chapin, J. K., Moxon, K. A., Markowitz R. S., and Nicolelis M. A. L., 1999. Real-time control of a robot arm using simultaneously recorded neurons in the motor cortex. *Nature Neuroscience* 2: 664-70.

Hochberg, L. R., Serruya, M. D., Friehs, G. M., Mukand, J. A., Saleh, M., Caplan, A. H., Branner, A., Chen, D., Penn, R. D., and Donoghue, J. P., 2006. Neural ensemble control of prosthetic devices by a human with tetraplegia. *Nature* 442: 163-8.

石原孝二. 2008.「心・脳・機械：脳科学技術の現在」『岩波講座哲学05 心／脳の哲学』岩波書店. pp. 177-194.

神谷之康. 2005.「脳情報復号化によるブレイン・マシン・インターフェイス」2005年情報論的学習理論ワークショップ資料.

Kamitani Y., and Tong F., 2005. Decoding the visual and subjective contents of the human brain. *Nature Neuroscience* 8（5）: 679-85.

川人光男. 2006.「ブレイン・マシン・インターフェイスによる操作脳科学」『BIONICS』2006年5月号. pp. 26-31.

Lebendev, M. A. and Nicolelis, M. A. L., 2006. Brain-machine interfaces: past, present and future. *Trends in Neurosciences* 29: 536-46.

Moreno, J. D. 2006. *Mind Wars: Brain Research and National Defense*. Dana Press. ジョナサン・D・モレノ. 2008. 西尾香苗訳『操作される脳』アスキー・メディアワークス.

Nicolelis, M. A. L., 2003. Brain-machine interfaces to restore motor function and probe neural circuits. *Nature Reviews Neuroscience* 4: 417-22.

「脳を活かす」研究会編. 2007.『ブレイン・マシン・インターフェイス：脳と機械をつなぐ』オーム社.

櫻井芳雄・八木透・小池康晴・鈴木隆文. 2007.『ブレイン・マシン・インターフェイス最前線：脳と機械をむすぶ革新技術』工業調査会.

Wessberg, J., Stambaugh, C. R., Kralik, J. D., Beck, P. D., Laubach, M., Chapin, J. K., Kim, J., Biggs, S. J., Srinivasan, M. A., Nicolelis, M. A. L., 2000. Real-time prediction of hand trajectory by ensembles of cortical neurons in primates. *Nature* 408: 361-5.

第10章

精神疾患：心の病から脳の病へ

　病気は、わたしたちにとって大きな脅威である。病気になれば、身体的・精神的な苦痛が生じ、身体の自由や生命を失うこともある。回復可能な場合でも、治療のために時間的・空間的な拘束を受ける。また、治療に伴う経済的負担も大きい。これらの理由から、病気のために人生計画に変更を余儀なくされることも少なくない。

　さまざまな病気のなかでも、精神疾患はとくに深刻な危害をもたらすものである。精神疾患は古くから人間社会に存在してきた。しかし、有効な治療法はなく、その実態にかんしてはさまざまな誤解があった。このため、精神疾患患者は、有効な治療を受けることができず、さまざまな偏見や差別の対象となり、社会から排除されてきたのである。

　しかし、脳神経科学の発展によって、精神疾患を取り巻く状況には大きな変化が生じつつある。これが本章の主題である。

1. 精神疾患と脳神経科学

　一口に精神疾患と言っても、さまざまなものがある。精神疾患のうち代表的なものは、幻覚や思考内容の混乱、感情の平坦化などを典型的な症状とする統合失調症と、抑うつ気分や意欲の低下を典型的な症状とする気分障害（躁うつ病や大うつ病）である。これらの疾患の存在そのものは古くから知られていたが、現在のような分類法が確立されたのは、19世紀末と比較的最近のことである。その後、精神医学の発展にともなって、さまざまな精神疾患の存在が認識されるようになった。現在では、統合失調症と気分障害のほかにも、パニック障害や恐怖症などの不安障害、多重人格障害や離人症などの解離性障害、学

習障害や自閉症などの発達障害、アルツハイマー病などによって生じる認知症、さらには薬物中毒などが、広義の精神疾患に分類されている[1]。

精神疾患の重大性

　精神疾患は、一般に考えられているよりも、はるかに大きな社会的問題である。たとえばアメリカ合衆国では、人口の1％が統合失調症であり、10％から20％が一生のうちにうつ病を経験すると言われている。日本でも、統合失調症患者とうつ病患者がそれぞれ70万人（全人口の0.5％強）ほど存在すると言われている。精神疾患になれば、長期間の休学や休職を強いられるなど、通常の社会生活が営めなくなる。このことは、社会に大きな損失をもたらす。先進国では、各種の疾病のなかでうつ病は心臓病に次ぐ経済損失をもたらしていると言われている。経済損失という尺度で見るならば、うつ病は、各種のがんなどよりも重大な医学的問題なのである。

　精神疾患との関連でとくに重大な問題は、自殺である。世界保健機構（WHO）によれば、毎年世界で約100万人が自殺しており、どの国でも自殺は10位以内の死因である。そして、統合失調症やうつ病の患者の1割程度が自殺し、自殺者のおよそ9割が精神疾患に分類可能であるという。日本では、2007年に約33,000人が自殺し、その経済的損失は約2,000億円とされるが、自殺者のうち約6,000人はうつ病が原因とされている（警察庁生活安全局地域課, 2008）。経済的問題や家庭の問題などが原因とされる人のなかにもうつ病患者がいると考えられるので、実際の数字はさらに多い可能性がある。現代社会において、自殺はそれ自体大きな問題だが、精神疾患はその最大の原因なのである。

　問題となるのは統合失調症やうつ病だけではない。たとえば、アルツハイマー病による認知症患者は、65才以上の人口の15％を占めている。先進国において社会の高齢化がさらに進行すれば、アルツハイマー病患者の人口は無視できないほどに増加することになる。

---

[1] 精神疾患の種類と分類にかんしては、現在も精神医学の知見は日々修正されている。米国で使用されている標準的な診断マニュアルである『精神疾患の診断・統計マニュアル新訂版（DSM-IV-TR）』などを見れば、最新の精神疾患のリストと、臨床的な分類法を知ることができる。

精神疾患にかんする誤解

　このように、患者の数から見ても症状の深刻さから見ても、精神疾患は重大な社会的問題である。しかし、その原因や実態にかんしては、これまでさまざまな誤解があった。

　精神疾患にかんする最大の誤解は、心と身体は別個の存在であるという考えに由来する。このように考えるならば、精神疾患は、がんや心臓病といった身体的な病気とはまったく別種の病気であるということになる。このような見方は、精神疾患の治療法にも影響を及ぼしてきた。精神疾患には、身体的な病気にたいして行われる投薬や外科手術といった治療法は有効ではなく、別種の治療法、たとえば精神分析やカウンセリングなどが有効であると考えられてきたのである。

　もう一つの大きな誤解も、この誤解と関連している。それは、精神疾患の原因にかんする誤解である。1990年代に米国の一般市民を対象として行われた調査によれば、アメリカ人は精神疾患の原因について次のような考えを持っているという（スタール, 2002: p. 132）。すなわち、精神疾患は精神的な弱さによると考える人が71％、誤った教育によると考える人が65％、当人の問題であると考える人が45％、治らないと考える人が43％、罪深い行いの結果であると考える人が35％であった。これにたいして、精神疾患には生物学的な原因があると考える人は10％しかいなかったのである。この調査結果も、精神疾患と身体的な疾患は本質的に異なるものであるという見方を反映しているように思われる。身体的な疾患にかんしては、わたしたちは（生活習慣病などを別にすれば）患者本人の態度や行動のせいであるとは考えないし、治療不可能とも考えないからである。

　このような見方をとった結果、多くの人が、うつ病は患者本人の心の弱さが原因で生じると考えてうつ病患者本人を非難したり、自閉症は親の不適切な教育によって生じると考えて自閉症の子供の両親を非難したりしてきた。また、精神疾患患者本人も、精神疾患を自らの心の持ちようの問題と捉え、薬物による治療を拒否することが少なくなかった。

　しかし、今日の精神医学者や脳神経科学者は、これとは別の見方をとっている。たとえば脳神経科学者のナンシー・アンドリアセンは、次のように述べている。

精神疾患のために苦しんでいる人々は、意志が弱かったり、怠け者であったり、性格が悪かったり、生まれ育ちが悪いということではなく、病んだ、あるいは故障した脳のために苦しんでいるのである。（アンドリアセン, 1986: p. 26）

このように、精神疾患は脳の異常であるというのが、今日の精神医学者や脳神経科学者の基本的な見解である。この見方は、精神疾患と身体的な病気のあいだには本質的な違いはない、ということを意味している。この見方によれば、身体的な病気が心臓や肝臓といった器官の異常であるのと同じように、精神疾患は脳という器官の異常なのである。心と身体という二分法に基づいて、精神疾患と身体的な病気を区別するのは誤りなのである。

精神疾患が脳の異常だとすれば、精神疾患の理解や治療法の探求には、脳神経科学が重要な役割を果たすことになる。脳神経科学こそが、脳の構造や機能を研究する学問分野だからである。また、精神疾患は脳の異常であるという見方は、精神疾患の治療法にも新たな展望をもたらす。精神疾患が脳の異常だとすれば、身体的な疾患の場合と同様に、脳を対象とした投薬や外科手術が効果的であることになるからである。

このようなアプローチは、実際に次々と成果を挙げている。以下でくわしく見ていくように、今日では、うつ病の治療において薬理学的な治療が中心的な役割を果たしている。また、パーキンソン病の患者にたいしては、脳の深部に電極を埋め込み電気的な刺激を与えることで脳を活性化させる脳深部刺激（deep brain stimulation）という外科的な治療法が、注目すべき成果を挙げている。このように、精神疾患は脳の異常であるという見方をとることによって、精神疾患にたいするわたしたちの態度は大きく変化し、研究は大きく前進したのである。

脳神経科学から見た精神疾患

個々の精神疾患についてくわしく見るまえに、精神疾患にかんする脳神経科学的な見方をもう少しくわしく説明しよう。脳の活動は、神経細胞間の興奮伝達を基本的なメカニズムとしている（図10-1, 10-2）。ここで、神経細胞同士が接続する部位はシナプスと呼ばれる。シナプスにおいては、興奮伝達の上流に位置する神経細胞（シナプス前ニューロン）の末端まで電気的な活動が到

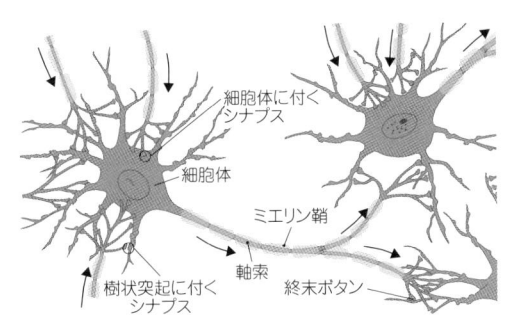

図10−1　神経細胞とシナプス

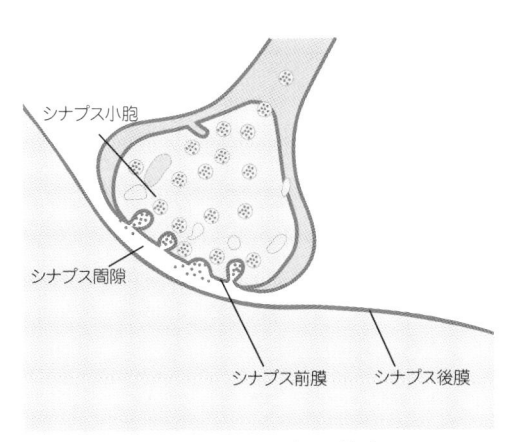

図10−2　シナプスの構造

達すると、神経細胞と神経細胞のあいだの空間（シナプス間隙）に、シナプス前ニューロンの末端から神経伝達物質が放出される。下流の神経細胞（シナプス後ニューロン）には、特定の神経伝達物質だけが結合できる受容体が多数存在する。そして、一定量の神経伝達物質が受容体と結合すると、シナプス後ニューロンで電気的な活動が生じる。この電気的な活動は、シナプス後ニューロンの本体を経て、末端に向かって伝わっていく。他方、シナプス後ニューロンの受容体に到達しなかった神経伝達物質は、シナプス前ニューロンに再び取り込まれ、その一部は次の放出に備えてシナプス小胞に貯えられ、残りは酵素によって分解される。

　神経伝達物質としては、いくつかの異なる化学物質が用いられる。その種類

によって、シナプスには下流の神経細胞を興奮させるものと、抑制するものがある。前者は興奮性のシナプス、後者は抑制性のシナプスと呼ばれる。精神疾患との関連でとくに重要なのは、広範囲調節系と呼ばれる神経系である。これは、脳幹から出発して、脳のさまざまな部位に軸索を伸ばしている神経細胞のネットワークであり、脳のさまざまな部位の働きを調節する機能を持つと考えられている。用いられる神経伝達物質の種類によって、ノルアドレナリン系、セロトニン系、ドーパミン系、アセチルコリン系という4種類がある。たとえばノルアドレナリン系は、脳幹の青斑核という部位に発し、大脳皮質、小脳、大脳基底核など脳のほぼあらゆる部位に広がっている。この系は、注意、学習と記憶、睡眠と覚醒のサイクルなど多様な活動の調整に関与しており、外界からの刺激にたいする反応性を全般的に調整していると考えられている。また、セロトニン系は、脳幹の縫線核に発し、前頭葉や帯状回などさまざまな部位に広がっている（図10-3）。この系は、睡眠と覚醒のサイクルに応じて脳のさまざまな部位の活動を調整していると考えられている。

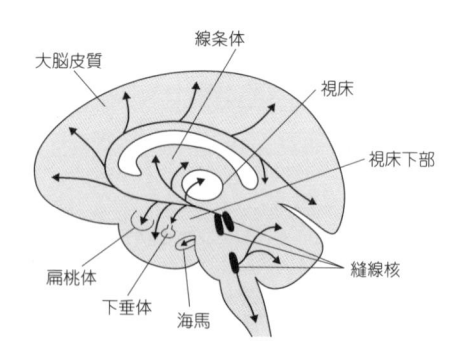

図10-3　セロトニン系（野村・樋口, 2005）

　現在では、精神疾患は何らかの理由でこれらの調節系の働きに異常が生じた状態であると考えられている[2]。たとえば、統合失調症患者の脳ではドーパミン系の活動が過剰になっていると考えられている。また、次節でくわしく見ていくように、うつ病患者ではセロトニン系の働きが低下していると考えられている。精神疾患がこのような原因によって生じるのだとすれば、治療のために

2）詳細はスタール（2002）などを参照。

は、異常の生じている調節系の働きを正常に戻せばよいということになる。現在用いられている向精神薬は、まさにそのような働きを持っている。向精神薬には、神経伝達物質の作用を強めるもの（作動薬）と、弱めるもの（拮抗薬）があり、精神疾患の種類に応じて薬物が使い分けられる[3]。

次節では、うつ病を例として、精神疾患とその治療にかんする脳神経科学研究の現状を具体的に見てみよう。

2. うつ病の脳神経科学

うつ病とは

一般にうつ病と呼ばれる精神疾患には、躁状態とうつ状態を繰り返す躁うつ病（双極性障害）と、うつ状態のみが生じる大うつ病がある。大うつ病の患者数は、躁うつ病の患者数のおよそ10倍と言われている。以下でうつ病というときには、とくに大うつ病のことを念頭に置いて話を進めることにしよう[4]。

すでに述べたように、うつ病は、統合失調症と並んで古くから知られている精神疾患である。また、米国では全人口の1割前後が一度は経験すると言われるように、もっとも一般的な精神疾患でもある。うつ病の症状としては、意気消沈や気力の減退、集中力の欠如などがある。さらに、これらの症状と比べると一般には知られていないが、不眠や動作速度の低下といった身体的な症状も広く見られる。これらの症状が生じた結果、うつ病患者は、学校に通ったり仕事に行ったりすることが困難になる。また、先にも述べたように、自殺の可能性が高まるということも、うつ病が引き起こす重大な問題である。第1節でも述べたように、自殺者の約90％が精神疾患患者であり、その半数がうつ病であるというデータもある。

じつは、うつ病は治療をしなくとも半年程度が経過すると回復することが多い。しかし、投薬治療などを行わなければ、6割から7割が再発し、2割が慢性化すると言われている。また、治療を行わなければ、再発までの期間が次第に短くなったり、症状が次第に重くなったりする。投薬治療を行えば、回復ま

---

3) いわゆるドラッグの作動原理も、向精神薬と同様である。たとえば、コカインやアンフェタミンはノルアドレナリン系およびドーパミン系の働きを高め、LSDはセロトニン系の働きを低下させる。
4) うつ病の症状や治療法については、野村・樋口（2005）などを参照。

での期間は3ヶ月程度に短縮され、再発の可能性も低くなる。したがって治療を行うことは重要である。

では、うつ病はどのようにして生じるのだろうか。現在一般的な考えによれば、うつ病患者においては、遺伝的要因および精神的・身体的ストレスなどの環境要因の両者によって、脳の機能的障害が生じていると考えられている。双子を対象としたある研究によれば、一卵性双生児の一方がうつ病を発症したときにもう一方も発症する確率は約6割だが、二卵性双生児では約1割であるという。二卵性双生児が遺伝子の約半分を共有しているのにたいして、一卵性双生児は遺伝子を完全に共有しているので、このデータはうつ病には遺伝的な要因が関与していることを示唆している。他方で、一卵性双生児で一方のみがうつ病を発症する場合も4割あるということは、うつ病が遺伝的な要因のみによって生じるわけではないことを示唆している。これらのことから、現在では、うつ病がどの程度発症しやすいかは遺伝的要因によって決まり、仕事や身近な人の死によるストレスのような環境要因が実際の発症を引き起こすと考えられている。遺伝的にうつ病を発症しやすい人は比較的軽度のストレスでも発症するが、そうでない人でも重度のストレスにさらされれば発症する可能性があるということである。

モノアミン欠乏仮説

では、うつ病患者における脳の機能的障害とは具体的にどのようなものだろうか。うつ病の脳神経科学的な説明として最初に唱えられたのは、モノアミン欠乏仮説と呼ばれる説である[5]。この仮説によれば、うつ病患者の脳においては、何らかの理由で、広範囲調節系で神経伝達物質として用いられるセロトニンやノルアドレナリンなどのモノアミン類が減少し、そのために広範囲調節系が正常に機能しなくなり、この系からの入力を受けるさまざまな部位が、正常に活性化しなくなっている（図10-4, 10-5）。その結果がうつ病のさまざまな症状だというのである。

モノアミン欠乏仮説が正しいとすれば、うつ病を治療するためには、モノアミン類を神経伝達に用いる広範囲調節系の働きを正常に戻せばよいということになる。現在用いられているさまざまな抗うつ薬は、なんらかの形でこの目的

---

5) 以下の説明はスタール（2002）に基づく。

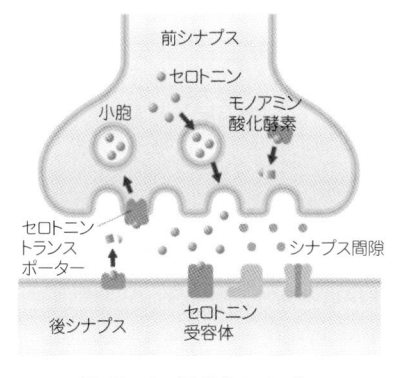

図10−4　正常なシナプス
（エゼル, 2003）

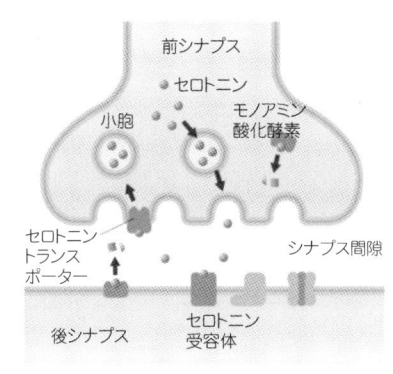

図10−5　うつ病患者のシナプス
（エゼル, 2003より改変）

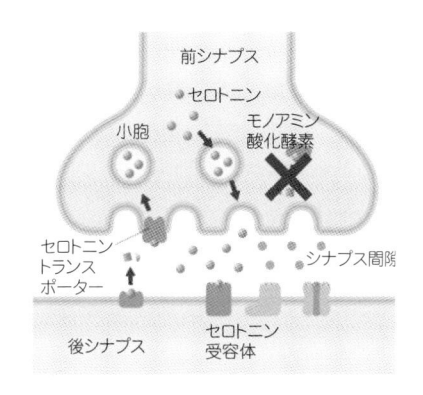

図10−6　MAO阻害薬の働き
（エゼル, 2003より改変）

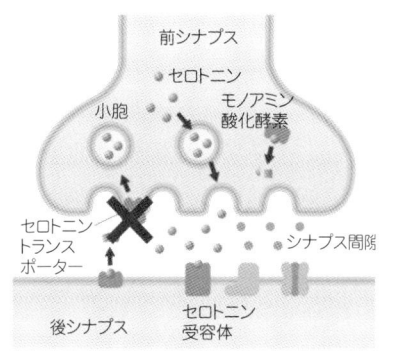

図10−7　三環系抗うつ薬および選択的
　　　　セロトニン再取込阻害薬の働き
（エゼル, 2003より改変）

を達成しているためにうつ病の治療効果を示すのだと考えられている。

　抗うつ薬の作動メカニズムは、大きく二つに分けることができる。第一に、シナプス前ニューロンに再取込された神経伝達物質が酵素によって分解されることを妨げれば、神経伝達物質はふたたびシナプス間隙に放出され、シナプス間隙中の神経伝達物質の濃度は高まり、シナプス後ニューロンに興奮が伝達される可能性が高まる（図10−6）。このようなメカニズムに基づくのが、モノアミン酸化酵素（MAO）阻害薬と呼ばれる抗うつ薬である。

第二に、シナプス間隙に放出された神経伝達物質がシナプス前ニューロンに再取込されるのを妨げることができれば、神経伝達物質はシナプス間隙にとどまり、シナプス間隙中の神経伝達物質の濃度が高まる。これによって、神経伝達物質がシナプス後ニューロンに受容される可能性が高まる（図10－7）。MAO阻害薬の後に開発された抗うつ薬である、三環系抗うつ薬や選択的セロトニン再取込阻害薬（SSRI）などは、いずれも基本的にはこのようなメカニズムに基づいている[6]。

　しかし、これらの抗うつ薬は必然的に副作用を伴う。これらはいずれも、モノアミン類を神経伝達物質として用いる神経系全体に作用するからである。SSRIを例にとって説明しよう。セロトニンを神経伝達物質として利用する神経系は、縫線核という部位を出発点として、大脳皮質、線条体、視床、視床下部、扁桃体、下垂体、海馬などさまざまな部位に至る。セロトニン系は、これらの部位の働きを調節する役割を担っていると考えられる。このなかでとくにうつ病と関連すると考えられているのは、大脳皮質の一部である前頭前野である。これまでの研究で、前頭前野は論理的思考や意思決定、感情などに関係することが知られている。それゆえ、セロトニン系の活動が低下し、その結果として前頭前野の働きが低下することは、意気消沈や意欲の減退などを引き起こすと考えられるのである。抗うつ薬はセロトニン系の活動を高め、その結果として前頭前野の働きを活性化させる。これがうつ病症状の改善につながる。しかし、抗うつ薬はセロトニン系からの入力を受ける他のさまざまな部位にも影響を及ぼす。このことがさまざまな副作用を引き起こすのである。

　たとえば、大脳基底核は行動や動機の制御に関連すると考えられている部位である。抗うつ薬によってこの部位が過剰に活性化すると、理由のない焦燥感にとらわれたり、繰り返し手を洗うというような強迫症状が生じたりすることになる[7]。また、食欲を調整する視床下部が過剰に活性化すると、食欲が高まり過食を引き起こす。さらに、脳幹の睡眠中枢が過剰に活性化すると、不眠症状を引き起こす。このように、脳全体の働きに作用する現在の抗うつ薬には、さまざまな副作用が不可避的に伴うのである。

6）　三環系抗うつ薬がモノアミン類全般の再取込を阻害するのにたいして、SSRIはセロトニンの再取込だけを阻害するという違いがある。
7）　抗うつ薬の投与によって（とくに回復の初期に）自殺のリスクが高まると言われることがあるが、これにはこの副作用が関連していると考えられている。

この問題を解決するための一つの方法は、抗うつ薬の作用をさらに限定的にすることである。今日では、同じセロトニン系でも部位によってセロトニン受容体のタイプが異なることが知られている。したがって、前頭前野にあるタイプのセロトニン受容体にのみ作用する化学物質を用いれば、他の部位に副作用を引き起こさずに前頭前野の活動だけを高めることができるかもしれない。現在では、このような抗うつ薬の開発が進められている。

脳神経科学的なうつ病研究の課題

　しかし、うつ病の脳神経科学的な理解や治療には、さらに根本的な課題が残されている。うつ病の発症や抗うつ薬の作用にかんして、モノアミン欠乏仮説ではうまく説明できないさまざまな事実が存在することである。

　第一に、死後脳を用いた研究などによれば、うつ病患者の脳では必ずしもモノアミン類が減少しているわけではない。第二に、抗うつ薬を投与するとモノアミン類はただちに増加するが、病状が改善されるには一、二週間かかる。これらのことは、うつ病の原因はたんなるモノアミン類の不足ではないことを示唆している。第三に、コカインにはSSRIなどと同様にモノアミン類の再取込阻害作用があることが知られているが、コカインには抗うつ作用がない。これらの事実をふまえれば、モノアミン類を用いる調節系の異常がうつ病に関係している可能性は高いとしても、それが具体的にどのような異常であるかは、まだはっきりしないのである[8]。

　抗うつ薬の作用にかんしては、モノアミン欠乏仮説では理解が困難な事実がもう一つある。それは、患者によって効果のある抗うつ薬に違いがあるということである。日本では現在、うつ病と診断された患者にたいしては、まずSSRIが処方され、その効果がない場合には三環系抗うつ薬が処方されることが一般的である。このさいに、SSRIが効果を示す患者もいれば、SSRIはまったく効果を示さないが、三環系抗うつ薬は効果を示す患者もいる。さらに、患者の1割程度は、現在ある抗うつ薬のいずれにも反応を示さないという。このことは、うつ病にはいくつかの異なるタイプが存在し、それぞれが、モノア

---

[8]　うつ病の脳神経科学的なメカニズムにかんしては、現在では、モノアミン欠乏仮説以外の仮説も存在する。たとえば、うつ病患者の脳ではシナプス後ニューロンのモノアミン受容体数が過剰になっており、それが原因で神経間の興奮伝達に異常が生じているという説や、シナプス後ニューロンの内部にある、受容体が受け取った情報を細胞体に伝達するシステムに異常があるという説などが唱えられている。しかし、いまのところ論争に決着はついていない。

ミン類を神経伝達に用いる神経系における異なる種類の異常に起因する、ということを示唆しているのかもしれない。あるいは、うつ病の原因はそもそもモノアミン類を用いる神経系の異常ではない、ということを示唆しているのかもしれない。

モノアミン欠乏仮説が正しいにせよ、そうでないにせよ、本節で見てきたように、うつ病の脳神経科学的メカニズムはまだ十分には解明されておらず、薬理学的な治療法の理論的基盤も完全には確立されてはいない。これがうつ病にかんする脳神経科学の現状なのである。とはいえ、抗うつ薬による治療は、現在最も有効なうつ病の治療法である。たとえば、フランクらの研究（Frank et al., 1990）によれば、大うつ病患者を対象として、対人関係療法、すなわち精神科医との面談によって人間関係上の問題を明らかにし状況の改善を試みるという治療法の効果と、三環系抗うつ薬による投薬治療の効果を三年間にわたって比較したところ、累積再発阻止率は三環系抗うつ薬で約 0.8、対人関係療法では約 0.4 であった。このようなデータからも、うつ病の治療法を確立するためには、うつ病の脳神経科学的メカニズムを解明し、それに基づいてさらに効果的で副作用の少ない薬理学的治療法を確立するのが、もっとも有望な戦略と言えよう。

この目標を達成するには、脳神経科学のさらなる発展が必要である。しかし、これまでの研究成果にも大きな意義がある。第一の意義は、完全なものではないにせよ、薬理学的な治療が可能になることによって、自殺防止や社会復帰の促進などが可能になり、うつ病がもたらす社会的損失を大幅に減少させることが可能になったということである。たとえば、上記のフランクらの研究によれば、偽薬投与群では累積再発阻止率は約 0.1 であった。このことは、抗うつ薬に大きな再発防止効果があることを示している[9]。

第二の意義は、うつ病は脳の異常であり、薬理学的に治療が可能な病気であるという認識が一般的になることによって、うつ病にたいするいわれなき偏見が払拭されるということである。たとえば、うつ病は患者本人の性格の問題であり、気力や根気が足りないためにうつ病になるのだという考え方をとるならば、周囲の人々は、うつ病患者本人を非難したり、そのような性格をもたらし

---

9) ただし、抗うつ薬の自殺防止効果を疑問視する人々もいる。たとえば、カーンらの研究（Khan et al., 2003）によれば、二重盲検法を用いた 9 つの抗うつ薬の臨床試験データを分析したところ、SSRI、三環系抗うつ薬、偽薬で自殺率に有意差は見られなかったという。

た親の育て方を非難したりするかもしれない。しかし、うつ病が脳の異常であるとすれば、このような非難が症状を悪化させる可能性こそあれ、改善させる可能性はない。このような不毛な非難をなくすことは、うつ病患者の社会における立場を改善するためにも重要だろう。

　うつ病にかんする脳神経科学的な研究は、現在も発展途上にある。しかし、精神疾患を脳の異常と捉えるという現代の精神医学や脳神経科学の見方は、うつ病の治療面でも、患者にたいする社会の見方という点でも、精神疾患患者を取り巻く状況に大きな改善をもたらしてきたのである。

3. 脳神経科学的な見方の問題点

　精神疾患は脳の異常であり、薬理学的な方法によって治療可能であるという見方にも問題がないわけではない。最後に、その問題点について簡単に見ていこう。

不確実性とリスク

　第一の問題点は、不十分な知識に基づく治療にはリスクがあるということである。前節で見たように、現在のところ、うつ病の脳神経科学的メカニズムには、不明な点が多い。抗うつ薬も、その作用の具体的なメカニズムがわからないままに、実際に治療効果があることを理由として用いられているというのが実情である。しかし、このような状況では予期せぬ問題が生じる可能性がある。

　実際に、SSRIにはそのような問題がいくつか指摘されている。まず、SSRIは攻撃性を高めるという指摘がある。日本でも、SSRIを服用したうつ病患者が激高したり他人に危害を加えたりするという報告が相次いだため、厚生労働省が2009年4月に調査を行い、同5月にはSSRIに攻撃性を高める可能性があるという注意を添付文書に付け加えるように命じている[10]。また、英米では未成年者へのSSRIの投与が自殺リスクを高めるということがたびたび指摘されている。この点に関しても、厚生労働省は添付文書への注意の記載を命じており、米国でも食品医薬品局が警告を発している。これらの副作用にかんする論争に決着を付けるためには、抗うつ薬の作動メカニズムを明らかにする必要

---

10) 2009年8月には、厚生労働省は、SSRIよりも古くから用いられている三環系抗うつ薬や四環系抗うつ薬にも攻撃性を高める副作用があるという注意を喚起している。

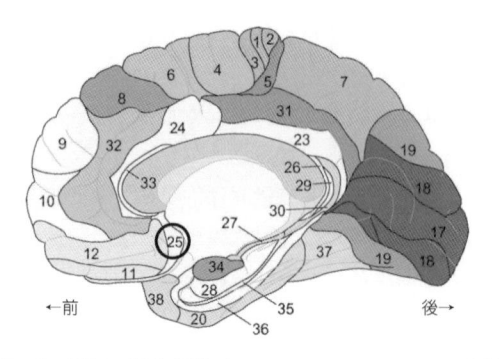

図 10-8　電極の挿入部位（Baars and Gage, 2010 より改変）

があるだろう。

　脳深部刺激（Deep Brain Stimulation, DBS）によるうつ病治療の場合には、原理がわからないが効果がある治療法を用いるべきかどうかという問題は、さらに深刻なものとなるだろう。この点について考えるために、この治療法にかんする研究（Mayberg *et al.*, 2005）を簡単に紹介しよう。これは、難治性のうつ病、すなわち抗うつ薬や電気けいれん療法など従来の治療法に反応を示さないうつ病の患者 6 人を対象とした研究である。メイバーグらは、これらの患者に脳外科手術を行い、彼らの脳で過剰な活動が見られたブロードマン 25 野という部位に電極を挿入した。そして、手術 2 週間後の一時的な中断をはさんで、その後 6 ヶ月間にわたって継続的に電気刺激を与えた（図 10-8）。この間、うつ病の症状を評価するテストを定期的に行ったところ、6 人中 4 人でスコアが 50% 以上改善された（表 10-1）。また、PET を用いて被験者の脳血流量を計測したところ、治療効果の見られた 4 人では、手術前に健常者と比べて脳血流量が多かったブロードマン 25 野では血流量が減少し、血流量が少なかった 24 野、9 野などでは血流量が増加した（図 10-9）。つまり、脳深部刺激によって脳部位の活動が正常化されたと考えられるのである。

　脳深部刺激による治療は、難治性のうつ病患者に治療効果を示すという点で画期的である。しかし、その作動メカニズムにかんしては、適切な強度の電気刺激が脳の活動を正常化するという以上のことは、ほとんどわかっていない。また、この治療法は、患者の脳に電極を埋め込むため、薬物の服用よりも侵襲性の高い手法である。ほかに治療法がないとしても、このように未知の部分が多く、患者の負担も大きい治療法を用いてよいかどうかは、きわめて判断の難

表10−1　うつ病症状のテストスコア（Mayberg et al. 2005 をもとに作成）

スコアが高いほど症状が重いことを表す。

	患者1	患者2	患者3	患者4	患者5	患者6
手術前	29	22	29	24	26	25
手術1週間後	5	10	12	18	17	12
2週間後（DBSオフ）	9	13	23	18	22	—
1ヶ月後	10	14	17	20	22	12
2ヶ月後	13	11	12	18	10	12
3ヶ月後	2	15	14	25	7	14
4ヶ月後	4	9	12	24	6	12
5ヶ月後	5	18	7	23	8	—
6ヶ月後	5	15	9	23	6	12

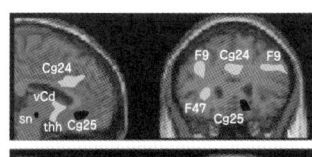

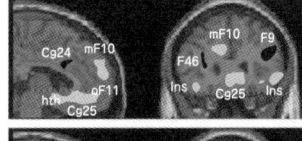

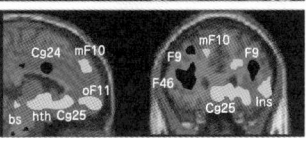

一番上の画像は、手術前の患者と健常者の脳血流量を比較している。他の画像は、うつ病患者の手術前と手術後の血流量を比較している。

図10−9　PETによる血流量の測定結果（Mayberg et al. 2005 より改変）

しい問題だろう[11]。

---

11) 脳深部刺激は、もともとパーキンソン病の治療に用いられている方法である。パーキンソン病の場合にも、くわしい作動メカニズムは明らかではないが、高い治療効果があることが明らかになっているため、すでに日本でも臨床で利用されている。

「脳の故障」という見方

　第二の問題点は、精神疾患は脳の故障にすぎないという単純化された見方が一般的になってしまう可能性にある。前節でうつ病について見たように、脳における何らかの異常が精神疾患のさまざまな症状を引き起こしていることは間違いないように思われる。しかし、その脳の異常には、遺伝的あるいは環境的な原因がある。たとえば、ある人がうつ病になったのは職場でのストレスが原因かもしれない。そうだとすれば、休職して抗うつ薬を服用すればいったん病状は改善されるかもしれないが、職場環境を改善しなければ、復職後にうつ病が再発することになるだろう。脳の異常を治療するという対症療法的な対応だけが重視されれば、その脳の異常を引き起こしたそもそもの原因である遺伝的要因や環境要因に対処することの重要性が見落とされてしまうかもしれない。

　また、うつ病が投薬によって治療可能になれば、わたしたちは、通常であればうつ病を引き起こすようなストレスの多い職場環境に抗うつ薬を用いて適応しようとするようになるかもしれない。あるいは、企業などからそのような行動を強制されるかもしれない。実際に米国では、健康な人が気分の改善を目的としてSSRIを服用することが1990年代から一般化し、大きな社会的問題となっている。うつ病が、わたしたちが置かれた環境が健康を害するものであることを教えてくれる生理的反応なのだとすれば、それにたいして、環境を改善するのではなく、薬物を用いて無理に適応しようとすることは、本末転倒した対応であるように思われる。

　精神疾患は脳の異常であるという見方にひそむ第三の問題点は、この見方のもとでは、病気と個性をどのように区別するかが難しくなるということである。たとえば、内向的で物事にたいして消極的な人の脳内では、うつ病の人と同じように、セロトニン系の働きが普通よりも弱いかもしれない。では、このような人も、抗うつ薬を服用してセロトニン系の働きを高め、周りの人と同じように外向的で積極的な人間になるべきなのだろうか。ここで、たんに内向的な人と精神疾患に分類されるべき人はどのようにして区別できるのだろうか。

　問題は、脳神経科学的な観点をとれば、従来は個性であったものが病気となり治療の対象となってしまう可能性があるということである。平均から離れた性格特性を持った人の脳には、何らかの点で、平均から逸脱した構造や機能が見出されるだろう。しかし、平均から逸脱した働きをただちに治療すべき異常と考えるならば、内向的な性格や攻撃的な性格など、従来は個人の個性と考え

られてきたものの多くは、脳の異常に基づく一種の病気であり、治療が必要であるということになってしまうだろう。

個性と病気の線引きにかんする問題は、社会的な論争の対象となる性格特性の場合に、とくに深刻なものとなる。同性愛はその一例である。異性愛者と同性愛者の脳の働きに違いが見出されるとしたら、わたしたちは、同性愛は脳の異常が原因で生じた一種の病気であると考え、それを「治療」すべきなのだろうか[12]。これは社会的、政治的に重大な含意を持つ決定であり、脳神経科学のデータからこのような結論を引き出すにあたっては、慎重さが求められる。しかし、「脳の異常」という考え方を無反省に乱用すると、このような実験結果から、同性愛は病気であるという結論を安易に引き出してしまう危険がある。精神疾患は脳の異常であるという見方は、精神疾患の理解や治療法の開発を促進してきたが、そこから不適切な教訓を引き出さないように細心の注意を払う必要がある。

本章の内容をまとめよう。脳神経科学の発展によって、精神疾患にかんする考え方があらためられつつある。脳神経科学的な見方によれば、精神疾患は脳の異常にほかならず、本質的に他の疾患と違いはない。脳神経科学の発展によって、精神疾患の薬理学的治療も進歩しているが、精神疾患にたいする見方が一面的になると問題も生じうるので注意が必要である。

参考文献

American Psychiatric Association. 2000. *Diagnostic and Statistical Manual of Mental Disorders Fourth Edition Text Revision*. Washington D. C. American Psychiatric Association. American Psychiatric Association. 2002.『DSM-IV-TR 精神疾患の診断・統計マニュアル新訂版』高橋三郎・大野裕・染矢俊幸訳, 医学書院.

アンドリアセン, ナンシー. 1986.『故障した脳：脳から心の病をみる』岡崎祐士・安西信雄・斎藤治・福田正人訳, 紀伊國屋書店.

---

12) たとえば、ルベイ（LeVay, 1991）によれば、女性、異性愛の男性、同性愛の男性の3グループの死後脳を用いて、視床下部前部の4つの領域の体積を比較したところ、異性愛の男性は、1つの部位が女性および同性愛の男性の2倍大きかったという。研究手法に問題があるため（同性愛男性だけがすべてエイズ患者だった）、この論文の結果を単純に信頼することはできないが、この論文は大きな論争を引き起こした。

Baars, B. J., and Gage, N. M. 2010. *Cognition, Brain, and Consciousness: Introduction to Cognitive Neuroscience*. Academic Press.

エゼル, C. 2003.「脳の中で何が起きているか」『日経サイエンス』2003 年 5 月号. pp. 32-9.

Frank, E., Kupfer, D. J., Perel, J. M., Cornes, C., Jarrett, D. B., Mallinger, A. G., Thase, M. E., McEachran, A. B., and Grochocinski, V. J. 1990. Three-year outcomes for maintenance therapies in recurrent depression. *Archives of General Psychiatry* 47 (12): 1093-9.

自殺実態解析プロジェクトチーム. 2008.『自殺実態白書 第二版』自殺対策支援センターライフリンク. (http://www.lifelink.or.jp/hp/whitepaper.html) (2009 年 11 月 12 日確認)

警察庁生活安全局地域課. 2008.「平成 19 年中における自殺の概要資料」(http://www.npa.go.jp/toukei/chiiki10/h19_zisatsu.pdf) (2009 年 11 月 12 日確認)

Khan, A., Khan, S., Kolts, R., and Brown, W. 2003. Suicide rates in clinical trials of SSRIs, other antidepressants, and placebo: Analysis of FDA reports. *American Journal of Psychiatry* 160: 790-2.

LeVay, S. 1991. A difference in hypothalamic structure between heterosexual and homosexual men. *Science* 253 (5023): 1034-7.

Mayberg, H., Lozano, A. M., Voon, V., McNeely, H., E., Seminowicz, D., Hamani, C., Schwalb, J. M., and Kennedy, S. H. 2005. Deep brain stimulation for treatment-resistant depression. *Neuron* 45: 651-60.

野村総一郎・樋口輝彦編. 2005.『標準精神医学 第 3 版』医学書院.

スタール, スティーブン. 2002.『精神薬理学エッセンシャルズ:神経科学的基礎と応用 第 2 版』仙波純一訳. メディカル・サイエンス・インターナショナル.

第 11 章

スマートドラッグ：薬物によるエンハンスメント

　わたしたち人間は、つねに多種多様なことがらを学習している。そして、学習したことがらにもとづいて思考し、次に何をなすべきかを決定していく。こうした一連の心的な活動のおかげでわたしたちは日々の生活を営むことができるのであり、日々の生活をそれなりに送るためには、ある程度の水準の心的活動が欠かせないといえる。しかし、高度に複雑化してゆく社会の中で、個人に求められる心的活動はますます高い水準になっていると思われる。現代社会においてわたしたちは、より多くのことがらをもっと効率よく処理することを求められていると感じるのではないだろうか。

　ここで述べている心的活動には、集中力や記憶力など、より基礎的な知的能力がかかわっている。集中力や記憶力を高めることができれば、わたしたちは今よりも多くのことがらを短時間で扱うことができるようになると考えられる。こうした知的能力も脳の活動に由来するものであるから、脳の活動を何らかの仕方で変化させれば、知的な能力を増強させることができるかもしれない。そのひとつの方法として考えられるのが薬物である。

　本章では、薬物を用いて知的な能力を高める可能性、つまり頭のよくなる薬について考えたい。こうした頭のよくなる薬は「スマートドラッグ」とか「スマートピル」、「ニューロエンハンサー」などと呼ばれるが、本章ではスマートドラッグという呼称で統一する。

　スマートドラッグがもたらすような、人間の能力の強化・増強のことを一般に「エンハンスメント enhancement」という。スマートドラッグのターゲットは脳だが、脳を対象としないタイプのエンハンスメントはすでにわたしたちの社会に存在している。それは身体を対象としたエンハンスメントであり、スポーツでしばしば問題になるドーピングがその一例だ。いわゆるステロイド

（アナボリック・ステロイド・ホルモン）が筋肉増強剤として有名であろう。むろんこれは、オリンピックでは使用が禁止されている。競技の公平性を脅かすだけでなく、高血圧・肝障害・心肥大といった副作用によって選手の健康が脅かされるからである。また、他には、外見上の魅力も身体の能力だとすれば、美容整形も身体的なエンハンスメントの一種だといえるだろう。

エンハンスメントに共通するのが「治療を超えている」という点である。治療とはおおよそ、病の状態にある人間の機能や状態を回復させ、健康な水準に近づけることだといえる。これに対してエンハンスメントは、すでに健康な水準に達していて治療の必要のない人に対して行われるものをいう。つまり、健康な人間の機能をそれ以上に引き上げることを目的としているのである。治療とエンハンスメントとの境界は必ずしも明確ではないが、エンハンスメントの基本的性格は、このように治療と対比することによって明確化できるだろう。

本章で扱うスマートドラッグは、脳に働きかけて人間の健康な認知機能・知的能力をそれ以上に強化することを目指す点で、「認知エンハンスメント cognitive enhancement」とも呼ばれる。脳神経科学による科学的知識がスマートドラッグを生み出す基礎となっているという点に、認知エンハンスメントの身体的なエンハンスメントとは異なる際立った特徴がある。（なお、一般に脳神経科学に基礎をおくエンハンスメントを一語で「ニューロエンハンスメント neuro-enhancement」と呼ぶこともある。）

本章ではまず第一に、スマートドラッグの現状について、例を通して具体的に知ることから始める。そうした薬がどのように登場してきたのか、現在どのような広まりを見せているかといったことを把握したうえで、第二に、そうした薬物について脳神経科学的に何がわかっているかを理解する。薬物の作用メカニズムやその効果を調べる実験について説明し、スマートドラッグの現段階での限界についても考えていきたい。そして第三に、知的な能力を高める薬物にかんする具体的な解説から離れ、将来的にそうした薬物が社会にもたらしうる影響について考えていきたい。

1. リタリンをめぐる現状

集中力や記憶力を高めるといわれている薬物は複数あり、ここではそのすべてを取り上げることはできない。そこで本章では集中力を高めるといわれてい

るリタリンを重点的に取り上げ、他の薬物についてはごく簡単に扱うにとどめたい。

ADHD治療薬としてのリタリン

リタリンという名前は商品名であり、その物質名をメチルフェニデートという。リタリンは、米国では「ADHD (Attention Deficit / Hyperactive Disorder, 注意欠陥・多動性障害)」の症状を抑える薬として処方されてきた（日本ではうつ病等に処方されていたが、あとで述べる理由により、現在はうつ病への処方は規制され、流通管理の徹底がなされている）。

リタリンが対象とするこのADHDとはどのような障害だろうか。ADHDは小学校入学前後の男子児童に発見される場合が多いとされる障害で、米国精神医学会における基準である「精神疾患の分類と診断の手引き」第4版（DSM-4）によれば、次のような症状が典型的なADHDの症状である。

- 課題や遊びの場面で注意力を持続することが困難。
- 不注意による過ちを犯す。
- 外部からの刺激で容易に注意をそらされる。
- 教室内で座席に座っていることができない。
- 手足を動かしたり走り回ったりする。
- じっとしていることができず他人を妨害する。

こうした症状のいくつかが、学校や家庭など二つ以上の状況において一定の期間にわたって存在することなどが、ADHDとの診断を下すための基準とされる。

ADHDの児童の多くが、リタリンの服用によって症状が緩和されることがわかっている。学習の正確さが増し、以前よりも長時間作業に取り組み続け、しかも最後までやり続けることもできるようになるという。いいかえれば、リタリンによって、ADHDの児童の集中力を、健康な水準あるいはそれに近い水準まで引き上げることができるのである。

治療からエンハンスメントへ

すると次のような考えがごく自然に出てくるだろう。もともと健康な人がリ

タリンを飲めば、集中力を健康な水準以上に引き上げることができるのではないか。リタリンは、集中力増強剤、つまり「スマートドラッグ」の一種として転用することができるのではないか、と。

　米国では、まさにそのような考えから、テストの成績を上げるためにリタリンを服用している学生がいるという。著名な脳神経科学者であるマイケル・S・ガザニガは、著書『脳の中の倫理』の中で、リタリンのそうした服用について次のように述べている。

　　リタリンを飲めば、SAT（大学進学適性試験）の成績が100点以上アップすると言われている。現に大勢の若者がその目的でリタリンを飲んでおり、率直に言って、それを止めることはできない。(Gazzaniga, 2005: p. 72, 邦訳 p. 111)

SATは1600点満点の試験であるから、得点が100点以上上がれば、おおよそ6％の成績アップだということになる。SATは、言語能力測定として78問、数学能力測定として60問をそれぞれ75分で課すものなので、スピードが要請される点に特徴がある。したがって、高得点を狙うには集中力が重要なカギとなる。集中力増強剤としてリタリンが服用される背景には、SATという試験がもつこうした特性があると考えられる。

　いうまでもなく、集中力を高めたいと思うのは学生だけではない。たとえば、新しい研究成果を生み出さねばならない科学者も同様であろう。2008年1月、非公式ながら、イギリスの科学雑誌『ネイチャー』は、読者を対象にスマートドラッグの使用に関する調査を行った（Maher, 2008）。調査に応じたのは技術者、生物学研究者、教師などであり、世界60カ国で1427人を数えた。ただしそのうちの大半は米国人であり、また年齢も35歳以下であった（回答にはインターネットが利用された）。この調査によると、リタリンを含めた3種の薬物について、認知エンハンスメントを目的に使用した経験があるかという問いに対し、20％の回答者がイエスと答えた（年齢別の詳しいデータは図11−1を参照）。また、そのうちの79％が、健康に問題がなければこの種の薬物の使用は許されるべきだと答えたという。

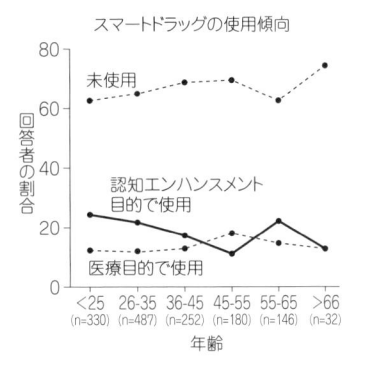

図11−1　認知エンハンスメントを目的に使用した経験（年齢別）（Maher, 2008 より改変）

2．リタリンの効果と限界

リタリンのメカニズム

　それでは、リタリンはどのようなメカニズムで脳に働きかけるのだろうか。まずは一般的に、あるニューロンのシグナルが別のニューロンに伝達されるときに何が起こっているのかを説明しよう（cf. Pinel, 2003）。シグナルは、神経線維では電気パルスによって電気的に伝達されるが、ニューロン間の接続部分であるシナプスにおいては以下のように化学的な仕方で伝達が起こる。はじめに、一方のニューロンの側で電気パルスが神経線維の末端まで伝導してくると、神経終末のシナプス小胞から神経伝達物質が放出される。次に、放出された神経伝達物質はシナプス間隙を通って、次のニューロンがもつ受容体に到達して結合する。それによって、そこで新たな電気パルスが生じる。こうして神経伝達物質を介してニューロン間でシグナルが伝達されるわけである。これを「シナプス伝達」と呼ぶ。

　次に、神経伝達物質のひとつであるドーパミンを取り上げて、より具体的なシナプス伝達の詳細について見ておこう。リタリンはドーパミンにかかわるものだと考えられているため、リタリンのメカニズムを理解するにはドーパミンのふるまいを理解しておく必要がある。

　図11−2はシナプス伝達の様子を示したものである。濃い網かけで示した円がドーパミンを表わしている。上のニューロンの神経末端から放出されたドー

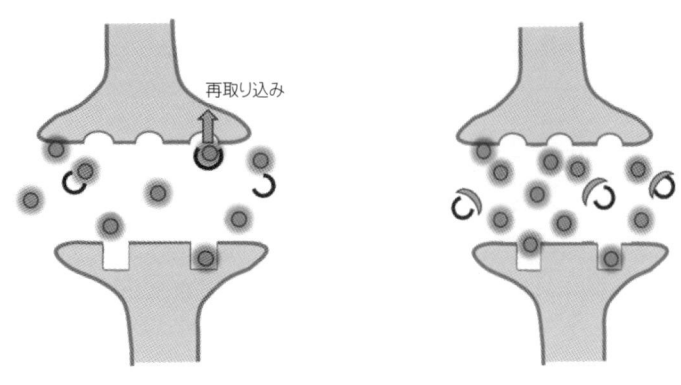

図 11-2　シナプス伝達と再取り込み　　図 11-3　再取り込みの阻害（アゴニスト効果）

パミンが、シナプス間隙を通り、下のニューロンの神経末端の受容体（図の四角い穴）に結合することにより、シナプス伝達が起こる。こうして、上のニューロンから下のニューロンにシグナルが伝えられる。

　このとき重要なのは、「再取り込み」と呼ばれる現象が生じることだ。シナプス間隙に放出されたドーパミンがみな次のニューロンに到達し、受容体に結合するわけではない。受容体に結合しなかったドーパミンの一部は、ドーパミン・トランスポーター（図の黒い半円）が結合して、もとの神経末端に引き戻される。これを再取り込みといい、再取り込みされたドーパミンはのちに再利用されることになる。

　リタリンは、ドーパミン・トランスポーターの働きを阻害すると考えられている。その効果をごく簡略化して描いたのが図 11-3 である。この図の中では、ドーパミン・トランスポーター（黒い半円）のまわりにとりついた三日月状の図形によってその効果を表わしている。こうして再取り込みが阻害されると、再取り込みされるドーパミンの量が少なくなり、シナプス間隙におけるドーパミンの濃度が上昇する。その結果、次のニューロンに到達し、受容体に結合するドーパミンの量が増加する。このようなメカニズムによって、リタリンはシグナルのシナプス伝達を促進すると考えられている。

　ちなみに、シナプス伝達に関して、このように特定の神経伝達物質の効果を促進する薬物を、その神経伝達物質の「アゴニスト（作動薬）」と呼ぶ。これには、再取り込みを阻害するタイプのもののほかに、神経伝達物質の生成を増加させるものや、受容体を活性化させるものなどがある。逆に、受容体に結合

してその働きを阻害することなどを通じて、神経伝達物質の効果を抑制する薬物を「アンタゴニスト（拮抗薬）」と呼ぶ。この神経薬理学上の分類にしたがえば、リタリンはドーパミンのアゴニストとして作用することになる。以上が、ニューロンのレベル、とりわけシナプス伝達において想定されているリタリンの作用メカニズムである。

健康な人のリタリン服用：ヴォルコウらの実験

ADHDの児童は、シナプス伝達において放出されるドーパミンの量が少ないと考えられている。そこでリタリンを服用することにより、ドーパミンの再取り込みを阻害して、受容体に結合するドーパミンの量を健康な水準近くまで増やすことで、ADHDの諸症状が緩和されると考えられているのである。

だが、ドーパミンの増量というリタリンの効果とADHDの症状の緩和とは、実際にはどう結びついているのだろうか。この問いに十分に答えられない限り、リタリンの集中力増強剤としての効果についても疑問が生じるだろう。はたして、本当に健康な人でもリタリンによって集中力を高めることが可能なのだろうか。かりに高めることができたとして、どの程度の実用上の効果が期待できるのか。そして、そこに何らかの問題はないのだろうか。

こうした問いに答えるべく、まずはリタリンを服用した健康な人に知的な作業をさせる実験を紹介し、その実験から認知エンハンスメントにかんして何がいえるのかを検討しよう。ここでは、ヴォルコウらが2004年に発表した論文（Volkow et al., 2004）を取り上げる。

この実験では健康な被験者16人にリタリン（メチルフェニデート）を飲ませたうえで、計算課題に取り組んでもらった。被験者は計算課題に正解すれば金銭的報酬がもらえることになっている。比較のために、別の被験者にはリタリンではなく偽薬を服用してもらった。また中立的な課題として風景の絵を見てもらう課題を行い、そちらではただ絵を見るだけでそれに対して何か応答する必要はなく、金銭的報酬も与えられないこととした。

被験者が課題に取り組んでいるさいに、次のふたつのことを調べた。第一に、PET（Positron Emission Tomography, 陽電子放射断層撮影）によって、大脳基底核の線条体におけるドーパミンの量を測定した。大脳基底核とは、運動の遂行とともに、さまざまな認知機能に関係していると考えられている部位である。第二に、課題に取り組んでいるときの被験者の興味や関心、動機づけにつ

いて、被験者自身に主観的に報告してもらった。

　それでは、ヴォルコウらの実験からどのような結果が得られたのだろうか。PETを用いたドーパミン量の測定結果を示したのが図11−4である。一般にPETは、被験者の頸動脈などから注射などで放射性化合物を投与し、その化合物の脳内における放射活性のレベルを画像化したものである。ここでトレーサー（追跡子）に使用しているのは、炭素の放射性同位体（$_{11}$C）を含むラクロプライド（raclopride）という物質であり、ラクロプライドはドーパミンの受容体と結合することで、ドーパミンがドーパミン受容体と結合するのを防ぐ。この点で、ラクロプライドはドーパミンのアンタゴニスト（拮抗薬）である。

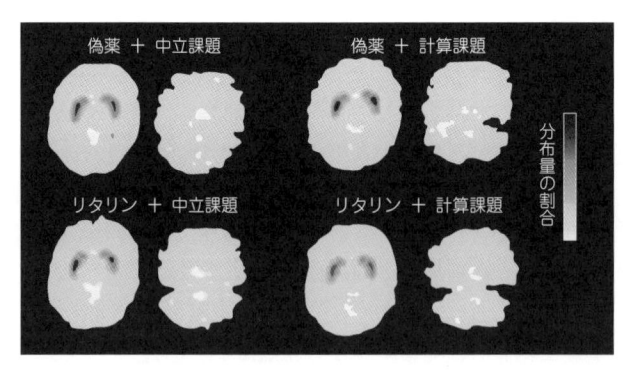

それぞれは水平方向での脳の断面図で、左が線条体を横切る面、右が小脳を横切る面。
図11−4　健康な人の知的な能力に対するリタリンの効果（Volkow et al., 2004より改変）

　図11−4では、色の濃い部分ほどこのラクロプライドの量が多いことを示している。つまり、色の濃いところほど、本来ドーパミンが結合すべきところに、ラクロプライドが結合してしまっているということであり、色が薄いほうがドーパミンの量が多いということになる。

　したがって、画像中もっともドーパミンの量が多いのは、あまり濃くなっていない右下の図だということになる。これは、被験者がリタリンを服用して計算課題に取り組んでいる場合を示しているものである。これに対して、他の図では色の濃さに差がない。こうして、PETによる計測結果から、リタリンを服用して計算課題に取り組んでいるときには、ドーパミンが増量しているということが明らかになった。

また、被験者の主観的報告によっても、偽薬を服用したり、中立的な課題に取り組んでいたりする場合に比べて、リタリンを服用して計算課題に取り組んでいるときのほうが課題に取り組んでいるときの被験者の興味や動機づけが強かった。
　以上の実験結果から、ヴォルコウらはおおよそ次のような結論を引き出している。金銭的報酬ありの課題（ここでは計算課題）ではリタリンはドーパミンを増量する。つまり、リタリンは、報酬があるという状況のもとで、ドーパミンの量を増加させるという効果をもつことがわかる。リタリンを飲んで課題に取り組む場面であっても、金銭的報酬のない課題（ここでは風景の絵を見るという中立課題）ではドーパミン量は増えず、主観的動機づけも強くないからである。
　では、集中力を高めるというリタリンの効果はどのように生じるのか。ヴォルコウらは、次のように推測している。報酬のある状況では、リタリンの服用によってドーパミンが増量する。これは課題に対する興味や動機づけが強まることにつながり、それによって、その課題に集中して取り組むことができるようになる。つまり、ヴォルコウらの推測によれば、報酬のある状況でのリタリンの直接的な効果は、興味・動機づけを強化することであるのだが、そのことを通じて間接的に集中力も増強されるのである。ADHDの症状もまた同様のプロセスで緩和されるものと考えられる。

現状での限界と副作用
　このように、リタリンが集中力を増強させる効果をもつことを示唆する実験結果が得られた。すると、第1節でみた米国の学生たちのように、成績向上を目的としてリタリンを使うことが有効であるように思われる。あるいは、リタリンを飲めば、大量で困難な仕事にも集中して取り組むことができるようになると考えられる（ただし、計算課題に金銭的報酬が与えられていたように、リタリンが効果を発揮するには報酬を設定する必要があるだろう）。
　しかし、話はそう簡単ではない。実際にこうした場面でリタリンが常に集中力増強剤として利用できるかどうかは、まだはっきりしていない。というのも、ヴォルコウらが示した実験結果は以下のようにまだまだ限定的なものだからである。
　まず、被験者の数についての問題がある。この実験の被験者は16人だった

が、いうまでもなく、この人数で十分かどうかはけっして明らかではないだろう。それゆえ、もっと多くの被験者によっても同様の結果が得られるということを示さなければならない。

次に、ここで示された結果やヴォルコウらの推測が妥当だとしても、環境の特殊性という問題がある (Farah et al., 2004; Kennedy, 2006)。実験が行われた環境は、PETで脳の活動を計測されつつ、興味や動機づけにかんする主観的な報告もしなければならないという、あまり日常的とはいえない環境であった。したがって、この実験結果からただちに、日常的な場面においてもリタリンの服用が実験室と同様の効果を示すということまではいえない。

このように、ヴォルコウらの実験結果からだけでは、米国の学生たちが考えるように、リタリンを服用することでテストの成績を上げる、というもくろみが上首尾に果たされるとはいえないのである。

それどころかリタリンには副作用の可能性もある。リタリンはもともとADHDの症状を緩和するための薬であり、医師の処方の範囲内で服用している場合には危険性は少ないと考えられる。そして、副作用はそうした処方の範囲内で知られているものでしかない。これは、健康な成人がリタリンを服用した場合にどのような副作用が生じうるのかはあまり知られていないということだ。特に、長期間にわたる服用によって深刻な未知の副作用が生じうる可能性は否定できない（cf. Farah et al., 2004）。

また、リタリンは依存性があるともいわれている。コカインなどよりは穏やかであるものの、ドーパミンを増量するという点ではそうした麻薬と類似した作用をもつと考えられている。現に日本では、そうした目的での使用が問題となり、リタリンの流通は厳しく管理されている。というわけで、このような副作用の危険性を考慮するならば、集中力を高める目的でリタリンを飲むべきではないと思われる。流通管理が厳しくない国や地域もあるとはいえ、『ネイチャー』で服用が報告された科学者たちは、この点では危ない橋を渡っているといえるだろう。

3. スマートドラッグ開発の将来

このように、リタリンに限ってみても、いま現にあるスマートドラッグには限界があることがわかる。とはいえこうした限界は、将来、脳神経科学の研究

が進むことによってある程度は乗り越えられていくとも考えられる。ここで、リタリンから離れ、スマートドラッグ開発の現状と将来的展望を少々詳しく見ておこう。

DARPA での研究

スマートドラッグの研究にことのほか熱心なのは、ブレイン・マシン・インターフェイス（BMI）の開発と同様（第9章）、米国の DARPA（米国防総省国防高等研究計画局）である。DARPA は、兵士の知的能力を維持・強化するための研究の一環として、スマートドラッグの研究を進めている（Moreno, 2006）。

たとえば、「睡眠不足防止プログラム」と銘打った研究には一億ドルの補助金が投入されている。睡眠不足が軍事的に大きな問題となるのは明らかだろう。任務に就いた兵士は3～4時間の短時間睡眠を数週間続けなければならない。だが、睡眠不足が兵士にもたらす集中力の低下や気分の落ち込みは、事故の誘発や士気の低下に結びつく。そこで、睡眠不足でも薬理的手法などで認知機能や身体機能を維持できれば望ましい。あるいは睡眠をコントロールして短時間化できれば、睡眠不足にはならないだろう。このような観点から、睡眠のメカニズムや睡眠障害の治療薬の研究が進められることになるのである。その成果は、兵士の短時間睡眠ないし覚醒状態の維持を可能にする薬物の開発に結びつく。さらに、覚醒状態を維持するだけでなく強化することができるようになれば、兵士の集中力を高めるスマートドラッグとして利用できるのではないか、と考えられるわけである。

民間での研究：記憶力

次に民間の研究開発に目を移そう（cf. Hall, 2003）。注目すべきは記憶力にかかわる研究開発である。すでに米国では、記憶力増強剤の開発を目的としたベンチャー企業が十数社は存在している。その中のメモリー・ファーマシューティカルズ社では、記憶のメカニズムの研究によってノーベル賞を受賞したコロンビア大学教授エリック・カンデルが研究開発に参加している。

カンデルの研究は、CREB と呼ばれるたんぱく質についてのものである。ニューロンが長期記憶をコード化するさいにはシナプスが形成されたり強化されたりするが、カンデルは、これに CREB が関与していることを発見した。

CREBはニューロン内の核にある特定の遺伝子群を活性化する。そして、活性化された遺伝子群の生み出すたんぱく質がシナプスを強化するのである。したがって、薬理的手法で脳内のCREBの量を増やすことができれば、記憶力を増強することができると考えられる。こうしたCREB促進剤はまだ開発の初期段階ではあるものの、実用化を目指して盛んに研究が進められている。また記憶力増強剤については、他に神経伝達物質の量を増やすタイプのものや、神経伝達物質の受容体の応答を強めるタイプのものの開発も進められている。

記憶力増強を可能にするスマートドラッグには、多くの人が魅力を感じることだろう。何かを覚える作業は、わたしたちを日々苦しめているといってもよいからだ。またそうした薬物は、老化やアルツハイマー病に伴う記憶力減退・記憶障害にも効果があると考えられる。社会の高齢化は急速に進んでいるため、エンハンスメント目的と治療目的とを合わせて、記憶力増強剤の市場規模は相当大きくなると見込まれる。それゆえ開発競争が過熱するのである。

緊張や不安のコントロール

直接的に知的能力を高めるわけではないが、本来の能力の発揮を妨げる要因をコントロールすることで、間接的にエンハンスメントの役割を果たすといえるような薬物を考えることができるだろう。たとえば緊張や不安をコントロールできるとしたらどうか。将来のかかった大事な試験や面接、大勢の人が見守る中での研究発表、愛を告白するときなど、緊張しなければうまくやれる（やれた）はずの場面は数えきれないように思われる。

現在すでにこの種の目的で服用されることのある薬物として、プロプラノロールが挙げられる。プロプラノロールは、頭痛・突発性の震え・狭心症・心筋梗塞・緑内障などさまざまな症状に処方されるが、PTSD (post-traumatic stress disorder, 心的外傷後ストレス障害) の治療に有効である可能性があるため、その点での研究も行われている。そうした研究によると、トラウマ体験直後のプロプラノロールの服用により、その体験を思い出すさいの心拍数や皮膚電位の反応が緩和されていることから、PTSD症状の軽減が見られるという (Brunet et al., 2007)。そしてこのプロプラノロールは、オペラ歌手やフルート奏者といった音楽家が適用外服用するものとしても以前から知られている。舞台上で襲われる緊張や不安を和らげる効果があると信じられているのだ。これを服用する音楽家たちは、あがるのを防止することによってよりよいパフォーマンス

を目指しているというわけだ（Slomka, 1992）。

　これで実際に音楽のパフォーマンスが向上するかどうか、またプロプラノロールの長期的服用が弊害をもたらさないかどうかは明らかではないが、ここに今後のスマートドラッグ開発のひとつの方向が示されているのはまちがいない。すなわち、緊張、不安、恐怖心、嫌悪感、内向性、といった心的状態や性格特性の薬理的コントロールを通じたエンハンスメントである。そうした薬物を開発するには、こうした状態や特性の基礎となっている脳神経科学的メカニズムをいっそう明らかにしていく必要があるだろう。

4. 社会的影響

　以上のように、スマートドラッグの研究開発はさまざまな角度からますます活発化している。その結果、将来的には、実験室のような限られた環境以外の多くの場面でも、より効果的に知的能力を高め、しかも副作用もほとんどないといったスマートドラッグが登場するようになるかもしれない。そうなったとき、そうしたスマートドラッグは、個人や社会にどのような影響を与えるだろうか。

　肯定的な意見もある（Naam, 2005）。たとえば、科学者やエンジニアがスマートドラッグによって認知エンハンスメントを行い、よりよい研究やより優れた発明をすることは、人類全体に利益をもたらすだろう。あるいは、音楽鑑賞や映画鑑賞、読書など個人的な価値にかかわるものについても、スマートドラッグによって高い集中力を保ちながら味わうことで、より深く享受することができるだろう。つまり、スマートドラッグは個人や社会に好ましい影響をもたらすというのである。

　しかし一方で、スマートドラッグの登場はさまざまな問題をもたらすとも考えられている。この最終節では、将来そうした薬物が実際に登場してきたとしたら、社会にどのような問題がもたらされることになるのかを考察したい。

格差の拡大

　第一に考えられる社会的影響として多くの論者が指摘するのが、貧富の差の拡大である（Farah et al., 2004; Greely, 2006; Merkel et al., 2007）。強力でしかも副作用の少ないスマートドラッグが開発されたとしても、それがかなり高

額である可能性は十分に考えられる。その場合、そうしたスマートドラッグを購入できるのは、経済的な余裕のある層に限られることになるだろう。つまり、認知エンハンスメントの恩恵にあずかれるのは富裕層だけだということになる。

将来現れるスマートドラッグが高価になるかもしれないという見込みは、その開発のための費用が高くなる点に由来する。一般に、新薬の候補となる化合物を発見してから市販にいたるまでは長い年月（10～20年）を要し、その研究開発総額は数百億円にのぼるともいわれている。これはひとつには、製品化できないリスクがかなり高いことによる。新薬候補の化合物の中で実際に薬品化できるものは限られており、また市販のためには公的な認可が必要となるからである。さらに、かりに開発した医薬品を市場に送り出すことができたとしても、高額な開発費を回収することができるほどの売り上げがあるかどうかも確実ではない。ジェネリック薬品（後発医薬品）の出現がそれを脅かす可能性もある。こうして製薬会社はさまざまな領域で次々と新薬の開発を迫られることになり、開発費がかさむことになる。また、スマートドラッグは保険が適用される見込みがあまり大きくない[1]。このような状況から、スマートドラッグ

---

1) 本章の冒頭でみたように、エンハンスメントは治療と対比して語られることが多い。この「治療／エンハンスメント」の二分法は、公的な医療保険の適用範囲に関する以下のような議論にも適用される。すなわち、治療に関しては、社会には積極的にそれを行う義務があると考えられるため、わたしたちの税金を拠出して公的な医療保険の適用対象として扱うべきものとされる。他方、エンハンスメントについては、社会にはそれを支援する義務はない。したがって、少なくとも公的な保険の対象にするべきものではなく、禁止もしくは個人的なものに限定すべきとされるのである。

　ところが、この議論はいくつかの理論的な困難を抱えていると考えられている。ここでの二分法は、健康な水準にまで引き上げるなら治療、健康な水準以上に引き上げるならエンハンスメント、といった具合に、健康の概念に支えられている。しかしここに根本的な問題を見てとることができる。そもそも、人間がもつ健康な機能とは何だろうか。何が健康であるかは社会や文化、集団などに相対的でしかないのではないか。

　そのような相対性を端的に示すものとしてよく挙げられる例が男性の勃起障害（ED）である。それは歴史上のある時期までは、一定以上の年齢であれば自然に生じる、とりたてて病的ではない現象として捉えられてきたわけだが、EDの治療薬が開発されて一般に流通するようになるにともない、徐々に健康ではない状態、つまり障害として認識されて、積極的な治療の対象となりつつある。このように、当該の社会が利用できる技術に相対的に何を健康であるとみなすべきかが決まる、ということがありうるのだ。

　以上が示唆しているのは、治療とエンハンスメントとの間に明確な境界線を引くことの原理的な困難にほかならない。もちろん、両者をおおよそのところで区別することが可能だというのはまちがいない。しかし、どこまで公的な医療保険を適用するのか、という制度的・社会的な問題が生じやすいのは、まさしく治療とエンハンスメントとの区別がつかないグレーゾーンでのケースであろう。ここに現れてくるのは、概念的にも科学的にも唯一の正解がないにもかかわらず、制度は何らかの仕方で（さまざまな社会的・経済的要因を考慮しながら）明確に整備せねばならないという、

は高価になると考えられるのである。

　さて、薬物の服用によって認知エンハンスメントを行っている人々は、それを行っていない人々よりも学業やビジネスの場面で優位に立つことができるだろう。そして、そのことが経済的な成功に結びつくと考えるのはごく自然である。そうだとすると、スマートドラッグを利用できる富裕層が、そうではない人々に比べて、富を得る見込みが高くなると考えられる。その結果、もともと存在していた経済的な格差が、ますます拡大することになる。そして再びこの経済的な格差が、スマートドラッグを購入できる層とできない層とをいっそう隔てていく、という循環が生じることになる。このように、スマートドラッグの登場によって社会的な公平性が阻害されるのではないか、と懸念されるのである。

薬理的資源の不適切な分配

　第二に、薬理的資源が不適切に分配される事態が懸念される（Merkel *et al.*, 2007）。一般に、薬理的資源は有限であり、その分配はどのような薬物をどのくらい生産していくかに応じて決まる。いま、ある薬理的資源からはアルツハイマー病の治療薬と記憶力増強剤の二種類が作れるものとしよう。これが適切に分配されている場合には問題はない。しかし、経済的な余裕のある富裕層が、記憶力増強剤を大量に購入するようになった場合はどうか。

　この場合には、記憶力増強剤の生産に薬理的資源が分配される割合が増大する。記憶力増強剤の生産がアルツハイマー病の治療薬の生産よりも優先されるようになるからである（特に、記憶力増強剤の販売のほうが大きな利潤を生む場合にそうなる見込みが大きい）。薬理的資源は有限であるため、結果としてアルツハイマー病の治療薬の生産量が減少し、それを必要としている患者に十分にいきわたらなくなってしまうことが考えられる。これは、本来ならばその薬物で治療が可能だったかもしれないアルツハイマー病患者にとって、きわめて深刻な事態であろう。

　このように、スマートドラッグの出現は、薬理的資源の適切な分配を妨げ、治療のための薬物の生産を減少させる可能性がある。これは、治療よりもエンハンスメントが優先される社会の到来といえるだろう。だが、はたしてわたし

興味深くもやっかいな問題なのである。

たちはそのような社会を許容することができるだろうか。

競争激化やエンハンスメントへの依存

ここまでは、スマートドラッグの利用が富裕層に偏るという経済的な条件のもとで生じる問題であった。しかし、将来さらに神経薬理学的な知見の蓄積と製薬技術が進むと、そうした問題はあまり深刻ではなくなるかもしれない。なぜなら、スマートドラッグの製造コストが低下し、その結果、スマートドラッグが安価になる可能性があるからだ。それが実現すれば、スマートドラッグは、もはや富裕層に限定されるものではなく、だれもが購入可能になるわけである。同様に、製薬技術の進歩にともなって、薬理的資源の活用が現在よりも格段に効率的になっていけば、薬理的資源も適切に分配されるようになるかもしれない。では、このような状況が実現した場合には、もはや何の問題も生じないのだろうか。

そうではない。まず、社会に広くスマートドラッグが普及することにともなって、社会そのもののあり方が変化することになる。社会は、エンハンスメントを前提として組み立てられるようになるので、いわばエンハンスメント社会が出現するのである。たとえば企業で働く従業員にもっと多くのノルマが課せられたり、勤務時間が増加したりするかもしれない。競争がいっそう激化してしまう可能性があるのだ。

次に、このようなエンハンスメント社会が出現すると、わたしたちはもはやエンハンスメントに頼ることなしに、社会の要請に応えることができなくなってしまうという状況が起こる。そうなれば、それまではスマートドラッグなど服用したくないと考えていた人々にも、実質的に服用しない自由はなくなってくる（これは、パソコンを使用しない自由などいまやほとんどないというのと類似の事態であろう）。つまり、スマートドラッグが広く一般化してくると、その服用が暗黙のうちに強制されることになるかもしれないのである（Farah et al., 2004）。はたしてこのような社会が望ましい社会だといえるのか、大いに疑問の余地があるだろう。

このほかにも、スマートドラッグが社会にもたらしうる問題にはさまざまなものが考えられる。たとえば、努力や修練を通じてではなく、薬物を服用することで知的な能力を高めることそのものにかかわる根元的な問題である。学業

や仕事において、自分で努力するのではなく、薬物を使って成果を出すということは認められることなのだろうか。それは本当に価値ある成果だといえるだろうか。スマートドラッグの普及によって、努力や自己達成の価値が無意味になるのではないかとも懸念されるのである。

　確かにスマートドラッグは、本節の冒頭に述べたような仕方で個人と社会に利益をもたらすかもしれない。だが他方、スマートドラッグが好ましくない影響をもたらす可能性があるのはまちがいない。スマートドラッグが出現したときにどのように社会の中に受け入れていくべきなのかを、規制や禁止の可能性も含めて、わたしたちは真剣に考えておかねばならないのである。

参考文献

Brunet, A., Orr, S. P., Tremblay, J., Robertson, K., Nader, K., and Pitman, R. K. 2007. Effect of post-retrieval propranolol on psychophysiologic responding during subsequent script-driven traumatic imagery in post-traumatic stress disorder. *Journal of Psychiatric Research* 42: 503.

Farah, M. J., Illes, J., Cook-Deegan, R., Gardner, H., Kandel, E., King, P., Parens, E., Sahakian, B., and Wolpe, P. R. 2004. Neurocognitive enhancement: what can we do and what should we do? *Nature Reviews Neuroscience* 5: 421-5.

Gazzaniga, M. S. 2005. *The Ethical Brain*. Dana Press. マイケル・S・ガザニガ. 2006.『脳の中の倫理：脳倫理学序説』梶山あゆみ訳, 紀伊國屋書店.

Greely, H. T. 2006. The social effects of advances in neuroscience: legal problems, legal perspectives. In: Illes ed. 2006. pp. 245-64.

Hall, S. S. 2003. The quest for a smart pill. *Scientific American* 289（3）: 54-7, 60-5. S・S・ホール. 2003.「頭の良くなる薬をつくる」『日経サイエンス』2003年12月号. pp. 30-40.

Illes, J. ed. 2006. *Neuroethics*. Oxford University Press. ジュディ・イレス編. 2008.『脳神経倫理学：理論・実践・政策上の諸問題』高橋隆雄・粂和彦監訳, 田口周平・片岡宣子・加藤佐和訳, 篠原出版新社.

Kennedy, D. 2006. Neuroethics: mapping a new interdiscipline. In: Illes ed. 2006. pp. 223-8.

Maher, B. 2008. Poll results: look who's doping. *Nature* 452（10）: 674-5.

Merkel, R., Boer, G., Fegert, J., Galert, T., Hartmann, D., Nuttin, B., and Rosahl, S. 2007. *Intervening in the Brain: Changing Psyche and Society, Ethics of Science and Technology Assessment*. Springer.

Moreno, J. D. 2006. *Mind Wars: Brain Research and National Defense*. Dana Press. ジョナサン・D・モレノ. 2008.『操作される脳』西尾香苗訳, アスキー・メディ

アワークス.

Naam, R. 2005. *More Than Human*. Broadway Books. ラメズ・ナム. 2006.『超人類へ！』西尾香苗訳, インターシフト.

Pinel, J. 2003. *Biopsychology* 5th Edition. Pearson Education. ジョン・ピネル. 2005.『バイオサイコロジー 脳：心と行動の神経科学』佐藤敬・若林孝一・泉井亮・飛鳥井望訳, 西村書店.

Slomka, J. 1992. Playing with propranolol. *The Hastings Center Report* 22 (4): 13-7.

Volkow, N. D., Wang, G-J., Fowler, J. S., Telang, F., Maynard, L., Logan, J., Gatley, S. J., Pappas, N., Wong, C., Vaska, P., Zhu, W. and Swanson, J. M. 2004. Evidence that methylphenidate enhances the saliency of a mathematical task by increasing dapamine in the human brain. *American Journal of Psychiatry* 161: 1173-80.

第12章

教育：神経神話を問い直す

　脳神経科学は、わたしたちの心の働きを解明し、また、さまざまな形で応用されて、わたしたちの生活に恩恵をもたらすと考えられている。しかし、脳神経科学が発展することの帰結はそれだけではない。脳神経科学は、わたしたちの社会のさまざまな制度にも変化をもたらすかもしれない。本章ではその一例として、脳神経科学がわたしたちの教育制度にどのような影響を与えうるかを考えてみよう。

1. 脳神経科学と教育

脳神経科学に基づく教育プログラム
　現在の脳神経科学の見方によれば、人間の知的活動はすべて脳の働きに基づいている。学習や教育もその例外ではない。脳神経科学的な観点から見れば、学習や教育は次のように特徴づけられるだろう。学習とは、外部からの刺激によって脳の神経回路が形成される活動であり、教育とは、外部からの刺激を制御することによって、神経回路の形成を特定の方向に導く活動である。このように考えれば、脳神経科学的な観点から学習や教育について研究し、その知見を実際の教育に活用できるのではないかという期待が生じる。
　実際に米国では、1990年代から、教育について脳神経科学的な視点からの議論が見られるようになった。たとえば、教育方法を脳神経科学的に見てより適切なものに変えていこうという、「脳に基づく教育（brain-based education）」というアプローチが登場し、このアプローチに基づいてカリキュラム改革を行う学校が登場した[1]。また、1997年には、当時のビル・クリントン大統領とヒラリー・クリントン夫人が、ホワイトハウスで「幼児期の発達と学習：近年

の脳研究が幼児について教えてくれること」と題した会議を開催した。この会議は、脳神経科学研究を教育政策に取り入れるための米国で最初の試みであったと言われている。現在では、ハーバード大学大学院に「心・脳・教育」というプログラムが設けられ、また、「心・脳・教育国際学会」が設立されるなど、脳と教育にかんする研究は本格化している。

日本でも、2000年以降、脳神経科学に基づく育児本や教育本が多数出版され、また、脳神経科学に基づくと称するさまざまな教育法が提唱されている。ゲーム脳理論や第14章で論じる脳トレも、その例といえよう。

神経神話

このように、現在では、教育の場面においても脳神経科学が注目を集めており、さまざまな「脳神経科学的な」情報が流通している。しかし、それらのすべてが信頼できるわけではない。社会に流通している情報のなかには、脳神経科学の観点からは不正確であったり、不適切であったりする情報も、数多く存在する。経済開発協力機構（OECD）は、そういった情報のなかで特に影響力の強いものを「神経神話（neuromyth）」と呼んでいる[2]（OECD, 2002）。

OECDが神経神話と呼ぶものには、以下のようなものがある。第一の神話は、脳は特定の期間のみ可塑性を示すため、生後三年間が教育において決定的な役割を果たすという考えである。これは、最初の三年の神話（the myth of the first three years）、あるいは三歳児神話と呼ばれている。これについては次節でくわしく検討する。

第二の神話は、環境が豊かであればあるほど脳の発達は促進されるというものである。これは、第一の神話の根拠にもなっている。これについても次節で

---

1) たとえば、『脳に基づく学習』という本（Jensen, 2008）は、従来の教育プログラムは脳の学習メカニズムに則していないためにさまざまな問題を引き起こしていると指摘している。この本は、脳に基づく学習を、脳神経科学から得られた原則に基づく教育戦略を用いることと定義付ける。たとえば、物的な報酬を与えることは、生徒が複雑な問題に対処する能力を低下させたり、創造性に欠けたリスクの低い行動を増加させたりするので、親や教師は、生徒に物的な報酬を与えるのではなく、自ら学習目標を設定させ、達成度を評価させたり、成果を承認し、賞賛したりすることを重視すべきであるという。

2) OECDは1999年に「学習科学と脳研究」というプロジェクトを発足させ、その成果は『脳を育む：学習と教育の科学』としてまとめられている。この報告書は、脳神経科学が教育と教育政策に提供できることは何か、ということを主題の一つとしており、早期教育がその争点の一つとして取り上げられている。神経神話が問題となるのは、このような文脈においてである。

くわしく検討する。

　第三の神話は、よく知られた左右半球の機能分化に由来する神話である。これは、わたしたちのなかには右脳の働きが優位な人と、左脳の働きが優位な人がおり、それぞれが直観的な人と論理的な人に相当するというものである[3]。

　これらの神経神話のうちいくつかのものは、一般市民に広く信じられている。そして、いずれの考えも脳神経科学研究に基づくとされており、このことが、これらの考えが広く受け入れられる一因となっている。では、なぜOECDはこれらを神経神話とよぶのだろうか。これらの考えは、現在の脳神経科学研究の知見に反しているのだろうか。次節では、三歳児神話を例にとって、神経神話の脳神経科学的な妥当性をくわしく検討してみよう。三歳児神話を取り上げるのは、これが最も一般的な神経神話の一つであり、教育政策に直接的な影響を持ちうるものであり、さらに、脳神経科学研究から何が言えるのかということについて、重要な教訓を与えてくれるものだからである。

2. 三歳児神話

　神経神話のなかでとくに社会に広く普及しているのが、いわゆる三歳児神話である。たとえば、先に言及したヒラリー・クリントンは、幼児教育について論じた著書のなかで、次のように述べている。

　脳細胞の接続が安定するには、最初の三年間が非常に重要とされています。しかし、脳は真空状態の中で育つわけではないので、ただ歳月がたてばよいということではありません。…もし脳が最もパワフルで精巧なコンピュータだとしたら、子供の環境は、経験をインプットするキーボードのようなものです。そのコンピュータは最初の三年間は記憶容量が莫大なので、大勢の人間が束になってインプットしたとしても、それ以上の情報を蓄えることがで

---

3) OECDのウェブサイトには、これらに加えて、つぎのような神話も紹介されている。
　・わたしたちは、視覚的学習、聴覚的学習、触覚的学習のうちどれが最適であるかが、個人ごとに生まれつき異なっており、各個人に合ったタイプの学習を行うことによって、効率的な学習が可能になる。
　・わたしたちは脳のごく一部しか使用しておらず、脳には大きな潜在能力が残されている。
　・二つの言語を同時に習得しようとすると、脳内の資源をめぐる競合が生じ、適切な言語習得が妨げられる。

きます。しかしながら、三、四年たつと、学習のペースが遅くなっていきます。コンピュータは新たな情報を受けつけ続けますが、その割合は減っていきます。成熟に伴って進行の速度は落ち、加齢に伴って脳細胞とシナプスは衰え始めていきます。… 適切な刺激があれば、脳のシナプスは早く成長し、二歳までに大人のレベルに達しますし、またその後の数年で大人をはるかにしのぐ可能性だってあるのです。(クリントン, 2008: pp. 78-9)

このような記述を読んだ人は、子供の脳の発達にとって誕生後の三、四年が決定的に重要であり、そのことは脳神経科学研究によっても確かめられているのだ、という印象を受けるだろう。

三歳児神話には、おもに三つの根拠があると考えられている。第一の根拠は、誕生後二年ほどのあいだに、神経細胞同士の結合であるシナプスが急速に増加し、その後減少を始めるという知見である。第二の根拠は、以下でくわしく論じる臨界期の存在である。第三の根拠は、第二の神経神話(豊かな環境は脳の発達を促進する)の根拠ともなっている、貧しい環境がシナプス密度を低下させるという研究である。これら三つの知見は、全体として、誕生後三歳くらいまでが脳の発達にとって決定的に重要な時期であり、この期間にどのような教育を行うかがその後の人生に決定的な影響を及ぼす、ということを示しているように思われるのである。

しかし、このような推論の妥当性を評価するためには、三つの根拠をもう少し具体的に見てみる必要がある。以下では、それぞれの研究を具体的に見てみよう[4]。

シナプス数の変化

まず、三歳児神話の第一の根拠としてあげられるのは、ハッテンロッカーの研究(Huttenlocher, 1979)である。彼は、新生児から90歳まで21人の死後脳を用いて、前頭葉にある中前頭回という部位からサンプルを採取し、細胞を染色したのち、電子顕微鏡を用いて神経細胞数やシナプス数を計測した(図12-1)。その結果、神経細胞数やシナプス数の変化について、次のようなことが明らかになった。

---

4) 神経神話とその根拠の検討については、ブレイクモアとフリス(2006)も参照。

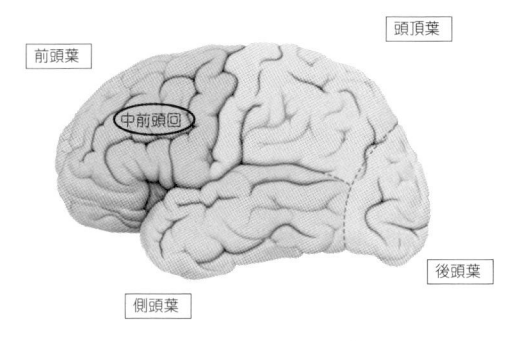

図 12−1　中前頭回の位置

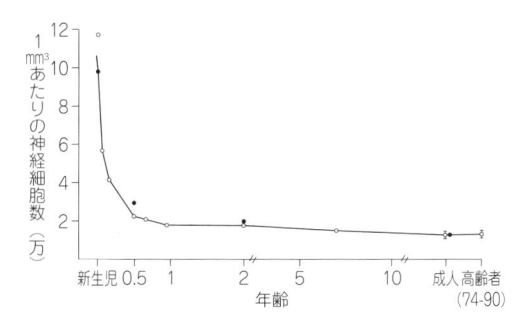

図 12−2　体積あたりの神経細胞数の年齢による変化（中前頭回）
（Huttenlocher, 1979 より改変）

　まず、単位体積あたりの神経細胞数は、誕生直後から生後約半年までの間に急速に減少し、その後は緩やかに減少を続ける（図 12−2）。また、単位体積あたりのシナプス数は、誕生直後に急速に上昇し、5 歳頃をピークとして今度は急速に低下する（図 12−3）。また、ハッテンロッカーによれば、生後 6 ヶ月から 7 歳までの期間は、シナプス密度に成人と統計的な有意差が見られるという。

　この研究からは何が言えるだろうか。脳の学習能力が神経細胞やシナプスの数によって決まるとすれば、これらの結果は、誕生から 7 歳くらいまでのあいだが、脳の学習能力が最も優れた時期であるということを示していることになる。したがって、この時期に適切な教育を行うことが、優秀な脳、優れた知性を獲得するためにきわめて重要であるということになるだろう。

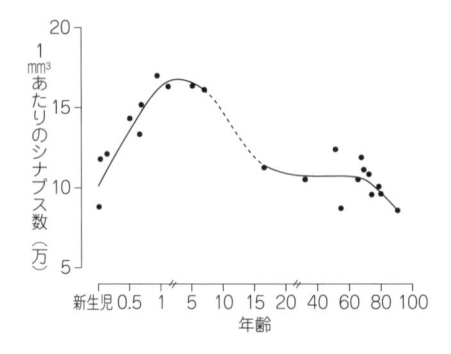

図 12−3 体積あたりのシナプス数の年齢による変化（中前頭回）
(Huttenlocher, 1979 より改変)

　しかし、近年の脳神経科学研究によれば、脳と学習能力の関係はそれほど単純ではない。現在では、シナプス数の減少、すなわち刈り込み（pruning）の過程もまた、知的能力の発達に重要な意味を持つと考えられているからである。シナプス数が減少することによって、神経細胞同士の不要な結合が取り除かれ、脳内の情報処理が効率化されるからである。そうだとすれば、シナプス数が減少する時期の教育は、シナプス数が多い時期の教育と同等に、あるいはそれ以上に重要であるかもしれないのである[5]。

　さらに、シナプスの刈り込みが完了する時期は、脳部位によって大きく異なる。視覚皮質などにおいては、シナプス数は三歳前後で成人のレベルに達する。しかし、ハッテンロッカーの実験からもわかるように、意思決定などの高度な知的能力を担うと考えられている前頭葉では、シナプス数の変化は思春期まで続く。したがって、推論能力や判断力など、われわれが日常重視している知的能力にかんして言えば、それらの能力に関連する前頭葉の刈り込みが進む期間である思春期における教育は、幼児期における教育以上に重要であるかもしれ

---

5) ただし、幼児期の脳は神経細胞数やシナプス数が多いため、そこには神経細胞間の結合に大規模な変化が生じる余地が残されている。幼児期の脳は、高い可塑性（plasticity）を有しているのである。事故などで脳に大規模な損傷が生じても、成人の場合と異なり、幼児の場合には深刻な障害が生じないことがしばしばある。このことからも、幼児期の脳が高い可塑性を有していることがわかる。これにたいして、青年期以降になると、脳に大規模な構造的な変化が生じなくなるため、学習の速度や効率は低下していく。言語や楽器演奏などの能力の場合に、大人と子供で学習能力に大きな違いがあるのは、これらの能力にはある程度大規模な脳の構造化が必要であるからと考えられる。このような領域では、早期教育に利点があることは間違いないだろう。

ない[6]。

　また、神経細胞数やシナプス数の変化が終了したのちも、脳にはさまざまな変化が生じ、それによって脳の機能は変化し続け、向上し続ける。まず、シナプス数が安定したのちも、神経細胞間の結合は完全に固定されるわけではない。わたしたちの脳では、不要なシナプスが失われていく一方で、新たなシナプスが絶えず形成され続ける。新しいことを学習する能力は青年期以降も失われないということ自体が、脳にこのような変化が生じ続けていることの証拠である。また、シナプス数が安定したのちも、個々の神経細胞では、軸索が脂肪分によって覆われるという髄鞘化（ミエリン化）が進行する。この変化は、興奮伝達の速度を上昇させ、脳の情報処理能力の向上をもたらす。髄鞘化は、20代あるいは30代になっても進行することが知られている。これらのことを考えれば、成人を対象とした教育も、決して無意味なものではない。

　これらのことをふまえれば、神経細胞やシナプスの数だけを根拠として幼児期の教育を特別視するのは、やや短絡的であると言えるだろう。

臨界期

　次に、第二の根拠について見てみよう。第二の根拠は、一定の時期までに適切な刺激が与えられなければ、脳の機能は永久に失われてしまうという知見である。

　ここでは、ネコを対象としたブレイクモアとクーパーの実験（Blakemore and Cooper, 1970）を例に見てみよう。彼らが行ったのは、子ネコを特殊な環境で育てたときに、子ネコの脳にどのような変化が生じるか、ということの研究である。彼らはまず、誕生直後から、子ネコを真っ暗な部屋で育てた。そして、大きな円筒を作り、誕生5日後から、1日5時間子ネコをこの円筒のなかに置いた。この円筒は、内側の側面に垂直または水平な線が描かれ、床が透明な板でできていた。また、首を動かして自分の体などを見ることができないように、ネコの首には、動きを制限するためのカラー（襟）がつけられた。子ネコは、白黒の垂直線または水平線しか見ることができないようにされたのである（図12-4）。このような環境で誕生5ヶ月目まで育てたのちに、子ネコを

---

[6] たとえばブレイクモアとフリスは、思春期までの子供は成人に比べて衝動を抑制することが苦手だが、これは前頭葉の刈り込みが完了していないためではないかと推測している（ブレイクモアとフリス, 2006: 第8章）。

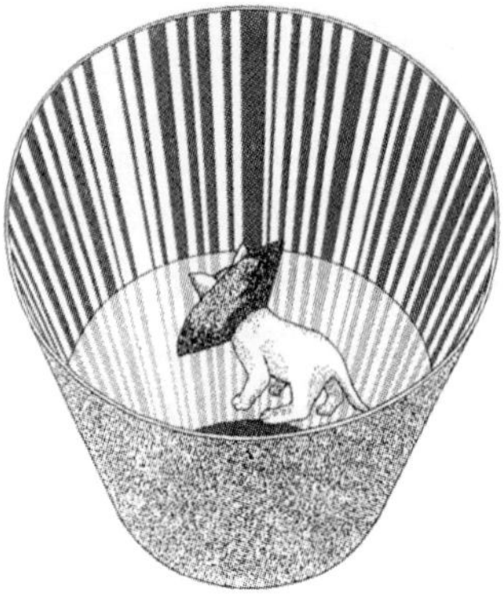

図 12−4　子ネコが置かれた環境（Blakemore and Cooper, 1970）

通常の環境に置き、その行動を観察した。さらに、生後7ヶ月半の時点で、子ネコの脳の一次視覚野に電極を挿入し、さまざまな視覚刺激にたいする神経細胞の働きを調べた。

　その結果明らかになったのは、次のようなことである。行動の観察では、極端な行動の異常は見られなかったが、動く物体を追いかけるさいにぎこちなさが見られたり、実際には届かない距離にある対象に足を伸ばしたりする行動が観察された。また、神経細胞の働きにも異常が見出された。通常のネコの一次視覚野には、さまざまな傾きの線分に反応する神経細胞が見出されるが、垂直線に囲まれて育ったネコの一次視覚野では、水平線に反応する神経細胞が見出されず、水平線に囲まれて育ったネコの一次視覚野では、垂直線に反応する神経細胞が見られなくなっていた。つまり、与えられなかった刺激に反応する機能が失われてしまったのである（図 12−5）。

　この実験からは、つぎのようなことがわかる。ネコの一次視覚野の神経細胞が正常な働きを示すようになるためには、誕生直後のしかるべき期間に、しかるべき刺激が与えられる必要がある。また、この時期にしかるべき刺激が与えられなければ、その後いくら刺激を与えても、正常な働きは回復しない。つまり、視覚皮質の機能の発達にとって、ある特定の時期が決定的に重要な意味を持っているのである。この時期は、臨界期（critical period）と呼ばれる。人間の幼児が目の病気になってもなるべく眼帯をつけないように言われるのは、臨界期に必要な刺激が与えられずに失明することを避けるためである。

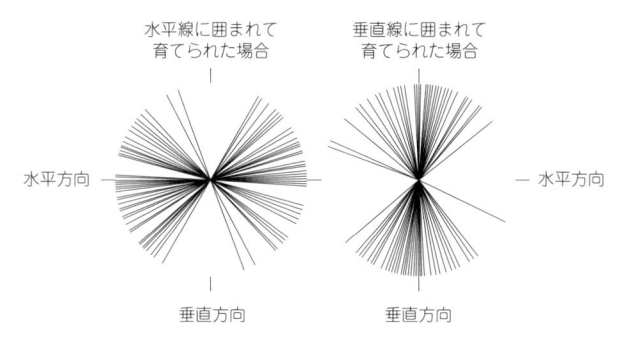

図12−5　一次視覚野の神経細胞の興奮を引き起こした線分
（Blakemore and Cooper, 1970 より改変）

　では、ここから教育について何が言えるだろうか。誕生からの一定時期までに適切な刺激を与えられなければ、脳の機能は永久に失われてしまうのだから、幼児期の教育が決定的に重要である、ということだろうか。
　しかし、この実験だけから、人間の脳のすべての機能に臨界期が存在するということはできない。じっさい、他の事例に目を向ければ、そのように結論づけるのは誤りであることがわかるだろう。たとえば、外国語の学習について考えてみよう。言語能力にはさまざまな側面がある。音を聞き分けたり正しく発音したりする能力、文法的に正しい文を作り出す能力、適切な意味の単語を選択する能力などである。しかし、これらの能力には一様な臨界期が存在するわけではない。音素の識別能力は生後一年程度が臨界期となることが知られており、この時期までに接することのない音素の識別能力は失われるという[7]。これにたいして、文法能力の場合には、およそ12歳前後までにある言語を習得するかどうかでその言語の文法能力には大きな差が生じるが、この時期を過ぎても（何らかの言語を母国語としてすでに習得していれば）未知の言語の文法が

7）　たとえば、ワーカーとデジャルダン（Werker and Desjardins, 1995）は、英語圏の幼児を被験者として、英語に存在する二つの子音（たとえばbとd）の違いと、英語には存在しないヒンディー語の二つの子音（たとえば違う舌の位置で発音されるt）の違いを識別できるかどうかを調べた。その結果、生後6ヶ月から8ヶ月の幼児は、両者共に識別できたのにたいして、生後10ヶ月から12ヶ月の幼児では、母国語である英語の子音の違いは識別できたが、日常接していないヒンディー語の子音は識別できなかった。生後1年ほどのあいだにしかるべき刺激に接していなければ、ある音素の識別能力は失われてしまうのである。英語を外国語として学んだ日本人にとって（日本語にはない音の区別である）lとrを聞き分けることが難しい理由は、このことにあると考えられている。

習得できなくなるわけではない。文法能力においては、12歳前後までという時期は、その能力が獲得できるかどうかを決定するというよりは、その能力を最も効率的に獲得できるかどうかを決定している。したがって、文法能力における12歳前後までという時期は、臨界期というよりはむしろ敏感期（sensitive period）と呼ぶのが適切だろう。また、あらたな単語を学習する能力にかんしては、年齢が高くなるに従って学習速度は低下するが、学習能力に質的な変化は存在しないように思われる。単語の学習能力には、臨界期だけでなく、明確な敏感期も存在しないように思われるのである。このように、臨界期という考え方をすべての脳機能に一律に適用するのは誤りである。

　臨界期の重要性については、もう一つ考えるべき問題がある。それは、臨界期が存在する機能の場合に、その機能を獲得するにはどのような刺激が必要なのか、ということである。さきに紹介したブレイクモアとクーパーの実験が明らかにしているのは、臨界期にいかなる刺激も与えられなければ、視覚皮質は正常な機能を獲得できないということである。では、正常な機能を獲得するためには、どの程度の刺激が必要なのだろうか。この実験にかんして言えば、正常な機能を獲得するためには、ネコが通常の環境で受ける刺激が与えられれば十分である。臨界期にかんする研究が明らかにしているのは、通常よりも極端に刺激の乏しい環境は脳の正常な発達を妨げるということであり、通常よりも刺激の豊かな環境が脳の発達にどのような影響を与えるかは、この種の実験からは明らかではないのである。この点について考えるためには、第三の根拠に目を向ける必要がある。

豊かな環境

　三歳児神話の第三の根拠は、環境の複雑さが脳の発達に与える影響にかんする研究である。グリーノーら（Greenough and Volkmar, 1973）は、オスの兄弟ラット3匹を12組集め、それぞれの兄弟を1匹ずつ3つのグループにわけ、生後22ないし25日から30日間、以下の条件で飼育した。第一の条件は、おもちゃのある広い檻でグループの12匹を一緒に飼育し、おもちゃは毎日交換し、さらに、1日30分間、別のおもちゃのあるさらに広い場所で遊ばせるという条件（複雑な環境）である。第二の条件は、グループの12匹それぞれを単独で、おもちゃのない狭い針金製の檻で飼育するという条件（単独環境）である。第三の条件は、グループの12匹のうち2匹ずつをおもちゃのない針金

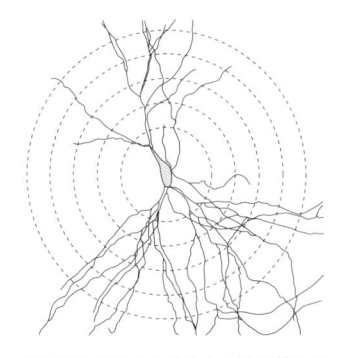

図12−6　樹状突起の枝分かれ数の数え方

円と円の間にある枝分かれ数を数える

（Baars and Gage 2010 より改変）

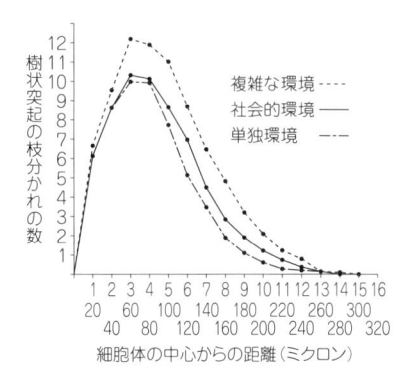

図12−7　実験結果

（Greenough and Volkmar, 1973 より改変）

製の狭い檻で飼育するという条件（社会的環境）である。そして30日後にそれぞれのラットの視覚皮質からサンプルを採取し、電子顕微鏡を用いて神経細胞の形状を観察した。彼らが注目したのは、神経細胞の樹状突起、すなわち、シナプスにおいて別の神経細胞からの興奮を受ける役割を果たす部位である。彼らは、ある神経細胞の細胞体を中心として一定間隔の同心円を描き、それぞれの領域内に樹状突起の枝分かれがいくつあるかを数えた。また、一回枝分かれした部分、二回枝分かれした部分、…がそれぞれいくつあるかを数えた（図12−6）。

その結果明らかになったのは、次のようなことである。細胞体から出ている樹状突起の数は三つの条件で違いがなかった。しかし、複雑な環境条件では、四回以上枝分かれを繰り返した部位が、他の二条件よりも有意に多かった。また、枝分かれが最も少ないのは単独環境だった（図12−7）。

では、この実験からは教育について何が言えるだろうか。この実験は、複雑な環境は神経細胞の成長を促し、刺激の乏しい環境は神経細胞の成長を損なうということを示しているように思われる。このことは、幼児の生育環境が刺激に乏しければ幼児の脳は正常に発達せず、逆に、刺激の豊かな生育環境を与えれば幼児の脳の発達を促進することができるということを示しているように思われる。

しかし、この実験結果から、本当にこのような結論を引き出すことができる

だろうか。彼らの実験において複雑な環境と呼ばれているものは、複数の物体（この実験ではおもちゃ）と仲間が存在する、広い場所である。これは、ラットが通常生活している環境にすぎないように思われる。したがって、彼らの研究もまた、標準より貧しい環境では脳の正常な発達が妨げられる、ということを示しているにすぎないと考えられる。この点で、三歳児神話と脳神経科学の知見のあいだには隔たりがある。三歳児神話においては、三歳までに通常よりも豊かな環境を与えることによって、幼児の脳の発達を促進することができ、平均よりも優れた知性を与えることができると考えられている。しかし、これまでの脳神経科学研究で示されているのは、成長期には通常の刺激が必要不可欠であるということであり、通常以上に複雑な刺激が平均以上の発達をもたらすということは、これまでの研究によっては示されていないのである。

　グリーノーらの実験については、もう一つ注意すべき点がある。この実験でラットを飼育した生後25日から55日という期間は、じつは、人間では思春期から成人までに相当する期間である。したがって、グリーノーらの実験結果から幼児教育の有効性にかんして結論を引き出そうとすることは、そもそも不適切なのである。

　このように、それぞれの研究内容をよく見てみると、脳神経科学研究から、三歳までの環境が脳の発達に決定的な影響を与えるという三歳児神話を引き出すことはできないことがわかる。感覚能力など一部の能力には明確な臨界期が存在し、その時期に適切な刺激を与えなければ正常な機能が獲得できないということは、脳神経科学的に確立された事実である。しかし、脳のすべての機能に同じような明確な臨界期が存在するとはかぎらない。また、臨界期に通常よりも豊かな刺激を与えることによって、脳の機能が通常よりも優れたものになるという証拠もない。高度な知的能力を担う前頭前野などの脳部位は、思春期から成人まで、さらには一生変化を続けている。それゆえ、三歳以降の教育は、三歳以前と同様に、あるいはそれ以上に重要なのである。以上の検討によれば、三歳児神話は脳神経科学的に確立された知見ではないと言えるだろう。そこには、脳神経科学研究の結果を過度に単純化したり、一般化したりするという誤りが、多く含まれているのである。

　また、米国の認知科学者ジョン・ブルーア（Bruer, 1999）が指摘するように、神経神話のような科学的に不正確な考え方が広く流通することは、さらにいくつかの点でも問題である。第一に、神経神話が教育政策に反映されれば、

幼児教育だけに教育予算が集中してしまう可能性がある。これまで見てきたように、人間の脳は、三歳以降はもちろんのこと、成人後も変化を続けている。したがって、脳神経科学的に見ても、高等教育や生涯教育には大きな意味がある。神経神話が強い影響力を持てば、この事実が見過ごされてしまうかもしれない。三歳児神話に基づく政策決定をすることによって、脳や知性の健全な発達が妨げられてしまう危険性があるのである。

第二に、教育にかんする科学的な情報源として脳神経科学だけが注目されることで、教育や発達についてすでに長い研究の歴史がある、心理学や認知科学などの知見が軽視されてしまう危険がある。現状では、発達や学習の脳神経科学的なメカニズムにはまだわかっていない点が多い。したがって、脳神経科学から教育政策にかんする実質的な教訓を引き出すことは期待できない。科学的な見地から教育方法を改善しようと考えるならば、脳神経科学よりもむしろ、心理学や認知科学の知見にまず目を向けることが必要だろう。神経神話が過度の注目を集めれば、これらの領域の知見に基づいて教育制度や教育プログラムを改良する可能性が失われてしまうかもしれないのである。

3. 将来的な可能性

発達や学習にかんする脳神経科学研究の現状を見るかぎり、脳神経科学から教育にかんする実質的な教訓を引き出すのは時期尚早であるように思われる。とはいえ、脳神経科学研究が今後さらに進めば、脳神経科学と教育の関係は変化するかもしれない。本節では、将来の可能性について簡単に見ておこう。

発達や学習にかんする脳神経科学研究は、おもに三つの点で教育に役立つ可能性がある。第一に、これまで見てきたように、脳のさまざまな機能には臨界期や敏感期が存在するものがある。ある機能の臨界期や敏感期が明らかになれば、最適な学習時期が明らかになるだろう。外国語学習はその一例である。さきにも述べたように、言語学習に必要な音素識別、文法理解、語彙といった能力は、臨界期や敏感期の有無や時期がそれぞれ異なっている。このような知見をふまえれば、幼児期に臨界期が存在する音素識別能力や、思春期以前に敏感期が存在する文法能力にかんしては、中学校以降で外国語の学習を始める現在の日本の外国語学習プログラムは、効果的でないということになるかもしれない[8]。脳神経科学研究の成果をふまえることによって、より効果的な外国語学

習プログラムを作り出すことができるかもしれないのである。

　第二に、学習の脳神経科学的なメカニズムが解明されることによって、効果的な学習方法が明らかになるかもしれない。たとえば、外国語を学ぶときに、自ら話したり手を動かして文を書いたりするという能動的な学習が、外国語の文章を読んだり映像を見たりするだけの受動的な学習と比較して、どの程度効果的であるかを明らかにすることができるかもしれない。あるいは、成績に応じて賞罰を与えるという、動機や感情にかかわる要因を学習に組み込むことが、どのくらい有効かを明らかにできるかもしれない。このように、脳神経科学の知見をふまえることで、一般的な学習の方法や戦略を、より効果的なものに改善できる可能性がある。

　第三に、学習の脳神経科学的なメカニズムが解明されれば、正常な学習を行うことができない状態、すなわち学習障害が、メカニズムのどのような異常から生じているかが明らかになるかもしれない。そして、学習障害を引き起こす脳神経科学的な異常が明らかになれば、学習障害児の学習支援にはどのような方法が効果的であるかということが明らかになるかもしれない。脳神経科学の発展は、健常者の学習をより効果的なものにするだけでなく、学習障害を持った人々にとっても有益なものになりうるのである。以下では、将来的な可能性の一例として、学習障害のうち読字障害に焦点を絞って、研究の現状と今後の可能性を見てみよう。

読字障害の脳神経科学研究

　学習障害には、読字障害（dyslexia）、計算（算数）障害（dyscalculia）、書字障害（dysgraphia）などさまざまなものがあり、その背景にある脳神経科学的な異常も多様である。そのなかで、読字障害は、アルファベットを用いる国では子供全体の5％から17％を占めると言われている、一般的な学習障害である。読字障害児は、一般知性に問題はないが、書かれた文字を読む速度が遅かったり、読みが不正確であったりするため、全般的な学習にも支障が生じることが多い。

---

8) ただし、現在の日本の外国語学習プログラムの評価は、外国語学習の目的次第であるという点に注意が必要である。ある言語を母国語とする人々と同じようにその言語を流暢に話せるようになることが外国語学習の目的だとすれば、現在のプログラムは不適切かもしれない。しかし、ある言語を母国語とする人々と必要最低限のコミュニケーションをとれるようになることが目的だとすれば、現在のプログラムは十分効果的であると言えるかもしれない。

読字障害児にかんする脳神経科学研究の第一人者であるシェイウィッツら (Shaywitz et al., 1998) は、英語を母国語とし、読字障害を持つ16歳から54歳の29人と、18歳から63歳の健常者32人を被験者として実験を行った。実験では、画面に二つの図形、文字、単語を提示して、線分の方向、大文字小文字、文字の韻（たとえばAとKは韻を踏む）、単語の韻（chime（チャイム）とrhyme（韻）は韻を踏む）、単語のカテゴリー（たとえばorange（オレンジ）とorgan（オルガン）は、綴りは似ていてもカテゴリーが異なる）が一致するかどうかを判定させ、そのさいの脳の活動をfMRIによって計測した。

　それぞれの課題で脳の各部位がどれだけ活動するかを二つのグループで比較したところ、以下のような結果が得られた。まず、線分の方向を判定する課題では、二つのグループの脳の活動に差は見られなかった。このことから、読字障害を持つ人の視覚情報処理は正常であることがわかる。しかし、それ以外の課題では両者の脳の活動に差が見られ、とくに、二つの単語が韻を踏むかどうかを判定させる課題では、両者にもっとも大きな差が見られた。具体的には、読字障害者では、言語理解に重要な役割を果たすと考えられているウェルニッケ野と角回などの活動が弱く、言語産出に重要な役割を果たすと考えられているブローカ野やその周辺領域の活動が強かった（図12−8）。読字障害者の脳でブローカ野が正常に活動しているということは、読字障害が発話にかんする障害でないということを示していると考えられる。これらのことから、シェイウィッツらは、読字障害の原因は、文字を単純な音に変換する過程、すなわち音韻分析にかかわる部位の機能不全であると推測している。読字障害者におけるウェルニッケ野や角回の活動低下は、その後もさまざまな実験によって確認されている[9]。

　このような研究は、読字障害という問題への取り組みにどのような可能性をもたらすだろうか。第一に、イメージング技術を用いれば、読字障害児を早期に発見することが可能になるかもしれない。書き言葉を読むことが苦手な子供

---

[9] アルファベットを用いない日本語の話者にも、読字障害者は存在する。近年の研究（葛西ら, 2006）では、読字障害がある小学生とない小学生を被験者とした実験で、読字障害児では読み詰まり、音読時間、誤読数などが有意に多く見られることが明らかになっている。日本人の読字障害児では、たとえば、助詞の「は」をwaと読むべきところをhaと読むというような誤読が顕著であるという。また、fMRIを用いたイメージング研究（Seki et al., 2001）では、日本人の読字障害児を被験者とした実験で、少なくともひらがなにかんしては、英語を母国語とする被験者がアルファベットを用いて実験した場合と類似の結果が得られている。

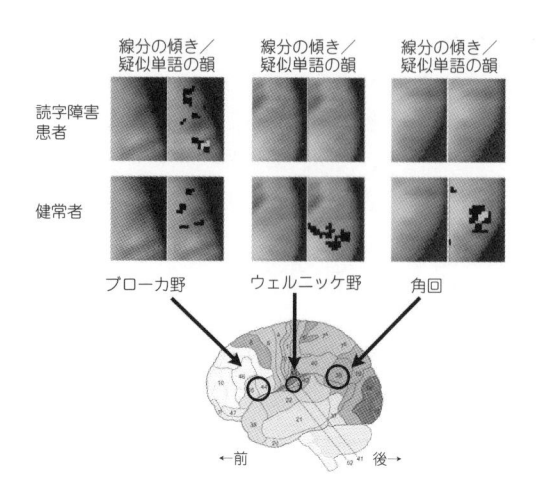

図12-8 健常者と読字障害患者における脳部位の活動の違い
(Shaywitz *et al.*, 1998 および Baars and Gage 2010 より改変)

濃い色で示された部分は安静時と比較した血流量の増加を示す

がいたときに、それがたんに学習の遅れに由来するのか、より深刻な読字障害に由来するのかによって、親や教師の対応は異なる。イメージング技術を用いれば、このような状況で原因を早期に特定し、読字障害が原因であった場合に、早期に対応することが可能になるかもしれない。第二に、イメージング技術を用いれば、読字障害にたいするさまざまな対処法の効果を評価することができるかもしれない[10]。たとえば、ウェルニッケ野や角回の発達を促すような訓練プログラムが可能かどうかや、これらの部位の機能不全を他の部位の働きで補うような訓練プログラムが可能かどうかを、イメージング技術を用いて評価できるかもしれない。第三に、イメージング技術を用いた研究によって、訓練プログラムによってこれらの部位の発達を促すことが困難であることがわかれば、読字障害を治療することよりも、読字障害が一般知性の発達を損なわないような教育プログラムを開発することが重要であるということになるかもしれない。このこともまた、読字障害をめぐる教育政策にとって非常に重要な帰結である。

このように、長い視野で見れば、脳神経科学研究からは、教育にかんしてさ

---

10) 読字障害児にたいする発達支援プログラムとしては、おはじきや積み木を用いて単語の音節を視覚化する方法などがある。

まざまな有益な教訓を得ることができるだろう。

　最後に本章の内容をまとめよう。脳神経科学の知見を取り入れた教育にかんする言説は、近年急速に社会のなかに普及している。しかしそのなかには、神経神話、とくに三歳児神話のように、科学的には正確さを欠く言説も多い。したがって、教育政策の決定にさいしては、脳神経科学的な言説を慎重に評価しなければならない。他方、適切に使用するならば、脳神経科学は、学習障害児の支援などに役立つ可能性を秘めている。

参考文献

Baars, B. J., and Gage, N. M. 2010. *Cognition, Brain, and Consciousness: Introduction to Cognitive Neuroscience*. Academic Press.

Blakemore, C., and Cooper, G. 1970. Development of the brain depends on the visual experience. *Nature* 228: 477-8.

ブレイクモア, S. J., フリス, U. 2006.『脳の学習力：子育てと教育へのアドバイス』乾敏郎・山下博志・吉田千里訳, 岩波書店.

Bruer, J. 1999. *The Myth of the First Three Years*. New York, Free Press.

クリントン, ヒラリー. 2008.『私たちが子どもの未来のためにできること』繁多進・向田久美子訳, ゴマブックス.

Greenough, W. T., and Volkmar, F. R. 1973. Pattern of dendritic branching in occipital cortex of rats reared in complex environments. *Experimental Neurology* 40（2）: 491-504.

Hubel, D. H., and Wiesel, T. N. 1970. The period of susceptibility to the physiological effects of unilateral eye closure in kittens. *Journal of Physiology* 206（2）: 419-36.

Huttenlocher, P. R. 1979. Synaptic density in human frontal cortex - developmental changes and effects of aging. *Brain Research* 163（2）: 195-205.

Jensen, E. 2008. *Brain-Based Learning* 2nd ed. Thousand Oaks, Corwin Press.

葛西和美・関あゆみ・小枝達也. 2006.「日本語 dyslexia 児の基本的読字障害特性に関する研究」『小児の精神と神経』46号. pp. 39-44.

OECD. 2002. *Understanding the Brain: Towards a New Learning Science*. Paris, OECD Publishing. OECD 教育研究革新センター（CERI）. 2005.『脳を育む：学習と教育の科学』明石書店.

Seki, A., Koeda, T., Sugihara, S., Kamba, M., Hirata, Y., Ogawa, T., and Takeshita, K. 2001. A functional magnetic resonance imaging study during sentence reading in Japanese dyslexic children. *Brain Development* 23: 312-6.

Shaywitz, S. E., Shaywitz, B. A, Pugh, K. R., Fulbright, R. K., Constable, R. T., Mencl, W. E., Shankweiler, D. P., Liberman, A. M., Skudlarski, P., Fletcher, J. M., Katz, L., Marchione, K. E., Lacadie, C., Gatenby, C., and Gore, J. C. 1998. Functional disruption in the organization of the brain for reading in dyslexia. *Proceedings of the National Academy of Sciences USA* 95 (5): 2636-41.

Werker, J. F., and DesJardins, R. N. 1995. Listening to speech in the 1st year of life: Experimental influences on phoneme perception. *Current Directions in Psychological Science* 4 (3): 76-81.

http://www.oecd.org/document/4/0,3343,en_2649_35845581_33829892_1_1_1_1,00.html（神経神話のウェブページ）（2009年11月12日確認）

第 13 章

加齢：認知機能の変容

　日本社会が数十年後どのようになるのかを想像してみよう。地球温暖化やエネルギー資源の枯渇、経済のグローバル化の一層の進行など、すべての国民が真剣に対策を考えなければならない問題が山積みであり、これらは今後の日本社会のあり方に大きな影響を与えていくだろう。ここでは国内の問題に目を向け、日本の人口構成の変化を調べてみよう。

　日本の総人口は、戦後これまで一貫して増加しており、2005 年時点で 1 億2,776 万人に達したが、これをピークに減少に転じている。これは出生数、出生率ともに 1970 年代以降減少し続けているためだが、他方で平均寿命は延びているために、社会の高齢化が急速に進んでいる。日本社会の高齢化率（65歳以上の人々の人口比率）は 2005 年で 20％だったが、これは着実に増加して、1990 年前後に出生した現在の学生世代が 65 歳に達する 2055 年では 40％に達すると見込まれている。人間の様々な認知機能は 70 歳前後から急速に低下する傾向があるため、後期高齢者（75 歳以上）の総人口における割合の推移を確認しておくことも重要である。2005 年時点で後期高齢者人口の割合は 9％にとどまっていたが、2035 年には 20％を超え、2055 年には 26％に達すると予想されている（内閣府, 2007）。このように、さほど遠くない将来、日本は、65 歳以上の高齢者が人口の半数近くを占め、75 歳以上の後期高齢者が総人口の 25％を占める社会になるのである。

　ではそのとき日本はどのような国になるのだろうか。現時点でいくつかの兆候が見えているが、ここではそのうち二つを見ておこう。一つ目は教育に対する公的支援の縮小である。一般的に高齢者は、若者に対する社会保障の役割をもつ教育よりも、年金や医療など高齢者向けの社会保障制度の充実を求めるため、高齢者が多数を占める社会では年金や医療への公的資金の支出が増加する

のに対して、教育予算は削減されやすい。この傾向は、以前から欧米で確認されてきたが、日本でも高齢化が進展し始めた 1990 年代から現れ始めているという（大竹, 2008: pp. 158-61）。もしもこの指摘が正しいとすると、将来的に、国民全般がもつべき知的能力を養う公的教育の質が低下してしまう恐れがあるが、これにより最も大きな打撃を受けるのは、公的教育以上の教育機会を得ることが困難な低所得者層の子供たちである。若年期に十分な教育機会を得られない場合には、継続的に生活を支えられるだけの十分な収入が見込める職に就く可能性が減るため、貧困化するリスクが高まるだろう。

　二つ目の兆候は、高齢者を狙った悪質商法や振り込め詐欺の増加である。振り込め詐欺には、加害者の主たる構成員が若年者であり、被害者のなかで金銭面、また精神面で深刻な損害を受けているのが高齢者であるという特徴がある[1]。これまでの章で述べてきたように、人間は一般的に見落としや記憶違いを起こしやすいため、騙しのノウハウをもった犯罪者グループが周到な準備とリハーサルを行った上で不意を突けば、被害者を騙して金品を奪うことはさほど困難ではない。このことが悪質商法が横行する原因の一つとなっているが、これから見ていくように、高齢者の場合には、記憶や意思決定能力が独特の仕方で低下していくために、若年者と比較してより騙されやすく、悪質商法の被害にあっている時に、そのことを自覚することが難しくなる。結果として、高齢者の被害額が大きくなる傾向がみられるのである。

　これらの二つの兆候を合わせてみると、超高齢社会を迎える日本で起こりうる最悪のシナリオは、国の教育予算が徐々に削減され、十分な教育機会を得られなかった若年層の一部が就職できずに貧困化し、さらに貧困若年層の一部が高齢者層を狙った悪質な詐欺への関与をくりかえすことである。では具体的にはどのようにすればよいのだろうか。大きく分けて二つの対策が考えられる。一つは、若年層に対して充実した公的教育を提供することであり、またそのような政策を支持してくれるよう社会で多数を占める高齢者に働きかけていくことだろう（大竹, 2008; 広井, 2006）。こうすれば若年層の貧困化が食い止められる。二つ目の対策として、若者層の関与が考えられる詐欺から高齢者を防御

---

1) 振り込め詐欺における加害者、被害者の現状については、NHK スペシャル「職業 "詐欺"」取材班が執筆した『職業 "振り込め詐欺"』にわかりやすく記されている。これまで振り込め詐欺の加害者について公開されているデータは乏しかったが、NHK スペシャル「職業 "詐欺"」取材班の調べでは、グループの構成員の 80%以上が 34 歳以下の若者たちである。

していくことも重要である。これらの対策は、国民の相互信頼を高め、日本経済の生産性を上げるとともに、若年者も高齢者も安心して暮らせる社会の形成を促進してくれるはずである。

　このことを視野に入れて、本章では、高齢者が悪質商法や振り込め詐欺にあったときに被害がなぜ甚大になりやすいのかを理解するために、高齢者の認知に見られる特徴を概観していきたい。高齢者の記憶や意思決定の特徴が明らかになれば、悪質商法への有効な防御策を考えることも可能になるだろう。まず第1節では、高齢者を狙ったいくつかの悪質商法や振り込め詐欺の現状と被害に関するデータを紹介し、第2節で、加齢にともなって脳機能がどのように変化するのかを概観する。加齢による脳機能の変化が原因となって、高齢者に特有の意思決定や記憶の特徴が現れてくることがわかるだろう。第3節と第4節で、高齢者がなぜ悪質商法に引っ掛かりやすいのか、その理解に役立つ二つの実験を紹介することにする。

1. 振り込め詐欺と高齢者

　以前から高齢者は頻繁に悪質商法の標的とされてきた。警視庁が刊行している広報紙『けいしちょう』の第19号（2005年10月16日発行）には悪質リフォーム業者の手口が詳細に報告されているが、それによると、業者は一人暮らしの高齢者を主にねらって訪問し、まず邸宅の無料点検のサービスを申し出る。家の中に招き入れられると、「壁や屋根にひび割れがある」とか、「白アリ、カビによる被害がみられる」などと問題点をでっち上げ、被害者とリフォーム契約を結び、高額の支払いを請求する。被害者は、自分が悪質商法の被害にあっていることに気がつかないことも多い。このことが、被害者が悪質業者の言うままに次々とリフォーム契約を結んでしまう原因となり、犯罪自体が明るみに出ることを妨げてしまう。

　従来の悪質商法では、訪問販売員が被害者宅を訪問するなど犯罪者と被害者との間で直接的なやり取りがあり、契約書が残る場合も多く、悪質商法を行っている業者やグループを特定することは困難ではなかった。しかし、2004年ぐらいから急速に広がってきた振り込め詐欺では、詐欺グループは被害者の前に姿を見せることはなく、電話やインターネットを介して多数の人々に脅しをかけ、銀行に金銭を振り込ませる手口を用いることが多い。そのため特定され

表 13−1　振り込め詐欺被害者の年齢別、性別構成の割合（内閣府, 2008）

(%)

年代	オレオレ詐欺		架空請求詐欺		融資保証金詐欺		還付金等詐欺	
	男性	女性	男性	女性	男性	女性	男性	女性
20歳代以下	0	0	18	19	6	5	0	1
30歳代	0	0	11	14	9	12	0	3
40歳代	0	1	9	12	14	13	1	5
50歳代	2	12	5	7	13	9	2	15
60歳代	11	30	2	3	9	5	9	28
70歳代以上	15	29	1	1	3	2	12	25
合計	28	72	45	56	54	46	24	77

(備考)　1. 警視庁「振り込め詐欺（恐喝）」の認知・検挙状況等について（平成20年1〜10月）（2008年）により作成。
　　　　2. 四捨五入の関係で内訳の計と合計が合わない場合がある。
　　　　3. オレオレ詐欺、還付金等詐欺の「70歳代以上」は、警視庁の資料における「70歳代」と「80歳代以上」を足し合わせた値である。

にくく、検挙率もきわめて低い。警視庁によれば、2007年の1年間での振り込め詐欺の被害総額は、251億円に達している（内閣府, 2008）。

　振り込め詐欺には、オレオレ詐欺、還付金詐欺、架空請求詐欺、融資保証金詐欺の四つの類型があるが、このうち認知件数と被害額が共に大きいのがオレオレ詐欺と還付金詐欺である。オレオレ詐欺では、例えば、息子や孫を名乗る詐欺師が電話をかけてきて、「会社の経費600万円を不正に使い込んでしまい、今日監査が入るので、ばれそうになっている、見つかると逮捕される」などと窮状を訴えた後で、「助けるためにお金を振り込んで欲しい」と懇願し、指定した銀行口座に多額の金銭を振り込ませる。他方、還付金詐欺では、詐欺師は役人のふりをして被害者に連絡し、「税金の払い戻しをするから、事務手続き料を振り込んでください」と嘘をついて被害者をATMまで赴かせ、巧みに誘導することで金銭をだまし取ろうとするのである。

　これらの詐欺被害者には、年齢や性別に関して大きな特徴がある。表13−1を見てほしい。オレオレ詐欺と還付金詐欺では、主に60歳代以上の中高齢者が被害者となっていることがわかる。それとは対照的に、架空請求詐欺では20歳代以下から30歳代まで、融資保証金詐欺では30歳代から50歳代までの比較的若い年齢層が被害を受けている[2]。次に性別上の特徴をみると、オレ

オレ詐欺と還付金詐欺では約7割が女性であるのに対し、架空請求詐欺と融資保証金詐欺では男女半々の割合となっている[3]。

　振り込め詐欺全体の中でオレオレ詐欺の被害総額は毎年50％を超えており、また認知件数も大きいので、ここではオレオレ詐欺に絞って、詐欺が生じる環境や状況を確認していこう。詐欺の手口の特徴は以下の4つである。①詐欺師は、被害者（高齢、女性）が一人で在宅していることが多く、振り込まれたお金をATMから引き出し可能な午前9時から午後3時までの間に電話をかけてくる。②口調は脅迫的なものではなく、肉親の情へ訴えかけるよう工夫されている。③すぐに対処しないと大変なことになるという切迫した印象を被害者に与える。④ほとんどの詐欺師は男性である。さて、被害者は、詐欺師とだいたい10分以上の会話をするのだが、その間にウソ話を信じ込んでしまい、騙されている可能性を考えずに振り込み先へと急いでしまう。最近ではATMに振り込め詐欺警告ステッカーが貼られており、また窓口で振り込みをする場合には、振り込め詐欺の可能性に気がついた銀行員が被害者を説得しようと努力するのだが、多くの場合、被害者は警告ステッカーに気づくことはなく、また銀行員の説得にもまったく耳をかさない。このように、被害者の多くは詐欺師とのやり取りの中で「自分自身が詐欺に遭っている」という自覚を持っておらず、「まさか自分が騙されているはずはない」とも思っている。ところが、被害後にインタビューしてみると、被害者の多くは振り込め詐欺に関する知識を事前にメディアを通して得ていることがわかっており、振り込め詐欺に対する知識をもたなかったために詐欺に遭ったわけではない（以上、永岑が2008年3月6日に実施した警察庁での取材による[4]）。

　以上が、オレオレ詐欺が生じる状況であるが、ここから被害者の特徴を読み

2）　インターネットや携帯電話を通じてサイト（例えばアダルトサイト）にアクセスしてきた利用者を、サイトの利用料が発生したという虚偽の名目で脅し、金銭を振り込ませるのが架空請求詐欺、資金繰りに困った人物に虚偽の融資を提案し、融資手続きを進めるための資金を要求して振り込ませたり、多額の借金を抱えている人に、ブラックリストから名前を削除してあげるが、そのためには手続き料が必要となるなどと言って、金銭を騙し取ったりするのが融資保証金詐欺である。

3）　被害の認知件数や被害内容には、大きな地域差がみられるが、これに関するデータや地域差が生じる原因については、平成20年版『国民生活白書』p. 108以下を参照されたい。

4）　このインタビューは、内閣府委託研究「消費者の意思決定に係る経済実験及び分析調査」の一環として実施された。この研究における振り込め詐欺に関する調査報告書「振り込め詐欺問題への神経科学研究の応用可能性」（永岑, 2008）は、内閣府の旧国民生活局のサイト（http://www.caa.go.jp/seikatsu/keizaijikken/nousan2-1.pdf）に掲載されている。

取ることができるだろう。まず、オレオレ詐欺の被害者は、詐欺師が述べ立てるでっち上げ話を簡単に真実だと思い込んでしまっている。もしかしたら、受話器を取り上げて話し始めた段階では、詐欺師の物語を鵜呑みにしてはいないのかもしれないが、10分程度以上会話を続けるうちに、すっかり詐欺師の言うことを信じ込んでしまう。また、一度思い込みにとらわれてしまうと、事態を冷静かつ柔軟に検討することも、周りの人間の忠告に耳を傾けることもできなくなってしまう。さらに、事前に振り込め詐欺について知識をもっているにもかかわらず、その知識を活かして振り込め詐欺被害を免れることには失敗している。結局、被害にあってしまった人々の状況把握能力や状況判断能力は、自身の身を守るのに十分ではなく、オレオレ詐欺犯や悪質業者はこの弱点を突いて、被害者をだましているのである。

2. 加齢による認知機能の変容

　ここで考察しなければならないのは、なぜ高齢の女性がオレオレ詐欺の被害にあいやすいのかということである。可能性としては、女性高齢者がたまたま日中に一人で家にいることが多いため、詐欺師がかけてくる電話に出てしまうことから、被害者になってしまっていることが考えられる。また別の可能性として、一部の高齢者の認知機能が低下しており、経済詐欺に引っ掛かりやすいために、詐欺師が特に高齢女性を狙っていることも考えられる。振り込め詐欺が成立するためには、実際には、多様な要因がかかわっていると考えられるが、ここでは、加齢によって人間の認知機能が低下し、それにより振り込め詐欺に対して脆弱になっている可能性を想定して、考察を進めよう[5]。

---

[5]　高齢者の中で振り込め詐欺に遭いやすいのがなぜ女性であるのかについての認知特性上の原因を示唆する経済実験が、平成20年版『国民生活白書』pp. 112-3, 193-5に紹介されている。この実験では、物事の判断において、時間をかけずにすぐに判断する（即断する）場合と時間をかけてじっくり考えて判断する（熟考する）場合とで、その判断の正確さにどのような違いが見られるかが検討された。被験者は20歳から34歳の男女173人（若年層）と50歳から64歳の男女171人（中高年層）であった。この実験データを年齢層別・男女別に分析した結果、即断させた場合と熟考させた場合を比較すると、若年層では正解した被験者の割合の差は小さいことがわかった。また男性と女性を比較すると、若年層では、即断条件、熟慮条件のどちらの場合でも、正解者の割合にほとんど差が見られなかった。しかし、中高年層では、特に女性において、即断させた場合の正答者数の割合は熟考させた場合の正答者の割合よりもかなり低かった。『国民生活白書』では、この実験結果に基づいて、時間的切迫感が与えられる振り込め詐欺の現場（これは即断条件に対応す

加齢によって、人間の脳はどのように変化していくのだろうか。人間の脳の機能・形態上の変化を継続的に追跡することは困難であり、また年を重ねるごとに人間の脳は人それぞれで独自の仕方で変化していくため、高齢者の脳は、他の年齢層の人間におけるよりも多様性が高いことが知られている（権藤, 2008）。したがって、ここでは大まかな傾向をつかんでおくことにしよう。

　加齢に伴って、脳が全体として萎縮してしまうことは多くの研究が示してきたことである。脳は大別して神経細胞（ニューロン）の細胞体が集まってできている灰白質と、ニューロンの軸索が集まっている白質とに分けられる。この二つの部分は、成長と萎縮の仕方に大きな違いがある。まず、灰白質の体積は人間が生まれてから児童期にかけて増加し、成人してからは直線的に減少してゆくのに対して、白質の成長のペースは遅く、成人するまでゆっくり増加し、その状態が中年期まで一定に維持され、老年期に急速に減少していくという逆U字の変化を示す（Courchesne et al., 2000; Sowell et al., 2003）。また部位ごとに見ると、加齢による萎縮が特に強く現れるのは前頭葉や線条体であるが、海馬やその周辺にも萎縮がみられる（Cabeza et al., 2005）。最近の研究から、前頭葉は誕生後、高齢になるにつれて、直線的に減少するのに対して、海馬は誕生から40歳頃まで増加して、その後、高齢になるまで減少することがわかった（Allen et al., 2005）。対照的に、その他の部位、特に視覚野や辺縁系では、脳は直線的に萎縮していくものの、そのテンポは緩やかである（Sowell et al., 2003）。

　加齢による脳の形態的変化と人間の認知能力の変容とがどのように関係するのかは、現在盛んに議論されているテーマであり、明確な答えが得られているわけではない。ただ、脳の形態的な萎縮が直ちに人間の認知能力の低下をもたらすとは一概には言えないものの、前頭葉と線条体、海馬の急速な萎縮が、高齢を迎える人々の認知活動を大きく低下させていく点については研究者の間で合意ができている（Hedden and Gabrieli, 2004）。これらは、記憶や意思決定に関与する部位である。

　第3章「記憶」で説明したように、海馬は自分に起こる様々なエピソードに関する情報を長期記憶として定着させる過程で中心的な役割を果たしており、

る）で被害に遭いやすいとされている中高年女性の場合、振り込みの決断をする前に時間的余裕をもって待つことができること（これは熟考条件に相当する）が、詐欺による被害を免れるために重要だと指摘されている（内閣府, 2008）。

また定着した記憶をよみがえらせるさいにも海馬と前頭葉が働く。このように、エピソード記憶は海馬と前頭葉に依存しているので、加齢にともなってこれらの部位が萎縮してしまうと、エピソード記憶能力が低下してしまう。これに対して、別種の記憶能力、例えばピアノの演奏や自転車の運転のような身体運動の記憶である手続き記憶や、「地球は丸い」、「東京は日本の首都である」というような知識の記憶である意味記憶は、加齢による影響をあまり受けないとされる（石原, 2008）。また、中脳のドーパミン細胞は報酬情報を処理しているが、ドーパミン細胞が軸索を伸ばしている先が前頭葉と線条体であり、これらの部位は人間が行う意思決定や行動調節に大きく関与している。以上から示唆されるように、加齢によって前頭葉、海馬、線条体などが萎縮してしまうと記憶や意思決定が大きく影響を受けるが、このことは一部の高齢者の詐欺商法への引っ掛かりやすさと関連があるかもしれない。以下ではこのような見込みの妥当性を調べた二つの実験を取り上げよう。

3. なぜ高齢者は虚偽を信じやすいのか

リフォーム商法では、悪質業者は被害者と直接接触し、長時間居座ったり、あるいは何度も訪問したりすることで被害者からの信頼を勝ち取り、悪質なリフォーム契約を繰り返し結ぶことに成功する。また、オレオレ詐欺では、被害者と詐欺師が話すのはたった10分間程度なのだが、被害者は詐欺師の言うことを本当だと信じこんでしまう。なぜ数時間の接触を何度か繰り返したり、10分程度接触したりするだけで詐欺師を信頼し、あるいは場合によっては息子や孫だと思いこんでしまうのだろうか。人間は、ある情報を記憶する際に、それに付随する文脈的情報（誰からその情報を聞いたのか、その情報源は信用できるかなど）も一緒に記憶するが、高齢者の場合、このような記憶内容の情報源やその信用性に関する文脈的な記憶の能力が著しく低下する傾向があることが知られている（Dunlosky and Metcalfe, 2009: pp. 281-4; 金城・清水, 2008）。ある情報と同時に記憶したその情報に付随する文脈的な情報は、その情報と再び接触した場合に、その信頼性を評価するために利用される。高齢者の信じこみやすさは、このような、覚えた文脈的な情報を利用して、ある情報と再び接触した際に、その信頼性を評価する能力の低下に基づいているのではないかと示唆する研究がある。

スクルニックらの偽広告実験

スクルニックと共同研究者は、「虚偽広告だと警告すると、どうして推薦になるか」という興味深い題名をもつ実験心理学の論文を2005年に発表している（Skurnik et al., 2005）。この実験では、「XX商事の宣伝は誇大広告だから気をつけなさい」と消費者に警告し注意を喚起することが、誇大広告の被害拡大に対する防衛策として有効であるかどうかを調べている。具体的には、虚偽広告に対する警告を何度か消費者役の被験者に聞かせて、その警告を記憶してもらい、それを一定時間後に思い出してもらう。

被験者は健常な若年グループ（18歳〜25歳の大学生32人、平均年齢は21歳）と高齢者グループ（71歳〜86歳の人々32人、平均年齢は77歳）である。実験は、学習段階とテスト段階の二つの段階からなる。学習段階では、まず、架空の商品や商品の成分がもつ効能についての広告文（例えば「アスピリンは歯のエナメル質を壊す」、「コーンチップスはポテトチップスの2倍の脂肪分を含んでいる」など）を5秒間見てもらい、続いて提示するスライドでその広告文の内容が真実か、虚偽かを被験者に教える。そして1.5秒の休息を挟んで、次の広告文を見せる。このようなペースで次から次へと広告文とその真偽についての情報を被験者に与えて、記憶してもらう。ここで重要なのは、広告文の中には一度しか登場しないものと、記憶しやすいように合計で三度登場するものとがあることである。このような区別をしておくと、広告文とその真偽に関する情報に被験者が接触する機会の多寡に応じて、それが後で想起された時に、どの程度情報が正確に思い出されるのかを調べることができる。次にテスト段階であるが、テストは学習が終わった後30分後か、もしくは3日後に実施されている。テストの内容は、被験者に広告文だけを見せて、その広告文が真実か、虚偽か、あるいは学習段階では見ていなかった新しい広告文であるのかを判断してもらうことである。

それでは、実験結果を見てみよう。まず、学習後30分経過したところでテストを行った場合の成績についてであるが、注目する必要があるのは、広告文が虚偽だと教えてもらってから30分しか経過していないのに、高齢者が、かなりの割合の虚偽広告を正しい広告だと勘違いしてしまうことである（一回提示した広告の28%、三回提示した広告の17%）。対照的に、高齢者が正しい広告を虚偽だと勘違いする比率は、一回提示と三回提示の場合でほとんど差がなく10%程度にとどまり、虚偽広告を正しいと誤認する比率のほうがかなり高

いことが特徴である。ところが、若年者の場合には、虚偽広告を正しいと判断する比率と、正しい広告を虚偽だと勘違いすることの比率に差は見られない（ともに、一回提示した広告の12％程度、三回提示した広告の6％程度）。つまり、高齢者は、虚偽情報を思い出した時に、それが虚偽だったことは思い出せず、正しい情報だと勘違いしやすい傾向をもっているのだ。この効果は「真実の幻想効果」と呼ばれており、記憶の心理学ではすでによく知られている（Law *et al.*, 1998; Mitchell *et al.*, 2006）。

　興味深いのは、学習から3日経過した後でテストを行った場合である。テスト時に高齢者が虚偽広告を「正しい」広告だと誤認する確率は、学習段階で警告を一度聞いた場合よりも、三度聞いた場合の方がはるかに高く、40％にのぼる。つまり、高齢者では、虚偽広告に対する警告を多く聞いた場合のほうが、虚偽広告の内容を真実だと思い込む傾向が強まるのである。この傾向は、若年者では確認できない。若年者では虚偽広告に対する警告を聞く回数を増やしたほうが、広告内容が虚偽だという記憶を、後々でも強く保持している。真実の幻想効果は、記憶した情報の信頼性に関する事後的な評価能力と関わっている。ある情報が記憶される時、その情報に関する文脈的情報（例えば、その情報が真なのか、偽なのか、あるいは情報がどのような情報源からもたらされたのか、その情報源が信頼できる情報源なのか）も記憶されなければ、その情報の信頼性を事後的に正しく評価できなくなる。したがって、あとになってその情報を使って意思決定を行う時に、判断ミスをおかしやすくなるだろう。このような記憶内容に関する二次的な情報の記憶をソース・モニタリングと呼ぶが、高齢者において真実の幻想効果が現われやすいのは、高齢者のソース・モニタリング能力が低下しているからである。

　高齢者のソース・モニタリング能力に低下がみられることは、悪質商法に対する対処の観点から、深刻な問題である。高齢者は、家に起こっている様々な問題について悪質業者から聞かされているうちに、たとえ最初のうちは情報源（つまり悪質業者）の信頼性が高くないと思っていたとしても、記憶が形成された後で一定の時間が経過してしまうと、その記憶が薄れて、情報源の信頼性を正しく判断できなくなり、業者が主張した内容を真実だとして想起してしまうと考えられるからである。これでは、リフォーム商法などの場合のように、高齢者が悪質業者と継続的に接触して、結果として業者の言いなりになったとしてもまったく不思議ではない。

では、オレオレ詐欺の場合はどうだろうか。ここでは、被害者は詐欺師と10分間程度以上会話を交わすうちに、詐欺師がつく嘘話を真実だと思い込み、金銭を振り込んでしまう。この現象の理解に役立つ実験をスクルニックと共同研究者が行っているので、簡単に確認していこう。この実験では、学習段階でさまざまな広告文を被験者に見せ、その後広告文の真偽を教えて、これらを合わせて記憶してもらう。前の実験と同じ手続きである。また、前回と同様、一度しか提示しない広告文と合計で三度提示する広告文とが区別されている。ただし、今回は、広告文の真偽についての記憶をあいまいにするために、それぞれの広告文の真偽の情報をそれらが最後に提示された時にしか与えないようにする。つまり、一度しか提示されない広告文の場合、即座にその広告文の真偽を被験者に教えるが、三度提示される広告文では、広告文が三回目に提示された時にのみ、その真偽を教えるのである。確認のためのテストは、学習を終えてから20分後に行っている。テストでは、前の実験と同様、被験者に広告文を見せて、それが真であるのか、偽であるのか、それとも未見のものだったのかを判断してもらう。

　実験の結果、たった20分しか経過していないにもかかわらず、高齢者に「真実の幻想効果」が強く現れてしまうことがわかった。一回提示された虚偽広告を真実だと判断ミスする割合は24％、三回提示された虚偽広告を真実だと判断ミスする確率は35％に上る。先に紹介した実験では、広告を三回提示し、その度ごとに広告が虚偽であることを明示した場合には、30分経過した段階で、それらを高齢者が真実だと判断ミスする確率は17％にとどまっていた。これらの実験結果は、最終的に広告の真偽の情報を与えるのに先立って広告を何度か繰り返し提示することで、広告の真偽に関する記憶をあいまいにすることができることを示している。

　また、広告を提示する度にその真偽を知らせた場合には、30分経過した段階で、虚偽広告を一回提示するよりも、三回提示した方が、高齢者がそれを真実だと判断ミスする確率がかなり低かった（一回提示で28％、三回提示で17％）のとは対照的に、ある広告を最後に提示した場合にのみその広告の真偽を明示した場合には、同じ虚偽広告を三回提示された方が、一回提示された場合よりも、その広告を真実だと判断ミスしやすかった。このことは、真偽があいまいないな虚偽情報の場合には、それと何度も接触することでかえって、高齢者はそれを真実だと判断ミスしやすくなることを示していると考えられる。

このことは、オレオレ詐欺の状況下で、高齢者がなぜ詐欺師のでっち上げた話を鵜呑みにしやすいのかを部分的に明らかにしているだろう。もちろん、実験室と自宅という環境の違い、スライドによる単調な広告文の呈示と手慣れた詐欺師の嘘話という技術上の違いはあるだろうが、真偽があいまいな情報が与えられた時に、情報を与えられてから短時間のうちに真実だと思い込みやすいということは、実験的に確かめられたと考えてよいだろう。

脳機能の変容と「真実の幻想効果」

スクルニックと共同研究者の実験の意義は、すでに記憶の心理学で知られていた「真実の幻想効果」を、広告文の真偽を記憶し、思い出すという場面で確認したことにある。ではなぜ、このような効果が特に高齢者において顕著に現れるのだろうか。このことを調べるためには、エピソード記憶やソース・モニタリングに関わる神経メカニズムの働きが若年者と高齢者でどのように異なるのかを調査する必要があるだろう。残念ながらスクルニックらは記憶課題を行っている被験者の脳機能を調べてはいないが、このテーマに関しては神経科学上の研究がすでにいくつかあるため、それに基づいて原因を推定することができる。

事物を見知って記憶に留め（記銘）、再びその事物と出会ったときに過去の記憶を思い出すプロセスを再認と呼ぶ。この再認には、二種類の心理的メカニズムがあると想定されている（Batchelder and Batchelder, 2008: pp. 214-5; 金城, 2008: pp. 38-9; Schacter, 1999）。一方は、過去に出会った事物に対する熟知感（feeling of familiarity, 「ああ、なんだか見たことがあるな」というような感覚）であるが、熟知感による再認では、過去にその事物と出会ったときの状況や文脈についての記憶は必要とされない。もう一方は回想（recollection）であり、回想による再認では、過去にその事物に出会ったときの状況や文脈に関する明瞭な記憶をもっていて、その周辺情報の記憶を想起することで、過去に出会った事物を再認する。回想によって再認が生じている場合には、記憶された情報の信頼性の評価に関連する文脈的記憶が想起されているので、その文脈的記憶に基づいて再認された事態の信頼性も評価できる。それとは対照的に、熟知感による再認が生じている場合には、文脈的記憶は想起されていないので、想起された事態の真偽を判断するのは困難である。

この熟知感による再認と回想による再認という二つの再認プロセスがどの脳

部位の機能によるのかが調べられてきた。再認のプロセスで中心的な役割を果たしていると考えられているのは海馬と前頭葉、側頭葉であるが（Kirchhoff et al., 2000; Schacter, 1999）、現在わかっていることは、海馬と前頭葉は熟知感による再認プロセスと回想による再認プロセスのどちらにも関与しており、熟知感による再認は海馬の寄与が大きいのに対して、回想による再認については前頭葉の貢献が大きそうだということである。しかし、これらの部位の役割分担は十分に明らかにはなっていない（Manns et al., 2003; Ranganath et al., 2004）。

　高齢者の再認では回想よりも熟知感による再認プロセスが優位になると一般に考えられており（Davidson et al., 2002; Dunlosky and Metcalfe, 2009: pp. 282-4）、スクルニックらも上記の虚偽広告の実験を解釈する際にこの見解を踏まえている。つまり、高齢者は学習段階で見た広告文をテスト段階で再認する際には、見覚えがあるかどうかについては熟知感に基づいて判断するのだが、その広告の真偽に関しては、周辺情報であるために明確に思い出すことができない。この条件では、高齢者は見覚えがある虚偽広告に対して虚偽であると疑う理由がないとみなし、真実の広告だと誤って判断してしまうのだと考えられるのである（Skurnik et al., 2005: p. 722）。

4. 加齢による意思決定の変容

ネガティヴィティバイアスとポジティヴィティバイアス

　人間の意思決定のあり方は、加齢によってどのような影響を受けるのだろうか。高齢者の意思決定の特徴を説明するために、ネガティヴィティバイアスとポジティヴィティバイアスという概念が使われることがある。たとえば、見慣れない猫が不意に目の前に現れた場面を考えてみよう。猫は不安げで落ち着きがないが、なでてあげればなついてくるかもしれない。猫をなでた場合、なつかれて楽しい思いができる可能性と、引っかかれて痛い目にあう可能性が考えられるが、意思決定をするときに楽しい思いができる可能性を重視し、痛い目にあう可能性を軽視する傾向をポジティヴィティバイアス、逆に、痛い目にあう可能性を重視し、楽しい思いができる可能性を軽視する傾向をネガティヴィティバイアスと呼ぶ。一般的に、若年期の人間は強いネガティヴィティバイアスをもっていて、賭けごとや商取引で失敗することを恐れて慎重になりやすい

のに対して、高齢者はネガティヴィティバイアスをあまり強く示さず、どちらかというと若干のポジティヴィティバイアスをもつとされる。つまり、高齢者は、若年者と比較すると損失に対して敏感でないか、あるいは損失をあまり重視しない傾向を示しているのである (Wood et al., 2005)。このことが、高齢者が悪質商法やオレオレ詐欺にだまされやすい理由の一つになっている可能性があるだろう。高齢者は、悪質業者が何か儲け話を持ってきたときに、その危険性について十分に考慮せずに意思決定しているかもしれず、またオレオレ詐欺では被害者は「お金を振り込みさえすれば身内は解放される」というポジティヴな展望にとらわれて、詐欺である可能性を無視してしまうのかもしれない。

ではなぜ高齢者はネガティヴィティバイアスを強く示さなくなるのだろうか。その原因の一つとして考えられるのは、高齢者の場合、ネガティヴな情報（つまり恐怖感や不安感を与える情報）に対する感受性が低下している可能性が考えられる。脳の深部にある扁桃体は強い感情を惹起する情報に接すると反応する部位であり、人間が恐怖感を抱いたときに行なうさまざまな行動（震えや後ずさりなど）は扁桃体が制御している (LeDoux, 1996)。そこで、若年者と高齢者にポジティヴな感情を表現している写真とネガティヴな感情を表現している写真を見てもらい、その時の扁桃体の活動を計測すると、ポジティヴな感情表現に対する感受性では高齢者と若年者とで大きな違いはみられなかったが、ネガティヴな感情表現に対する扁桃体の活動は、若年者と比較すると、高齢者で低い傾向があることがわかった (Mather et al., 2004)。このことから、自分の置かれた状況を確認する際に、高齢者の場合には、身に近づく危険があっても、それを敏感に察知できない可能性が考えられる。

高齢者の脳機能と意思決定

では、意思決定上のネガティヴィティバイアスの欠如は、脳機能のどのような特性から生じるのだろうか。このことを調べる手がかりとして、高齢者にアイオワギャンブル課題という認知課題をさせる実験が行われている (Denburg et al., 2007; Wood et al., 2005)。アイオワギャンブル課題では、カードを裏返しにして積み重ねた四つの山を用意する。カードの裏側には、プラスかマイナスの符号がついた数字が描かれている。被験者に一定額の金銭が与えられた状態からスタートして、山からカードを一枚ずつ引いてゆき、表に書かれている数字がプラスだったらその金額を受け取り、マイナスの数字の場合はそれに相

当する金額を支払わなければならない。さて、四つのカードの山のうち、二つの山にはプラスの数字もマイナスの数字も少なめのカードが積み重ねられており、低リスク・低リターンである。対照的に、その他の二つの山には、プラスの数字はやや大きめで、マイナスの場合には非常に大きい数字が書かれたカードが積み重ねられており、高リスク・高リターンである。低リスク・低リターンの山からカードを選び続けると、最終的には得になるが、高リスク・高リターンの山からカードを選び続けると、最終的には損になるように設定してある。ここで、健常者は、しばらく高リスク・高リターンの山からカードを引いていくが、何度か痛い目にあった後で、低リスク・低リターンの山からのみカードを引き始める傾向を示すのに対して、前頭葉の特定箇所（前頭前野腹内側部：VMPFC）に損傷がある人はネガティヴィティバイアスの欠如を示して、何度となく痛い目にあいながらも、高リスク・高リターンの山からカードを選び続ける傾向を示すことが知られている（Bechara et al., 1994）。

　デンブルクと共同研究者は、高齢者の意思決定の特徴を探るべく、健常な高齢者（56歳から85歳の間の人々で、平均年齢は70歳、男女比はほぼ半々）を集めて、アイオワギャンブル課題を行ってもらった。その結果、全体の40％程度の人々が、前頭前野腹内側部損傷者と同様に、高リスク・高リターンの山からカードを選び続けたのに対して、それと同程度の比率（40％程度）の高齢者が健常者と同様に、最初高リスク・高リターンの山からカードを選んでいたものの、徐々に低リスク・低リターンの山を選択するように意思決定を変えていった（高齢者の残りは、高リスク・高リターンの山と低リスク・低リターンの山のどちらかを特に好んで選択することはなかった）。デンブルクらは、前頭前野腹内側部損傷者と類似した意思決定を示した高齢者では実際に前頭葉の萎縮が起こっているのではないかと推測しているが、被験者の脳の形態は計測していない。

　以上が、デンブルクらが行った実験の前半であるが、重要なのはこれに続く後半である。デンブルクらは、高齢者を前頭前野の萎縮が疑われる高齢者と健常な高齢者とに区別した後で、若年者グループを加えて、この3つの各グループに属する人々に人工的に作った広告文を読ませて、どの程度正確に内容を理解しているのか、またどれくらい購買意欲が駆り立てられたのかを調べた。使用する広告文は、たとえば、「純米国風高級家具　メキシコで生産後、弊社国内工場での検査に合格した高級品をお届けします」というものである。これはアメリカの連邦通商代表の基準に沿った適正な広告文であるが、この広告文か

ら生産地などの情報を省いた「純米国風高級家具　生産後、弊社国内工場での検査に合格した高級品をお届けします」も用意しておく。生産地が隠されているため、こちらの広告は不当表示にあたる。被験者は、これらの広告文が書かれている本物そっくりのチラシを見た後で、内容理解や購買意欲を問う質問表に回答する。

　さて、実験の結果であるが、アメリカの連邦通商代表が定めた基準を満たした仕方で作られた広告の場合には、被験者は、どの群に属している人でも、内容を的確に理解していた。ところが、生産地などを隠した不当表示がされている広告に対しては、前頭前野の萎縮が疑われる高齢者群の理解度の得点は、他の二つの群と比較して、格段に低いことがわかった。つまり、前頭前野に機能低下が疑われる高齢者は、広告文のいかがわしさを正しく認識することに失敗していると考えられる。また購買意欲に関しては、生産地も表示されている広告を見た場合には、あまり高い購買意欲を示さない点でどの群でも違いはなかったものの、生産地の表示がない不当な広告を見せられると、前頭前野の機能低下が疑われる高齢者に限って、高い購買意欲がみられることがわかった。このことは、前頭葉の機能低下が疑われる高齢者は、虚偽や誇張を含む広告に騙されやすいことを示している。

5. 振り込め詐欺被害を食い止めるために

　日本社会の高齢化は急速に進んでおり、振り込め詐欺やその他の商業詐欺の被害者となる可能性の高い高齢者の保護や予防対策を早急に立てる必要がある。これまで紹介した二つの実験が示唆するように、高齢者の一部の人々は記憶や意思決定能力が低下してしまい、その結果として、悪意のある詐欺師から身を守ることが困難になっていると考えられる。また、高齢者の認知機能を高めるためのトレーニング法の研究は残念ながらまだ開始されたばかりであり、実質的に有効な方法は見つかっていない。今後、家の中に孤立して生活する高齢者の数は増加していくものと考えられるが、本章で取り上げた研究からすれば、高齢者本人に振り込め詐欺への自覚を促し、自衛策を行わせることには無理がある。高齢者でない他の社会の構成員が、被害に遭いやすい高齢者を支えるべきであり、高齢者本人にのみ自分の身を守る責任を押し付けることはできない。

　とはいえ、現在の日本のように高齢化が進行した社会では、社会で多数を占

める高齢者全体を政策的に保護していくことは難しい。そこで、高齢者の内で特に振り込め詐欺などの商業的詐欺に遭いやすい人々を選び出し、その人々を重点的に保護する政策を立てなければならないと考えられる。この際、特に制度的な保護が必要となる高齢者の群を絞り込むために、アイオワギャンブル課題などの脳神経科学的手法を使用することができるだろう。ただし、たとえ潜在的被害者の保護を目的とする場合であっても、意思決定能力のような人間の自律性の中核となる認知能力の計測を要請する政策に対しては、その是非を慎重に検討する必要がある[6]。

　振り込め詐欺グループが組織されている背景には、日本経済の停滞や日本の雇用慣習が国際的な経済環境の激変に対応しきれていない現状がある。先行世代と比べて不当に乏しい就業機会しか得られていない若年層の一部が、社会に対する信頼感を喪失して、極端な拝金主義に走ったり、あるいは貧困状態に転落した挙句に手先として動員されたりしているのである（NHKスペシャル「職業 "詐欺"」取材班, 2009）。振り込め詐欺の広がりを食い止めるための抜本的な対策は雇用の世代間格差を是正して、若年層の社会への統合を進めていくことにあるが、脳神経科学的な手法に訴えることもその一助となろう。

参考文献

Allen, J. S., Bruss, J., Brown, C. K., and Damasio, H. 2005. Normal neuroanatomical variation due to age: the major lobes and a parcellation of the temporal region. *Neurobiology of Aging* 26: 1245-60; discussion 1279-82.

Batchelder, W. H. and Batchelder, E. 2008. Metacognitive guessing strategies in source monitoring. In: J. Dunlosky and R. A. Bjork eds., *Handbook of Metamemory and Memory.* New York. pp. 211-44.

Bechara, A., Damasio, A. R., Damasio, H., and Anderson, S. W. 1994. Insensitivity to future consequences following damage to human prefrontal cortex. *Cognition* 50: 7-15.

Cabeza, R., Nyberg, L., and Park, D. C. 2005. Cognitive Neuroscience of Aging: Emergence of a New Discipline. In: R. Cabeza, L. Nyberg and D. C. Park eds., *Cognitive Neuroscience of Aging: Linking Cognitive and Cerebral Aging.* Oxford, Oxford University Press. 2005. pp. 3-15.

---

6) 著者らは別稿でより詳細な議論を展開している。「振り込め詐欺への神経科学からのアプローチ」（永岑・原・信原, 2009）を参照のこと。

Courchesne, E., Chisum, H. J., Townsend, J., Cowles, A. Covington, J., Egaas, B., Harwood, M., Hinds, S., and Press, G. A. 2000. Normal brain development and aging: quantitative analysis at in vivo MR imaging in healthy volunteers. *Radiology* 216: 672-82.

Davidson, P. S. R., and Glinsky, E. 2002. Neuropsychological correlates of recollection and familiarity in normal aging. *Cognitive, Affective and Behavioral Neuroscience* 2: 174-86.

Denburg, N. L., Cole, C. A., Hernandez, M., Yamada, T. H., Tranel, D., Bechara, A., and Wallace, R. B. 2007. The orbitofrontal cortex, real-world decision making, and normal aging. *Annals of the New York Academy of Sciences* 1121: 480-98.

Dunlosky, J. and Metcalfe, J. 2009. *Metacognition*. Los Angeles, Sage.

Gabrieli, J. D. E. 1996. Memory systems analyses of mnemonic disorders in aging and age-related diseases. *Proceedings of the National Academy of Sciences of the United States of America* 93: 13534-40.

権藤恭之. 2008.「生物学的加齢と心理的加齢」権藤恭之編著『高齢者心理学』朝倉書房. pp. 23-40.

濱田智子. 2000.「高齢消費者詐欺に対する制裁の強化 (2)」NBL 703 号. pp. 53-8.

濱田智子. 2001.「高齢消費者詐欺に対する制裁の強化 (4)」NBL 709 号. pp. 57-63.

Hedden, T., and Gabrieli J. D. 2004. Insights into the ageing mind: A view from cognitive neuroscience. *Nature Review Neuroscience* 5: 87-97.

広井良典. 2006.『持続可能な福祉社会：「もうひとつの日本」の構想』ちくま新書.

石原治. 2008.「記憶」権藤恭之編『高齢者心理学』朝倉書房. pp. 80-94.

金城光. 2008.「メタ記憶の理論とモデル」清水寛之編著『メタ記憶：記憶のモニタリングとコントロール』北大路書房. pp. 23-40.

金城光・清水寛之. 2008.「メタ記憶の生涯発達」清水寛之編著『メタ記憶：記憶のモニタリングとコントロール』北大路書房. pp. 119-35.

Kirchhoff, B. A., Wagner, A. D., Maril, A. and Stern, C. 2000. Prefrontal-temporal circuitry for episodic encoding and subsequent memory. *Journal of Neuroscience* 20: 6173-80.

Law, S., Hawkins, S. C., and Craik, F. I. M. 1998. Repetition-induced belief in the elderly: Rehabilitating age-related memory deficits. *Journal of Consumer Research* 25: 91-107.

LeDoux, J. 1996. *The Emotional Brain: The Mysterious Underpinnings of Emotional Life*. Simon and Schuster. ジョゼフ・ルドゥー. 2003.『エモーショナル・ブレイン』松本元・小幡邦彦・湯浅茂樹・川村光毅・石塚典生訳, 東京大学出版会.

Manns, J. R., Hopkins, R. O., Reed, J. M., Kitchener, E. G., and Squire. L. R. 2003. Recognition memory and the human hippocampus. *Neuron* 37: 171-80.

Mather, M. Canli, T., English, T., Whitfield, S., Wais, P., Ochsner, K., Gabrieli, J. D. E., and Carstensen, L. L. 2004. Amygdala responses to emotionally valenced stimuli in older and younger adults. *Psychological Science* 15: 259-63.

Mitchell, J. P., Sullivan, A. L., Schacter, D. L., and Budson, A. E. 2006. Misattribution errors in Alzheimer's disease: The illusory truth effect. *Neuropsychology* 20: 185-92.

永岑光恵. 2008.「振り込め詐欺問題への神経科学研究の応用可能性」. 内閣府委託研究「消費者の意思決定に係わる経済実験及び分析調査」, 内閣府旧国民生活局,（http://www.caa.go.jp/seikatsu/keizaijikken/nousan2-1.pdf）（2010年3月10日）.

永岑光恵・原塑・信原幸弘. 2009.「振り込め詐欺への神経科学からのアプローチ」『社会技術研究論文集』Vol. 6. pp. 177-86.

成田健一. 2008.「高齢者を取り巻く社会的環境」権藤恭之編著『高齢者心理学』朝倉書房. pp. 41-63.

内閣府編. 2007.『高齢社会白書』ぎょうせい.

内閣府編. 2008.『国民生活白書：消費者市民社会への展望――ゆとりと成熟した社会構築にむけて――』.

NHKスペシャル「職業"詐欺"」取材班. 2009.『職業"振り込め詐欺"』ディスカヴァー携書.

大竹文雄. 2008.『格差と希望』筑摩書房.

Ranganath, C, Yonelinas, A. P., Cohena, M. X., Dyb, C. J., Tomb, S. M., and D'Esposito, M. 2004. Dissociable correlates of recollection and familiarity within the medial temporal lobes. *Neuropsychologia* 42: 2-13.

Reuter-Lorenz, P. A. 2002. New visions of the aging mind and brain. *TRENDS in Cognitive Sciences* 6: 394-400.

Schacter, D. L. 1999. The seven sins of memory: Insights from psychology and cognitive neuroscience. *American Psychologist* 54: 182-203.

Skurnik, I., Yoon, C., Park, D. C., and Schwarz, N. 2005. How warning about false claims become recommendations. *Journal of Consumer Research* 31: 713-24.

Sowell, E. R., Peterson, B. S., Thompson, P. M., Welcome, S. E., Henkenius, A. L., and Toga, A. W. 2003. Mapping cortical change across the human life span. *Nature Neuroscience* 6: 309-15.

Wood, S., Busemeyer, J., Koling, A., Cox, C., and Davis, H. 2005. Older adults as adaptive decision makers: evidence from the Iowa Gambling Task. *Psychology and Aging* 20: 220-5.

第 14 章

広告利用：脳トレ広告にみる
脳神経科学言説の信頼性

　人間に何か運動や思考をさせて、その時に高い活動を示した脳部位をカラフルに塗った脳画像をテレビ番組や広告で見かけたことがある人は多いだろう[1]。ここで使用されているのは、fMRI（functional magnetic resonance imaging, 機能的磁気共鳴画像法）や NIRS（near infrared spectroscopy, 近赤外分光法）などの脳機能イメージング技術であり、これらは、人間が映像を見たり、暗算をしたり、昔出会って記憶している人物を思い出したりするときに脳の中で起こっていることを画像化して見せてくれる。

　こういった新技術は人間が以前から求め続けてきたものだといってよいだろう。人間は自己知に飢えた動物である。自分はなぜ怒りやすい性格なのか、なぜ猫ではなくて犬が好きなのか、今日の自分にはつきがあるがそれはなぜなのか等々、人間は日々自問し、満足のいく答えを探している。ホロスコープや姓名判断、血液型占い、タロット占い、バイオリズムなどは、こういった日々の疑問に答えを与えてくれるからこそ、たとえ何の科学的根拠がないとしても愛好されているのである。こうした旧式の自己発見装置に対して、脳機能イメージング技術は最新の科学的研究の成果であり、科学研究や医療の現場で現に使われている信頼性の高い装置である。こうした技術が人間の自己知を満足させてくれるとすれば、人々が自分を知るための科学技術として脳機能イメージングを熱狂的に歓迎する可能性は高いといえよう。

　実際、fMRI などの脳機能イメージング技術が医療機関や研究機関ではなく

1）　脳画像に塗られている色が何を意味しているのかについては、坂井克之『脳科学の真実：脳研究者は何を考えているのか』（河出ブックス）第 3 章にわかりやすい解説がある。この本では、本章で扱われるテーマの多くが、脳神経科学研究に従事している研究者の観点から論じられており、読み応えがある。

企業や政府機関によって使用され、商品の宣伝、消費者の意識調査、(また外国では)被疑者のスクリーニングなどに活用される傾向が出始めている。ここには二つの倫理上の問題がある。第一に、企業が fMRI を使った商品テストを実施し、いくつかの国の政府機関がスクリーニングのために被疑者の脳波を計測しているにもかかわらず、研究医療機関外で行われる脳神経科学実験に対して被験者を倫理的に保護するための制度的枠組みが存在しないことである(Editorial comment, 2008)。第二に、商品コマーシャルで示される fMRI による脳機能画像が、その多くが科学的見地からすると無意味であるにもかかわらず、商品が優れている証拠としてしばしば引き合いに出されていることである。これは、虚偽広告、誇大広告に脳画像が使用されているという問題だが、脳神経科学上の知識や脳画像は説得の道具として特別な心理的効果をもつことが最近徐々に明らかになってきている。本章では、これらのうちで、広告における脳神経科学的知識や脳画像の使用にかかわる問題を取り上げる。

1. fMRI の商業利用の問題

fMRI 画像に基づく政治評論

　fMRI の商業利用について深刻な問題があることが認識され始めている。そのきっかけになったのが、2007 年 11 月 11 日にアメリカの大手新聞『ニューヨーク・タイムズ』の討論欄に掲載された記事「これが政治に対するあなたの脳です」であった。これはカルフォルニア大学ロサンジェルス校の脳神経科学者イアコボーニを筆頭として政治学者を含む総勢 5 人によって執筆された記事であるが、彼らは当時目前に控えていたアメリカ大統領予備選挙にさいし、どの候補者に投票するのかまだ決めていなかった選挙民 20 人を集めて、候補者の顔写真や演説風景を写した映像を見せ、その時の彼らの脳活動を計測した。
　この記事の主張によると、計測の結果として、人々の投票行動をある程度予測できるだけではなく、各候補者が今後どのように選挙戦略を展開していけばよいのかについて有意義な知見が得られた。たとえば、当時民主党と共和党の候補者だったオバマ氏とマケイン氏の映像を見た選挙民の脳機能画像を根拠にして、両候補者の写真や演説は聴衆の脳に大きな活動を引き起こしていない点で失敗していると否定的な評価が下されている(実際には、彼らはそれぞれの党の予備選挙に勝利し、大統領候補者となった)。また、オバマは声のトーンを

変えたほうがよいなどといった提案まで行っている。

　この記事は脳神経科学者のコミュニティ内で大きな反響を呼んだ。この記事が発表されてから3日後の2007年11月14日に『ニューヨーク・タイムズ』は、17人の脳神経科学者たちによる投稿記事「政治と脳」を掲載しているが、この記事はイアコボーニらのfMRIに基づく政治論評を、科学的に見て正当な手続きに沿っていないとして批判している（Aron et al., 2007）。また、科学雑誌『サイエンス』2008年6月13日号には、サイエンス誌の記者による記事「fMRIの成長痛」が掲載されており、ニューヨーク・タイムズ紙上での論争を紹介した後、何人かの脳神経科学者のコメントを掲載している（Miller, 2008: p. 1412）。このコメントの中には、「ニューヨーク・タイムズ紙に掲載された実験は、本物の科学というよりも、むしろ占星術に近いものだ」とか、「科学的な厳密性を追求していかないと、fMRIは、いろいろ物語るけれど何も説明しない新手の骨相学だと見なされるようになるだろう」といった厳しい指摘が含まれている。

政治評論の問題点

　これらの批判記事によれば、イアコボーニと共同研究者によるfMRI実験には三つの問題がある。まず、イアコボーニは記事の中で、「ロムニー候補の写真は、人々の扁桃体の活動をおおいに高めるが、これは選挙民がもつ恐怖感を表している」、「エドワーズ候補の写真を見た人々の島には高い活動がみられるが、この脳部位は吐き気や否定的気分と関係があり、選挙民のエドワーズに対する否定的気分は根強い」などと述べているが、特定の脳部位に活動の高まりが見られたからといって、そのことがどのような情報処理上の意味をもつのかは、直ちに明らかだというわけではない。それぞれの脳部位は、処理しなければならない認知課題の違いに応じて多様な機能を果たす。そのため、たとえば、扁桃体に高い活動を示した被験者が恐怖を感じているとは単純にはいえない（Aron et al., 2007）。

　次に、このような計測された脳活動を解釈する際に生じる多義性の問題を解決するためには、巧みな実験デザインを考案しておく必要がある。たとえば、ロムニー候補の写真が投票者に恐怖感を与えているがゆえに投票者の扁桃体の活動が高まっていることを示すためには、このような仕方以外では解釈のしようがないことを、対照実験などと比較することで立証しなければならない。と

ころが、イアコボーニの記事からは実験上の工夫が一切読み取れない（Miller, 2008: pp. 1412-3）。

　三つ目の問題は査読システムと関係している。科学論文は、匿名の専門査読者による批判的検討を乗り越え、承認された場合にのみ学術雑誌に掲載されるが、科学研究の妥当性を保証するのは、このような査読システムである（石黒, 2007: 第2章「ピアレヴュー」）。したがって、査読システムに組み込まれていない発表媒体——たとえば、査読なしの学会、テレビ番組、一般雑誌など——で公開された科学上の成果は、その妥当性が保証されていないと考えられている。イアコボーニに対する批判者たちは、この点を突いている。イアコボーニの記事が紹介している脳画像などのデータやその解釈は、査読付きの専門誌に掲載されているわけではなく、その意味で科学的正当性の検証手続きを経ていないので、その信用性は十分ではないのである（Aron *et al.*, 2007）。

　このような科学者による批判的意見からわかることは、新聞やテレビ、雑誌、商品広告でfMRIのデータやその解釈の妥当性を判断するためには、読者は二つの点に特に気をつける必要があるということである。①記事や広告で紹介されているデータやその解釈が、科学的に見て正当な実験・解釈手続きによるものであるかどうかを評価すること。②それらのデータや解釈が、査読がされている学術論文に掲載されているものであるのかどうかを確認すること。ただちに明らかなように、①と②には大きな難易度の差がある。脳神経科学研究に専門的知識をもつ読者を除いて、読者がデータやその解釈の妥当性を評価できるとは通常は考えられず、①は極めて困難な課題である。したがって、②にあるように、マスメディアで出会う科学的知見が査読付きの学術論文に掲載されているかどうか確認することくらいしか一般読者にはできないと思われる[2]。

　『サイエンス』誌に掲載された記事「fMRIの成長痛」は、「現在脳機能イメージングがかかえている問題は、正しい実験を行うことはとてもとても難しいの

2）では査読を実施している専門科学雑誌に掲載された学術論文であれば、科学的に見て疑問の余地なく信用できるといえるだろうか。必ずしもそうではない。一つ目の問題は、現行の査読システムでは、捏造されたデータに基づく研究を確実に排除することはできないことである（石黒, 2007）。これ以外に特にfMRI研究に特有の問題として、fMRIはまだ開発されてから十分な時間や研究蓄積がないために、どのような実験デザインや解釈法を用いてfMRIを使用すれば科学的に妥当なのかについて、脳神経科学者のコミュニティの中でも十分な合意形成が行われていないことがある。このため、査読を実施している専門科学雑誌に掲載された研究に対しても、データ解析や解釈に関して批判が生じる可能性は排除しきれない（Miller, 2008: p. 1413）。

に、映像をとることはとてもとても簡単なことだ」との脳神経科学者の発言を紹介している（Miller, 2008: p. 1412）。科学的見地から見て妥当な仕方で実験デザインを設計し、fMRI を使って有意義な実験データを集めて解釈する作業は極めて困難であるが、科学的妥当性を無視し、いかようにでも解釈可能な脳画像を作成することは極めて簡単なのである。fMRI を広告や市場調査で商業利用する場合には、査読システムによる品質保証が必要ないため、脳機能画像が粗雑に製作されて、悪用される可能性が高いと考えられる。

2. 脳神経科学情報がもつ説得力

ここで確認しておかなければならないのは、fMRI 画像を広告や報告書に添付することで、それらの説得力が増加する効果があると本当にいえるかどうかである。書籍や雑誌を見る限り、人間の心理現象を理解するための理論として脳神経科学は十分ポピュラーな存在になってきているように見える。たとえば、人生相談などの場合で「テストステロンの分泌量が高いから攻撃的になる」、「ゲームのやりすぎで前頭前野の活動が落ちているから衝動を抑えられない」、「セロトニンの分泌量が少ないからリラックスできない」などといった説明がしばしばなされることがある。このような脳神経科学を援用した説明が増加しているのは、脳神経科学がそれなりの説得力を持っているからのように思われる。fMRI による脳画像も、脳神経科学的人生論の説得力を一層高める効果をもつと予測されるのである。

知識の量による影響の違い

脳神経科学を援用することで、心理現象を科学的に説明するさいに説得力を増加させることができるかどうかについては、徐々に研究されるようになってきている。ここでは 2008 年に発表された二つの研究を紹介しよう。まず、最初に紹介する論文「脳神経科学的説明がもつ魅惑的な誘い」は、ワイスバーグを筆頭とするグループが行った研究を報告している。ワイスバーグは、人々が心理現象を説明した文章を理解しようとしているときに、横から脳神経科学関連情報を付け加えてやると、その文章により説得力が増したように感じるようになるのではないかと予想し、その予想の妥当性を調べている（Weisberg et al., 2008）。この実験での被験者は、脳神経科学についての知識のない一般人、

表 14−1　ワイスバーグの実験課題例（Weisberg et al., 2008 より改変）

A　　　　　　　　　　　　実験課題

問い：次の文章は人間の心理的特性について述べています。この心理現象が起こる仕組みを説明した文章が続きますので、それらを読み、その説明がどれくらい説得的だと思うか評価しなさい。

> 半数の人々が知っていることがわかっている様々な事実を集めたリストがあります。被験者の方々に、そのリストを見せ、どの事実を知っているのか質問しました。続けて、それぞれの項目について、大体どれくらいの割合の人々が知っていそうなのか推測してもらいました。
>
> その結果、ある事実について被験者本人が知っている場合には、それによって他人がその事実を知っているかどうかについての判断が影響されてしまうことがわかりました。本人が知っている事実については他人も知っているだろうと思い込んでしまう傾向が高かったのです。
>
> たとえば、コネティカット州の州都はハートフィールドですが、このことを知っている人々は、「80％くらいの人々がこの事実を知っているだろう」と予測しましたが、実際には約半数しか知りません。
>
> 研究者は以上の現象を「知識の呪縛」と呼びました。

B

		妥当な説明		妥当でない説明
脳科学なし	1	他人が知っているかどうか考える時、自分の視点を切り替えることができず、自分自身の知識を誤って他人に投影してしまうため。	2	人間は自身が知っていることを判断する方が得意なので、他人が持っている知識を判断しなければならないときに間違えやすいから。
脳科学あり	3	脳スキャンの結果から、自己知に対する前頭葉神経回路の関与が指摘されているが、他人が知っているかどうか考える時、自分の視点を切り替えることができず、自分自身の知識を誤って他人に投影してしまうため。	4	脳スキャンの結果から、自己知に対する前頭葉神経回路の関与が指摘されているが、人間は自身が知っていることを判断する方が得意なので、他人が持っている知識を判断しなければならない時に間違えやすいから。

脳神経科学入門の授業を受講中の学生、脳神経科学の学位取得者の三グループである。実験者はまず心理学上の現象について述べた 18 個の説明文を準備し（表 14−1A）、それに加えて、それらの心理現象が生じる理由を説明する文章を 4 種類用意しておく（表 14−1B）。実験では、被験者はまず、心理現象について述べた文を読んだ後、続けてその心理現象が生じる理由を説明した文章の一つ（B のうちの一つ）を読む。そして、理由説明文の説得力を評価するので

ある。

　4種類の理由説明文について見てみると、まず心理学的に見て妥当な説明文と妥当でない説明文の2種類がある。表14-1Bの1と（下線部を除いた）3が妥当な説明文、2と（下線部を除いた）4は妥当でない説明文である。またこれらの説明文は、脳神経科学上の知見が付加されているかどうかでも区別される。見ての通り、3と4には脳神経科学的知見が付加されているが、1と2には付加がない。この付加されている脳神経科学的知見は、主題となっている心理現象と全く無関係なものである。こうして出来上がったのは、1. 妥当な科学的説明、2. 妥当でない科学的説明、3. 妥当な科学的説明に蛇足の脳神経科学情報を加えたもの、4. 妥当でない科学的説明に蛇足の脳神経科学情報を加えたもの、という4種類の理由説明文である。

　こういった理由説明文に対して、被験者たちはどのような評価を与えたのだろうか。被験者は、説明文の説得力を、－3（非常に悪い）から3（非常によい）までの7段階で評価しているのだが、脳神経科学に対する知識をもたない一般人の場合、心理学的にみて妥当な理由説明に対する評価は、まずまず説得力があるというもので（0.86）、それに脳神経科学情報の付加がある説明文に対しても、説得力の評価に変化は見られなかった（0.90）。これとは対照的に、心理学的にみて妥当でない理由説明に対する一般人の評価は、あまり説得力がないというものだったのだが（－0.73）、脳神経科学情報の付加がある場合には、「多少の説得力が感じられる」といった肯定的評価に転じた（0.16）。また、脳神経科学初心者にも同様の傾向がみられるが、特に注意すべきなのは、心理学的に妥当な理由説明を、脳神経科学の初心者はあまり説得的ではないと評価していた（得点は－1以下）にもかかわらず、それに脳神経科学情報が付加されている場合には、説得力の評価が大きく向上する（0.40）ことである。一般人や脳神経科学の初心者とまったく対照的なのは、脳神経科学の専門家である。脳神経科学の専門家は、心理学的妥当性に欠けている理由説明に対して、脳神経科学情報を付加しようがしまいが、同様に説得力に欠けていると評価しており（付加なしで－0.87、付加ありで－1.07）、また、心理学的にみて妥当な理由説明に蛇足の脳神経科学情報の付加があると、かえって説得力に欠けると判断した（付加なしで0.41、付加ありで－0.22）。

　以上の結果をまとめると、まず、すべてのグループにおいて、妥当性に欠ける心理学的説明と比較して、妥当な心理学的説明に対する評定が高い傾向が現

れており、このような判断傾向は、脳神経科学情報を付加しようがしまいが影響を受けないことが挙げられる。この意味では、すべてのグループが、一定の科学的推論能力を持っているといえるだろう。次に、非専門家においては、論証とは無関係なものであっても何らかの脳神経科学情報が付加された場合に、付加がない場合と比べて心理学的説明の説得力の評価が高いのに対して、専門家では、論証とは無関係な脳神経科学上の情報が付加された場合に、心理学的説明の説得力の評価が極めて低いことである。この意味で、専門家の方が高い科学上の評価能力をもっていることがわかる。最後に、非専門家の中で、脳神経科学に対する知識をもたない一般人と脳神経科学に初歩的知識を持つ人とを比較してみると、脳神経科学情報の付加がない条件で、一般人はよい心理学的説明の妥当性を高く評価するのに対して、脳神経科学に初歩的な知識を持っている人は、その説明の説得力をあまり高く評価しない傾向が見られる。また、その心理学的説明に脳神経科学情報が付加されている場合に、一般人の評価は付加がない場合と同程度に留まるのに対して、初歩的な知識を持つ人では、かなり説得力があるものと評価してしまうことがわかった。このように、脳神経科学情報がもつ心理学的説明の説得力を向上させる効果は、初歩的な脳神経科学の知識をもつ群に対して最も強く現れるといえる。結局、専門教育を受け、科学的検証を自分で行う経験を積むことが科学的評価能力の向上には重要であり、初歩的な脳神経科学教育を受けるとかえって脳神経科学情報によって惑わされやすくなる可能性があることがわかる。

実験データの提示方法による違い

次に紹介するのは、マッケーブとカステルが行った実験である。この実験の目的は、脳神経科学実験の結果を記した文章の説得力を読者に評価させる際に、実験データをどのような形式で読者に提示すれば文章の説得力を向上させることができるのかを明らかにすることである（McCabe and Castel, 2008）。

この実験では、被験者は架空の脳神経科学実験について記述している科学記事を読んで、その説得力を4段階の点数（1「まったく納得できない」、2「やや納得できない」、3「やや納得できる」、4「とても納得できる」）で評価する。用意されている科学記事は3種類あり、いずれの記事内でも、科学的に誤った推論が行われている（たとえば、図14−1に示した記事では、たとえテレビを見るときと算数をするときとで共通して側頭葉に血流の上昇がみられたとしても、テ

> **テレビを見ると算数ができるようになる**
>
> テレビを見るとき、算数をするとき、ともに側頭葉が賦活することがわかった。したがって、テレビを見ることで算数の成績が向上することが見込まれる。

図14-1　架空の科学記事（McCabe and Castel, 2008をもとに作成）

レビを見ることで算数の成績が上昇するとはいえないというのが正しい推論である）。科学記事に加えて、実験によって得られたデータも被験者に示す。データは側頭葉の血流量を示した棒グラフかもしくは側頭葉を赤く塗った脳画像によって提示されている（ただし対照条件でのデータの提示はない）が、このように異なるデータ提示法を使用することが、この実験の最も重要な点である。

　新聞記事に書かれている科学的推論は誤っているのだから、正しい解答は1「全く納得できない」か、もしくは2「納得できない」であるべきだが、結果を見ると、必ずしもそうなっていないことがわかる。データの提示がない場合と棒グラフによるデータの提示がある場合とで、被験者の評価は変わらず、評価値は2.73である。つまり、新聞記事はどちらかというと正しいと考える人々が多いということである。しかし、脳画像によってデータを提示した場合には記事の説得力が統計学的に有意に上昇し、2.86となる。このように、実験データを脳画像で提示することにより、誤った脳神経科学上の知見であっても、より説得的に見せることが可能であることがわかるのである。

　これらの実験によって明らかになったことは、人間の心理現象を説明する際に脳神経科学情報を付加することで受け手に与える説得力を増すことができること、また実験データを提示する際には脳画像を加えることが効果的であることである。この説得力の向上効果は、主題となっている心理現象とは無関係な脳神経科学情報を付加した場合や、そもそも科学記事の内容に誤りがある場合であっても現れる。このことは、粗雑に作成された機能画像を広告に利用することでその効果が悪用される危険性を示しているといえよう。

3. 脳トレの販売戦略

　脳神経科学上の知見を宣伝文句に加えたり、fMRIによって作成された脳画像で装飾したりすることで広告の宣伝効果を高めるというアイデアが、商業的に大成功した製品の広告において実際に使用された例を検討してみよう。ここでは株式会社任天堂による「脳を鍛える大人のDSトレーニング」(通称「脳トレ」)の広告を取り上げたい。脳トレとは、単純な算数計算や音読による認知機能のトレーニング法、またトレーニングのための練習問題集のことである。任天堂が販売しているのはゲームソフトであるが、この他に冊子も売られている。

　第13章「加齢」で述べたように、年齢を重ねると一般に前頭前野の機能低下が生じることが知られている。川島隆太は学術論文の中で、脳トレは前頭前野の血行をよくするので前頭前野のトレーニングとして優れており、脳の老化防止と痴呆症状の改善に役立つはずだという主張を展開している (Kawashima et al., 2005; Uchida and Kawashima, 2008)。しかし、2004年に脳トレがゲームソフトとして一般に販売され始めたときには、脳トレは高齢者の認知機能の維持や高齢痴呆者の症状改善だけではなく、若年者の認知機能の向上にも役立つと宣伝され、販売された。このゲームソフトは、日本だけではなく、韓国やアメリカ、ヨーロッパでも商業的に大ヒットしており (Fuyuno, 2007)、実際に自然科学上の成果に基づいて開発された脳神経科学商品として現時点では代表的なものである。

脳トレ広告の主張

　脳トレを宣伝する任天堂のサイト「脳を鍛える大人のDSトレーニング」には、川島の監修によると思われる長大な広告が掲載されている。以下で、広告の内容を要約しつつ説明していこう(この説明は、任天堂「脳を鍛えるとは？」(任天堂, 2005) に基づく)。

　この広告は、毎日運動を習慣的に行うことで体力や筋力を向上させることができるように、日々脳を使う習慣をつけることで、高齢者も脳の機能低下を防ぎ、子供たちや若年者でも脳機能を向上させることができるという主張で始まる。このように、繰り返し練習を積むことで脳機能の低下を防ぎ、場合によっ

ては逆に脳機能を向上させることを、広告では「脳を鍛える」ことと呼んでいる。脳に蓄えられた知識を運用したり、状況の変化に対処したりする際に重要な役割を果たすのは前頭前野なので、前頭前野を鍛えることで、頭を良くすることができる。fMRIを使って調べてみると、単純計算や音読によるトレーニングは、前頭前野を含めて広範な脳部位を賦活させることが明らかになった。それらの課題と比べると、深い思考や複雑な計算を行っているときには、脳の活動はさほど高まらない。このことは、脳を鍛えるためには、単純計算を行ったり、音読をしたりすることが有効であることを示している。また実際にこれらの認知課題を小学生や成人に行ってもらったところ、記憶力の上昇がみられ、トレーニングを受けた認知症患者では、認知機能の低下が止まり、前頭葉機能が改善した。このように、「脳を鍛える大人のDSトレーニング」を習慣的に行うことは、脳を鍛えるための効果的なトレーニング法なのだ。──以上が、広告に掲載されている主張である。

　広告文の途中には、人間が単純な計算問題を速く解いている時や本を音読している時、また、考え事をしている時や複雑な問題を解いている時の脳の活動を示すfMRI画像が示されている。単純計算や音読課題を解いている際の脳の活動を示す画像では、前頭前野を含む脳の広範囲が黄色や赤色で塗られて、広範な脳部位で活動が高まっていることを印象づけている。対照的に、人間が考えごとをしたり、複雑な問題を解いている時の脳の活動を示す画像では、色が塗られた部分があまりない。このことは、人間が考えごとをしたり、複雑な問題を解いているときには、脳の働きが全般的に高まらないことを示していると広告では解釈されている。

　以上の広告の主張は、形式的には科学的データに基づく推論なので、科学的根拠をもつ主張だという印象を読者に与えるだろう。また広告に「私」として登場している川島は大学教授であり、著名な研究者であるため、広告に十分な権威づけもされている。さらに、この広告には脳神経科学情報がふんだんに盛り込まれている上に、fMRIによる脳画像が効果的に使われている。脳トレDSのゲームソフトが大きな商業的成功をおさめた理由の一つとして、脳トレの広告が高い説得力を持っていたことが考えられるだろう。

科学的推論を検討する

　広告を行う側は、効果的で説得的なコマーシャルをつくるノウハウをもって

いる。それに対抗し、無用な商品を購入しないためには、消費者は広告の表面的な印象に惑わされず、その内容を分析し、広告が信頼に値するものかどうかを判断する能力を持つ必要がある。

さて、脳トレの広告は科学的推論の形式をもっているので、この広告の信頼性を評価する際に重要な観点の一つは、その科学的推論の論理展開が妥当なものかどうかということである。そこで、任天堂による広告を熟読して、どのような論理展開がなされているのかを丹念に追い、論証が妥当であるかどうかを分析していこう。

脳トレの広告の冒頭でいわれているのは、脳を使う訓練をつめば、脳機能が低下するのを防いだり、脳機能を向上させたりすることができるということである。これが脳を鍛えることの核心である。では、「脳を使う」とはどういうことか。このことについてこの広告文は、「脳を使う」ことは、脳を活発に働かせることに他ならないという見方をとっているようである。したがって、ある認知課題（計算や音読）を実行することで活発に働き、血流が高まっている部位が、その認知課題においてよく「使われている」部位だということになる。結局、広告文の議論の出発点にある考え方は、ある脳部位の活動を繰り返し高めてやることで、その部位が担当している認知機能の低下を防いだり、その部位の機能を上昇させたりすることができるということである。これを前提①としよう。また、fMRIによる脳画像を示しながら広告文が主張することは、音読や単純計算といった認知課題を解くことによって、前頭前野を含めた広範囲の脳部位の血行をよくすることができるということである。これを前提②としよう。最後に、人間の頭のよさは脳の前頭前野の機能に依存しているとの主張がある。これが前提③である。これらをまとめておこう。

前提①：ある脳部位の活動を繰り返し高めてやることにより、その部位が担当している認知機能の低下を防いだり、その部位の機能を上昇させたりすることができる。
前提②：音読や単純計算といった認知課題を解くことにより、前頭前野を含めた広範囲の脳部位の活動を高めることができる。
前提③：頭のよさは脳の前頭前野の機能に依存している。

さて、任天堂の広告が全体として示そうとしているのは、「脳トレを行うこ

とで脳が鍛えられ、頭がよくなる」ことである。この結論に至るまでの過程を確認すると、まず前提①と前提②から導き出されるのは、音読や単純計算を繰り返し行うことにより、前頭前野の機能が上昇する（もしくはその脳部位の機能低下を防ぐことができる）ことである。これを中間帰結とよぼう。

　　中間帰結：音読や単純計算を繰り返し行うことにより、前頭前野の機能が上
　　　　　　　昇する（もしくはその脳部位の機能低下を防ぐことができる）。

この中間帰結に前提③を組み合わせることで、次の結論に至る。

　　結論：音読や単純計算を行うことにより、頭がよくなる。

　論証の構造がわかったところで、この論証の妥当性を検討していきたい。科学的推論が妥当かどうかを判断する際には、注意すべき観点がいくつかある。まず、推論の流れが妥当かどうかを確認する必要がある。いくつかの前提から結論に向かっていく論の流れは、筋が通ったものだろうか。もしも、論理に飛躍があると感じられたら、結論を導くために必要ではあるが明記されていない暗黙の前提が何なのかを明確化する必要がある。そしてそのうえで、前提（暗黙のものがあればそれも含む）から結論へ至る推論が論理的に妥当かどうかを吟味する必要がある。
　次に、前提として仮定されていることが（暗黙の前提があれば、それも含めて）妥当かどうか、検討する必要がある。科学における推論は、正しい前提、もしくは妥当とみなされる前提に基づかなければならない。前提は正しく、妥当だといえるだろうか。また、前提として仮定されていることには、先行研究で正しさや妥当性が確かめられている科学的事実やデータが含まれる。したがって、前提の妥当性を判断するためには、その前提が信頼できる情報源（たとえば、査読により品質保証がされた学術論文）に由来するものなのかどうかも確認する必要があるだろう。もしも前提が信頼できる情報源に支えられていないことがわかれば、論証全体の信頼性も疑われることになるだろう。また場合によっては——これは一般消費者にとっては容易ではないが——論証で仮定されている事柄の根拠とされている学術論文にまで遡り、その論文に示されている科学的データや知見が、論証における仮定を支持する内容を本当に持っているのか

どうかも確認する必要がある。

　最後に、脳神経科学情報や脳画像を含む論証においては、その脳神経科学情報や脳画像が論証の中でどのような役割を果たしているのかも検討する必要がある。第2節で明らかになったように、脳神経科学情報や脳画像は、単なる装飾として挿入されている場合であっても、論証の説得力を向上させる効果をもつ。広告のデザイナーはおそらくこのことを経験的に知っているため、科学的根拠の有無については考慮せず、できるだけ脳神経科学情報や脳画像を使用しようとすると考えられる。したがって消費者は、論証に登場する脳神経科学情報や脳画像が、実質的な科学的根拠に裏付けられたものかどうかを意識的に確認することが重要である。

脳トレ広告の推論の妥当性

　以上の観点から、任天堂の広告で展開されている論証の妥当性を確認していこう。まず推論に関して、前提①と前提②から中間帰結が導かれ、中間帰結と前提③から結論「脳トレを行うことにより、頭がよくなる」ことが帰結することは明らかであり、また結論に至るためには、この三つの前提以外の暗黙の前提は必要ではない。このように、推論は妥当であると考えられる。

　次に、前提①、前提②、前提③の三つが科学的に見て妥当かどうかを確認しよう。まず前提②「音読や単純計算といった認知課題を解くことによって、前頭前野を含めた広範囲の脳部位の活動を高めることができる」であるが、これについては、任天堂の広告に掲載されている fMRI による脳画像に明示されていることから、正しいものとして考えることにする[3]。次に、前提③「頭のよさは脳の前頭前野の機能に依存している」という見解についてみてみると、「頭のよさ」という語で示しているものが何であるのかがはっきりしないし、川島がそれをどう考えているのかもわからないため、この見解の妥当性を確かめることはできない。とはいえ推論や思考、作業記憶など、広範な認知機能に

---

[3] 任天堂の広告に掲載されている fMRI 画像と類似した画像は、川島が執筆した他の論文や解説でもしばしば提示されている（川島, 2004a; 2005a; 2005b; 2005c; 2005f; 2006c; 関口・川島, 2007）。これらの脳画像は、川島のグループの二つの英語論文（Kawashima et al., 2004; Miura et al., 2003）に基づいているが、これらの論文によれば、たしかに音読課題と単純計算課題によって前頭葉を含む広範な脳部位の活動が高まるものの、活動が特に強く高まるのは、音読課題では前運動野、運動野、言語野、視覚野、また単純計算課題では、視覚野、側頭葉、頭頂葉であって、前頭葉の活動が際立って強く高まるわけではない。

前頭前野が関与しているという証拠はあるため、その意味では、一般的に前頭前野に支えられる認知機能の高さが、頭のよさとして現れると考えてもかまわないとはいえる（Fuster, 1997）。それゆえ、前提②と前提③については、妥当だとみなして議論を進めることにしよう。

最後に残るのは前提①である。前提①は「ある脳部位の活動を繰り返し高めてやることで、その部位が担当している認知機能の低下を防いだり、その部位の機能を上昇させたりすることができる」という主張である。広告において、この主張の根拠とされているのは、習慣的に運動トレーニングを行っていれば、体力・筋力の維持・向上が期待できるということである。これと同様に、特定の脳部位を働かせる認知トレーニングを継続的に行えば、その部位の機能を維持したり、向上させたりすることができるとされているのである。このような主張は妥当だろうか。

注意しなければならないのは、川島が脳トレの結果として、単に単純計算課題や音読課題をこなす能力が向上すると主張しているだけではなく、前頭前野に支えられている認知機能全般が向上する効果があらわれるとして、これによって、たとえば認知症者であれば症状が改善されると主張していることである。川島はこのような現象を、「転移効果」（transfer effect）、あるいは「汎化」（generalization）と呼んでいる（関口・川島, 2007; Uchida and Kawashima, 2008）。したがって前提①でいわれていることは、単純計算課題や音読課題などの訓練によって繰り返し前頭前野の活動を高めてやると、その課題によって直接訓練される認知能力（単純計算課題であれば計算能力、音読課題であれば発話能力、文章理解力、語彙力など）だけではなく、それに加えて、前頭前野の活動に依拠する他の広範な認知能力の向上がみられるということなのである。

このように見てくると、前提①の科学的妥当性を証明するのはきわめて困難であることがわかる。というのも、前提①を立証するためには、被験者を前頭前野の活動を高める多様な認知課題に取り組ませた場合に、前頭前野の活動に依拠する広範な認知能力の向上が帰結するかどうかを確かめる必要があるが、このためにはきわめて大がかりな実験が必要となるからである。実際、『脳を鍛える大人の料理ドリル』といったさまざまな認知課題に関連する書籍が川島の執筆によって出版されているとはいえ、学術論文として発表されている研究では、多様な認知課題がもつ前頭前野機能に対する効果は確かめられていないというのが実情である。したがって、前提①に科学的根拠は認められず、広告

で提唱されている「脳を鍛える」という考え方は、現状では科学的な妥当性のない広告文句だと考えるべきだろう。このように、妥当性の立証がきわめて困難な前提①からスタートしているために、広告で行われている推論は、全体としては、妥当ではないと考えられる。

　ところで、川島は、前提①と前提②から中間帰結「音読や単純計算を繰り返し行うことにより、前頭前野の機能が上昇する（もしくはその脳部位の機能低下を防ぐことができる）」を導き出そうとするだけではなく、この中間帰結の妥当性を直接示すことを目標とした実験も行っている。もしも実験によって中間帰結の妥当性が示されれば、これを前提③と合わせることで、広告の結論「音読や単純計算を行うことにより、頭がよくなる」ことが帰結するように思われる。そこで、広告文の結論の妥当性を確認するために、川島が行った実験を検討してみよう。

認知症者と高齢者への川島らの実験

　川島と共同研究者は、認知症者と健康な高齢者に単純計算と音読課題による認知トレーニングをさせた時に、転移効果がみられるのかを調べる実験を行っている（Kawashima *et al.*, 2005; Uchida and Kawashima, 2008）。被験者は1日15分から20分程度の単純計算と音読課題を毎週5日間行い、これを半年間継続している。教材は、乳幼児から小学校3、4年生くらいの子供たちが習うレベルのものであり、具体的には、音読課題ではひらがなを読むレベルから物語や論説を読むレベルまで、計算課題では最高で1〜3桁の四則演算まで、ただし、健常高齢者にはこれらよりやや難度の高い教材も用意してある（川島, 2006b; 吉田他, 2004; 吉田他, 2009）。また、この認知トレーニングは、他人との接触なしに被験者が単独で行うものではない点に注意が必要である。被験者が課題に取り組む部屋には、他の被験者も一緒にいてトレーニングを行っていて、また訓練者が同席している。課題が書かれているシート数枚を被験者が終えると、それを訓練者が採点し、満点であれば、解答用紙に大きく丸を描いて、「100点ですよ、よかったですね」と褒め、また誤った解答があれば、それを訓練者がチェックし、正しい解答が得られるように助言して、再度解答してもらっている。認知症者の被験者は、このような訓練者付きのトレーニングを週に5日間受けたのに対して、高齢被験者は、訓練者付きのトレーニングは週1回の割合で受け、それ以外に自宅での個人によるトレーニングを毎週4日程

度行っている（Kawashima et al., 2005; Uchida and Kawashima, 2008; 吉田, 2004; 吉田, 2009）。このような訓練を半年続けた前後での認知症者と高齢者の認知能力に、どのような違いがみられたのかを川島の研究グループは調べたのである。

認知能力を測定するために使用しているのは、MMSE（mini-mental state examination, ミニメンタルステート検査）とFAB（frontal assessment battery, 前頭葉機能検査）という質問票である。MMSEとFABはともに実験者と被験者が対面して行うテストであり、認知症を特定するために使用される。MMSEは、痴呆が疑われる人の認知能力を計測するが、計測される認知機能と脳機能との関連性については特に考慮されていない（Folstein et al., 1975）。それに対してFABでは、これまでの神経心理学的データから、前頭葉損傷との関連性が指摘されているさまざまな認知機能の低下を測定するためのテスト項目が集められている点に特徴がある（Dubois et al., 2000）。

具体的には、MMSEは、被験者が持つ見当識（自分が今どこにいるのか、今日は何年何月何日かなどを知ること）、記憶力、計算能力、言語能力、図形把握能力を得点化した30点満点のテストであり、被験者が認知症にかかっている可能性の有無（23〜24点以下ならば認知症の疑いがある）を判断する（平井編, 2004）。テストの具体的内容は、たとえば「今日は何年ですか？」、「今何県にいますか？」と質問して答えてもらう、重なり合った2つの5角形を見せてそれをまねて図形を描いてもらう、などがある。MMSEには計算問題（100から7を5回繰り返して引いてもらう）のほか、複数の文章課題（「右手をあげなさい」という文を読ませてその通りの動作をさせる、実験者が口にした単語を復唱してもらう）が含まれるが、これらの能力は、被験者が日々行った認知トレーニングによって鍛えられるはずのものである。

これとは対照的に、FABは、前頭側頭型認知症に典型的に見られるような前頭葉機能低下を判断するためのテストであり、前頭葉機能に依存していると考えられる6つの認知能力を調べる。6つのテスト法は以下の通りである。

1．概念化課題：「バナナとオレンジは似ているか？」などを問い、答えてもらう。
2．柔軟性課題：たとえば「か」で始まる単語をできるだけ多数思い出してもらう。

3．運動系列課題：グー・チョキ・パーなどを手で作って示して、その動作を被験者に真似てもらう。

4．干渉指示課題：実験者が机を一度たたいた時には被験者は二度たたく、実験者が二度机をたたいた時には被験者は一度たたくという動作規則を覚えてもらい、その規則に従って、実験者に続いて机をたたいてもらう。

5．抑制性コントロール課題：実験者が被験者に提示する身体動作を模倣しないように我慢してもらう。

6．環境誘因からの自律課題：被験者が膝の上に置いた手を開き、その手の上に実験者が手を重ねた時に、被験者が手を握らないように我慢してもらう。

FABは、それぞれの項目の最高点が3点、合計18点満点のテストであるが、若年健常者であれば17〜18点を取るのが通例であるのに対して、何らかの脳機能障害が疑われる人は15点以下、前頭側頭型認知症者の得点は平均して8点程度であるとされる（Dubois *et al.*, 2000）。

　それでは、結果を見てみよう。重要な点は、計算課題や音読課題によるトレーニングを半年間積んだ前後で、高齢者と認知症者の群はともに、MMSEの得点に統計的に有意な違いはないという点である（認知症者では前19.7点、後20.0点、健常高齢者では前28.9点、後28.9点）。つまり、トレーニングによる認知能力の向上は確認できなかったのである。しかし、トレーニングを受けていない対照群では、高齢者、認知症者いずれにおいても、実験を実施した半年間の後での得点の方が前よりも少ないこと、つまりこの半年間に認知能力が有意に低下したことがわかった（認知症者では前19.6点、後17.8点、健常高齢者では前28.9点、後28.3点）。つまり、計算課題や音読課題によるトレーニングには、認知症者や高齢者の場合に、認知能力の低下を予防する働きが期待される[4]。

　FABの得点についてみてみると、健常高齢者でも、認知症者でも、トレーニングを受ける前後を比較すると、前よりも後の方で得点が高いが（健常高齢者：前13.9点、後14.9点、認知症高齢者：前7.9点、後8.7点）、これとは対照的に、トレーニングを受けていない対照群では、実験期間前後での得点に差は

---

[4] 同様のことは、認知症者に認知トレーニングを一年間継続した場合でも確認されている（吉田他, 2004）。

見られなかった。また、個々の検査項目についてみてみると、健常高齢者の場合、柔軟性課題と干渉指示課題で得点の向上がみられたのに対して（それぞれ3点満点で、2.0点から2.3点、2.7点から2.9点）、認知症者の場合、概念化課題においてのみ得点が向上した（1.3点から2.2点）。このことを川島らは、トレーニングによって、前頭前野機能が向上したと解釈している。まとめれば、計算課題や音読課題によるトレーニングには、前頭前野機能の向上と認知機能の低下の防止作用が認められたというのが、川島らの主張である。

転移効果は確認されたのか

では、以上の結果から計算課題と音読課題によるトレーニングの効果が現れたことが確認できたと結論づけてよいのだろうか。計算課題と音読課題によるトレーニングを受けることにより転移効果や汎化が生じたといえるためには、まず、計算課題や音読課題によって直接的に訓練が行われている認知能力（ここでは計算能力、音読能力）の向上がみられた上で、次に、その認知能力とは直接的関係を持たない何らかの認知能力の向上も生じなければならない。このような効果が現れたかどうか、確認する必要がある。

まず、計算課題と音読課題のトレーニングによって計算能力や音読能力が向上したかどうかを検討しよう。先ほど述べたようにMMSEには、計算課題と音読課題の両方が含まれる。したがって、MMSEの計算課題と音読課題の得点がトレーニング期間の前後でどのように変化したかを見れば、計算課題と音読課題のトレーニングによって計算能力と音読能力が向上したかどうかを判断できる。しかし、残念なことに、論文には、MMSEの個々の検査項目の得点の変化に関するデータが掲載されていない。したがって、計算能力と音読能力に限って、その得点がどのように変化したのかは分からない。また、FABには計算能力や音読能力を計測するための課題は含まれていない。結局、半年間計算課題と音読課題と取り組むことによって被験者の計算能力や音読能力が向上したのかどうかは、十分に明確になっていないといえるだろう。

次に、計算課題と音読課題のトレーニングによって計算能力と音読能力以外の認知能力が上昇したかどうかを検討しよう。まず、MMSEによる効果測定に関しては、半年のトレーニングを受けた前後で、高齢者と認知症者の群はともに、MMSEの得点に統計的に有意な違いを示さなかった。このことは、計算課題や音読課題のトレーニングが計算能力や音読能力を含む認知能力の向上

をもたらさなかったことを意味する。対照的に、トレーニングを受けなかった対照群では、半年間で、MMSEの得点が低下している。これらの結果を比較すると、計算課題と音読課題のトレーニングによって、計算能力や音読能力を含む認知能力の低下が妨げられたという結論が得られる。ただし、先ほど述べたように、論文にはMMSEの個々の検査項目の得点の変化に関するデータが掲載されていない。したがってトレーニングの効果が、認知能力のどの側面に現れたのかについては明らかにされていない。結局、MMSEの得点に基づいて、計算課題と音読課題のトレーニングが計算能力と音読能力以外の認知能力に対してどのような効果を及ぼしたのかについては判断できないのである。

次にFABの得点を見てみよう。FABの検査項目の中で半年間のトレーニング期間の前後を比較して変化が見られたのは、トレーニングを受けた認知症高齢者における概念化課題の得点、トレーニングを受けた健常高齢者における柔軟性課題の得点、トレーニングを受けた健常高齢者における干渉指示課題の得点の三つである。トレーニングを受けた認知症高齢者と健常高齢者は、これ以外の課題では得点の上昇を示さなかった。また、トレーニングを受けなかった認知症高齢者と健常高齢者では、いずれの課題においても、得点の上昇は見られなかった。

これら得点の上昇がみられた三つの課題の中で、概念化課題と柔軟性課題はそれぞれ概念的推論能力と言語的記憶能力の計測を目的とする (Dubois *et al.,* 2000)。これら概念的推論能力や言語的記憶能力と音読能力はどのような関係にあるのだろうか。もしも概念的推論能力と言語的記憶能力が音読能力とは無関係であるのなら、被験者は半年間の音読のトレーニングを受けることによって音読とは直接関係のない認知能力を向上させたことになる。別な可能性として、音読を可能にしている様々な認知能力の中に概念的推論能力と言語的記憶能力が含まれることも考えられる。この場合には、音読のトレーニングを通じて向上したのは、音読能力の構成要素をなす認知能力であるとみなされる。

さて、音読課題で使われる教材は最も簡単なもので俳句、最も難しいもので小説やエッセー、論説といったものであり、簡単な教材はすべてひらがなで書かれているが、難しい教材には漢字も使われている。被験者は能力に見合った課題と取り組むことになる[5]。一見すると、音読する際には、被験者は目に入っ

---

5) 吉田他 (2009) に詳しい説明がある。

てきた文字列を順番に音声に置き換えていけばよいだけであるように思われる。しかしこれは誤った見方である。文章を正しく音読するためには、目で文字を追いながら、文を構成要素に切り分け、それぞれの意味やつながりを把握しなければならない。つまり、文を理解しなければならないのである[6]。文を理解するためには、概念的推論能力や言語的記憶能力が必要とされることは明らかである。このように、音読のトレーニングは、その直接的効果として、音読を支える概念的推論能力や言語的記憶力を向上させていたとしても全く不思議ではない。音読のトレーニングを受けた被験者の概念化課題と柔軟性課題の得点が上昇したのは、トレーニングの波及的効果であると考えるよりは、直接的効果であると解釈するのが自然である。

次に、干渉指示課題について見てみよう。健常高齢者では、トレーニングを受けた前後で、干渉指示課題の得点が上昇している。これは、計算課題と音読課題のトレーニングが計算能力と音読能力以外の認知能力の上昇に貢献した例として解釈できそうである。確かに、そう考えることができる可能性はあるが、別な解釈を与える余地は残っている。

干渉指示課題では、実験者が机を一度たたいた時には被験者は二度たたく、実験者が二度机をたたいた時には被験者は一度たたくという動作規則を覚えてもらい、その規則に従って、実験者に続いて被験者に机をたたいてもらう。さて、計算課題と音読課題のトレーニングを人々がどのような仕方で受けたのか思い出してみよう。計算課題や音読課題によるトレーニングを行っている間、トレーニングを受ける被験者には訓練者が付き、被験者に課題を指示したり、間違いを正したり、被験者がよい成績をおさめた場合には褒めたりしている。この際に、訓練者の指示や訓練者が示す音読の仕方、計算法に従う従い方そのものを被験者がトレーニングされたと考えることは不可能ではない。つまり、干渉指示課題の得点がトレーニングを受けた健常高齢者で上昇したのは、計算課題と音読課題のトレーニングによる波及的な効果のためではなく、むしろそれに付随する規則遵守のトレーニングの直接的な効果であった可能性がある。その場合には、干渉指示課題で測定されるような動作規則に従う能力の上昇が生じたのは、計算課題と音読課題のトレーニングを受けたからだとは言えないことになるだろう。どのような内容の課題であれ、訓練者が被験者の傍にいて、

---

6) 音読を行うために文の理解が必要であることは、Uchida and Kawashima (2008) で指摘されている。

指示を与え、指示に従うように働きかけていたら、その訓練の直接的な効果として干渉指示課題の得点が上昇するかもしれないからである[7]。

以上の考察から明らかになったのは、川島らのグループが行った実験は、認知トレーニングを高齢者に実施することで、直接的にトレーニングの対象となった認知能力の向上には成功したかもしれないが、トレーニングの直接の対象になってはいない認知能力の向上に成功したと主張できる根拠はあまりないと考えられることである。つまり、転移効果が確認できたとは言えない。したがって、たとえ計算課題や音読課題によるトレーニングがMMSE得点の低下の予防効果、FAB得点の向上効果を示すにしても、だからといって「音読や単純計算を繰り返し行うことで、前頭前野の機能が全般的に上昇する（もしくはその脳部位の機能低下を防ぐことができる）」という主張に十分な根拠があるとは言えないのである。

これまでの考察をまとめよう。脳トレDSのゲームソフトの広告が主張していることは、「脳トレを行うことで前頭前野が鍛えられ、頭がよくなる」ことである。この主張は、三つの前提から導かれているが、三つの前提からこの結論を導く推論は妥当であった。次に前提についてだが、前提②と前提③には妥当性があると考えられるものの、前提①の妥当性は未確認だった。つまり、広告文で展開されている論証そのものは妥当ではない。また、川島らによる実験では、広告では前提①と前提②から導出される「音読や単純計算を繰り返し行うことで、前頭前野の機能が上昇する（もしくはその脳部位の機能低下を防ぐことができる）」という中間帰結の妥当性を確かめることが目標とされていたが、検討の結果明らかになったのは、この中間的帰結にも妥当性は認められないと

---

[7] 認知症者に対する実験は、ある特別養護老人ホームにおいて実施され、その施設のスタッフも実験に関与している。日々のトレーニングで訓練者の役割を引き受けているのは、施設のスタッフである（Kawashima *et al.*, 2005）。スタッフはトレーニング以外の日常生活でも実験群、対照群の被験者と接触があり、したがって、スタッフの被験者への日常生活での態度が実験結果に強く影響を与えた可能性は排除できない。実際、スタッフの以下の証言は、このような可能性を強く示唆する。「学習と生活を支援してきた介護スタッフ（学習スタッフも含む）にとっての4年間をみる。…学習者に変化を感じ始めたスタッフ達は…スタッフ達の可能性への挑戦という形で"させてみたい学習者"を探し始めることとなった。…スタッフの意識の変化が、介護行動の変化を生み、利用者との関わりを更に深め相乗効果が生まれる。結果的に施設全体の空気が変わる」（山崎他, 2005）。この証言にあるように、介護スタッフが日常生活の場面でトレーニングの効果があらわれた高齢者に対してそうでない高齢者と比較してより積極的なコミュニケーションをとっている可能性は否定できないし、また脳トレの実験の波及効果は、トレーニングを行っている場面に限定されているわけではないことは明らかである。

いうことである。したがって、広告で述べられている結論にも、妥当性が認められないということになるだろう。

　広告の大部分を使って展開されていた脳神経科学を用いた議論や fMRI による脳画像は科学的意義の希薄なものであり、第2節で論じたように、単に広告の説得力を増す働きをしているだけだといえよう[8]。

　人間の心理現象を説明するさいに、脳神経科学情報や fMRI による脳画像を付け加えることで、受け手に与える説得力を高めることができる効果は、実験的に確かめられているだけではなく、商業的に成功をおさめた商品の広告でも実際に活用されている。消費者は、こうした商業利用される脳神経科学情報の真価を批判的に評価する能力を身につけて、適切に自己防衛をはかる必要がある。

　では具体的にどのようなことを意識的に実践していけばよいのだろうか。少なくとも二つのことを心がけていくことが重要である。第一に、広告に掲載されている脳神経科学情報と出会った時に、論証の妥当性を検討することである。何が前提とされていて、どのような帰結が前提から導き出されているのかを注意深く確認しよう。そして、前提や推論が妥当かどうかを検討してみよう。前提の妥当性を検討するさいには、それが依拠している科学データが何に由来するのかを確認する必要がある。査読付きの学術論文の信頼性は高いが、出所不明のグラフやデータの信頼性は低いことを知っておくことも重要である。

　第二に、脳神経科学言説で脳画像が根拠づけとして利用されている場合には、特に注意が必要であり、広告内容を無批判に鵜呑みにしないように心がけたい。科学的に見て無意味な脳画像を作成するのは容易であるのに対して、科学的に妥当な帰結を導き出すことができる脳画像を作成するのは容易ではない。したがって、広告等で用いられる脳画像の信頼性は一般的に低いと考えておくことが自己防衛のために重要であろう。

---

[8] 論文として発表されている川島らの研究は、任天堂の脳トレゲームそのものではなく、また被験者も高齢認知症者か、健康な高齢者である。したがって、そもそも脳トレを壮年期にある成人や子供たちが、家に閉じこもって行うことになんらかの意味があるかどうかについても、科学的根拠はない。

参考文献

Aron, A., Badre, D., Brett, M., Cacioppo, J., Chambers, C., Cools, R., Engel, S., D'Esposito, M., Frith, C., Harmon-Jones, E., Jonides, J., Knutson, B., Phelps, E., Poldrack, R., Wager, T., Wagner, A. and Winkielman, P. 2007. Letter: politics and the brain. *New York Times* November 14 2007. (http://www.nytimes.com/2007/11/14/opinion/lweb14brain.html).

Dubois, B., Slachevsky, A., Litvan, I., and Pillon, B. 2000. The FAB: a frontal assessment battery at bedside. *Neurology* 55: 1621-6.

Editorial comment. 2008. The ethical neuroscientist. *Nature Neuroscience* 11: 239.

Folstein, M. F., Folstein, S. E. and McHugh, P. R. 1975. "Mini-mental state". A practical method for grading the cognitive state of patients for the clinician. *Journal of Psychiatric Research* 12: 189-98.

Fuster, J. 1997. *The Prefrontal Cortex: Anatomy, Physiology, and Neuropsychology of the Frontal Lobe,* 3rd Edition. Lippincott-Raven. フスター. 2006.『前頭前皮質：前頭葉の解剖学，生理学，神経心理学』福居顯二監訳，新興医学出版社.

Fuyuno, I. 2007. Brain craze. *Nature* 447: 18-20.

平井俊策編. 2004.『認知症のすべて 改訂第2版』永井書店.

Iacoboni, M., Freedman, J., Kaplan, J., Jemieson, K. H., Freedman, T., Knapp, B., and Fitzgerald, K. 2007. This is your brain on politics. *New York Times* November 11, 2007. (http://www.nytimes.com/2007/11/11/opinion/11freedman.html?_r=2&pagewanted=all&oref=slogin&oref=slogin).

石黒武彦. 2007.『科学の社会化シンドローム』岩波書店.

川島隆太. 2001.『自分の脳を自分で育てる』くもん出版.

——. 2003.「前頭前野 脳科学から教育・福祉へのメッセージ」『医学のあゆみ』207 (8): 565-6.

——. 2004a.「【学習・教育と脳科学】痴呆からの脱出 学習療法の新展開」『遺伝：生物の科学』58（3）: 83-7.

——. 2004b.「脳を知り，脳を育む：脳機能イメージング研究の最前線」電子情報通信学会技術研究報告.『NC, ニューロコンピューティング』104（99）: 29-34.

——. 2005a.「【脳科学からみた理学療法の可能性と限界】成人の脳の可塑性と限界」『理学療法ジャーナル』39（3）: 209-13.

——. 2005b.「【痴呆症の最新情報 治せる痴呆を見逃さないために】痴呆症状に対する対症療法 痴呆患者に対するリハビリテーション」『内科』95（5）: 901-4.

——. 2005c.「【前頭前野をめぐって：何故いま前頭前野なのか】ニューロサイエンス的側面 前頭前野と音読・計算」*Clinical Neuroscience* 23（6）: 623-5.

——. 2005d.「老年痴呆の認知リハビリ 脳科学の視点から新たな認知リハビリテーションの提案」『精神神経学雑誌』107（12）: 1305-9.

——. 2005e.「痴呆症の新たな治療戦略 アルツハイマー病の非薬物療法 学習療法について」『臨床神経学』45（11）: 864-6.

――. 2005f.「脳を鍛えて，ボケを防止する」『核医学技術』25（4）: 301-4.
――. 2006a.「認知症（痴呆）をどう診るか？ 認知症（痴呆）診療の実際 誌上ディベート アルツハイマー病の予防と進展防止 脳機能訓練が有効であるとの立場から」*Cognition and Dementia* 5（1）: 66-9.
――. 2006b.「【認知症の予防と治療，そのエビデンス】各種の予防 認知刺激」*Progress in Medicine* 26（2）: 397-400.
――. 2006c.「【加齢の生化学】ブレインインフォマティクスと加齢疾患」『生化学』78（3）: 262-6.
Kawashima, R., Okita, K., Yamazaki, R., Tajima, N., Yoshida, H., Taira, M., Iwata, K., Sasaki, T., Maeyama, K., Usui, N. and Sugimoto, K. 2005. Reading aloud and arithmetic calculation improve frontal function of people with dementia. *Journal of Gerontology: Medical Science* 60A: 380-4.
Kawashima, R., Taira, M., Okita, K., Inoue, K., Tajima, N., Yoshida, H., Sasaki, T., Sugiura, M., Watanabe, J. and Fukuda, H. 2004. A functional MRI study of simple arithmetic―a comparison between children and adults. *Cognitive Brain Research* 18: 225-31.
McCabe, D. P., and Castel, A. D. 2008. Seeing is believing: The effect of brain images on judgments of scientific reasoning. *Cognition* 107: 343-52.
Miller, G., 2008. Growing pains for fMRI. *Science* 320: 1412-4.
Miura, N., Iwata, K., Watanabe, J., Sugiura, M., Akitsuki, Y., Sassa, Y., Ikuta, N., Okamoto, H., Watanabe, Y., Riera, J., Maeda, Y., Matsue, Y. and Kawashima, R. 2003. Cortical activation during reading aloud of long sentences: fMRI study. *NeuroReport* 14: 1563-6.
任天堂. 2005.「脳を鍛えるとは？」『脳を鍛える大人のDSトレーニング』任天堂 DSi LL 2010年8月23日 http://www.nintendo.co.jp/ds/andj/
坂井克之. 2009.『脳科学の真実：脳研究者は何を考えているのか』河出ブックス.
関口敦・川島隆太. 2007.「【最近注目される脳神経疾患治療の研究】認知リハビリテーション医学 認知症に対する学習療法」『BRAIN and NERVE：神経研究の進歩』59（4）: 357-65.
Uchida, S., and Kawashima, R. 2008. Reading and solving arithmetic problems improves cognitive functions of normal aged people: a randomized controlled study. *Age* 30: 21-9.
Weisberg, D. S., Keil, F. C., Goodstein, J., Rawson, E., and Gray, J. R. 2008. The seductive allure of neuroscience explanations. *Journal of Cognitive Science* 20: 470-7.
山崎律美・川島隆太・吉田甫・田島信元・泰羅雅登. 2005.「学習療法による認知症改善の取り組み 学習療法導入による利用者・スタッフ・ケアそして施設の変化」『日本認知症ケア学会誌』4（2）: 244.
吉田甫・川島隆太. 2004.「学習課題の遂行が老年期痴呆患者の認知機能に及ぼす効

果」『老年精神医学雑誌』15（3）: 319-25.
吉田甫・大川一郎・土田宣明・川島隆太・田島信元・泰羅雅登・杉本幸司・山崎律美. 2005.「高齢者を対象とした音読・計算による学習療法の試み コミュニケーション要因の検討」『高齢者のケアと行動科学』10（2）: 53-6.
吉田甫・玉井智・大川一郎・土田宣明・川島隆太・泰羅雅登・杉本幸司. 2009.「音読と簡単な計算の遂行による介入が認知症高齢者の日常生活動作におよぼす影響」『立命館人間科学研究』18: 23-32.

第 15 章

脳神経科学によるイノベーションの創出

　自然について今まで知らなかったことを新たに知ることはとても楽しいことなので、人々は自然科学に興味をもち、科学博物館やプラネタリウムを訪れたり、科学番組をテレビで見たり、学校で理科を熱心に勉強したり、場合によっては科学者になろうとしたりする。この意味で科学はスポーツや芸術に似たところがある。スポーツも芸術も、人々に喜びや楽しみを与え、熱狂させるからである。

　ところが科学には、芸術やスポーツとはまったく異なる点がある。それは、科学の振興のために、社会が莫大な財政的支援を継続的に行っている点である。実際、各国で、社会が負担している研究費は非常に大きい。たとえば、2006年、先進諸国において政府や企業が支出した研究費は、アメリカが 44.8 兆円、日本が 18.5 兆円、中国が 17.9 兆円、ドイツが 8.3 兆円などとなっている。これは、日本の場合 GDP（国内総生産）の 3.61％にあたる（文部科学省, 2008: p. 47）。日本での研究予算の特徴として、全研究費に占める政府負担の割合が 18％前後（民間が約 80％）で諸外国よりかなり小さい点があげられるが、それでも科学関連の国家予算は 2006 年には 3.5 兆円程度となっていて、この額は、2000 年度から維持されている（文部科学省, 2008: pp. 47-51）。スポーツも芸術も、このような多額の財政的支援を政府や企業から継続的に受けているわけではない。

　それでは、なぜ社会はこれだけの財政的支援を行って、科学を振興しようとするのだろうか。思いつきやすい答えは、科学は世界についての知識を与えてくれるだけでなく、科学的知識は個人や企業、社会が日々直面する問題を解決するのに役立つというものだろう。この答えは誤ってはいないが、最近 20 年間、先進諸国が競うように科学研究に多額の資金を投入するようになった理由

は説明してくれない。近年、政府や企業が科学に多額の投資を行っているのは、発見された科学的知識が技術的に応用されることにより、経済効率や生産性の向上が起こると考えられているからである。つまり、国家や企業にとって、諸外国やライバル企業と競争して勝ち残っていくためには、革新的技術開発を起爆剤とする大規模な経済成長の達成、つまりイノベーションの創出を進めなければならないと考えられているのである。このような考えのもとで、近年、脳神経科学研究を戦略的に振興していこうとする動きが現れている。脳神経科学研究に基づく革新的技術開発を行っていくためには、どのような研究開発体制を作っていけばよいのだろうか。本章では、脳機能の特性を手掛かりとして、脳研究に適合的な革新的技術開発体制のありかたを検討する。

1. イノベーションが必要とされる理由

今世紀に入って、日本でイノベーションの重要性が声高に叫ばれるようになった背景には、この20年間にわたる日本経済の停滞がある。日本の国力を示すさまざまな指数はこの間急激に低下している。たとえば、GDPの国際ランキングでは、日本は2000年に世界第3位だったのが、2006年には第18位にまで順位を下げている。また国際競争力ランキングでは1993年には第1位だったのが、2007年には世界第24位である。それと並行して、世界経済全体における日本経済が占める比率も1994年における17.9％から2006年における9.1％と、この10年余りの間に半減している。たしかに、世界経済の中で日本経済が占める地位が低下したとしても、日本経済そのものはわずかながらとはいえ成長しているのだから、問題はないのではないかという意見も考えられる。しかし、標準的な国民の年収を示しているとみなされている全国民の年収の中央値は、この10年余りの間で100万円近く低下しており[1]（厚生労働省, 2009）、日本経済の停滞は国民の生活水準の低下の主要な原因となっている。したがって、日本経済を成長させていくことは、日本国民すべてにとって重要だと考えてよいだろう。

では、どのような政策をとれば日本経済の成長率を向上させることができる

---

[1] 国民の標準的所得を示すと考えられているのは、全国民の平均年収ではなく、全国民の年収の中央値である。1998年における全国民の年収の中央値は544万円だったが、その額は減少し続け、2007年には448万円である。

のだろうか。経済学では経済成長率を、資本寄与、労働力寄与、それらを除いた残余である MFP（multi factor productivity, 全要素生産性）という三つの要素に分けて分析する。全要素生産性は、成長率のうちで、労働と資本の投入の増加によって説明できない部分であり、これがイノベーションによる生産性の向上におおむね相当すると理解されている（文部科学省, 2008: p. 22）。

　図15－1は、1995年から2004年にかけての主要国の経済成長の内訳を示したものである。この図からは二つのことが確認できる。第一点は、日本では少子高齢化のために労働者人口が減少しているため、経済成長率における労働寄与分がマイナスである点である。同様の現象はドイツでも見られる。これとは対照的に、アメリカ、イギリス、フランスでは、約1％程度の経済成長が労働寄与分となっている。第二点は、日本においては経済成長において全要素生産性が占める割合が、特に大きな経済成長がみられたアメリカと比較して、非常に小さいことである。つまり、日本はイノベーションによって経済成長をもたらすことに失敗しているのである。

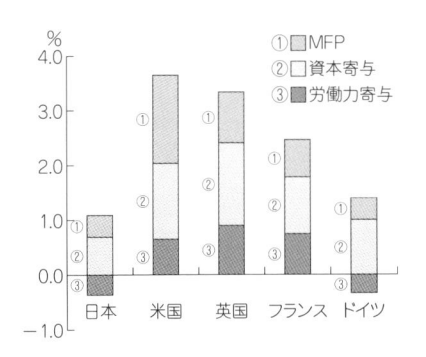

図15－1　1995年〜2004年における主要国の経済成長率（『平成20年科学技術白書』）

　今後日本では少子高齢化が一層進んでいくため、労働力寄与分を増やしていくことは困難である。では、資本寄与分の増加を目指して、設備投資を増やしていけばよいのだろうか。ところが、資本の投入に関しては、収穫逓減の法則があてはまると考えられている。つまり、ある程度の資本が蓄積されていると、さらに資本を投下していっても、それが生産の増加に結び付かないと考えられるのである。このことは労働についても成り立つ（Mankiw, 2004: 第7章「生産と成長」）。とすれば、資本の増加によって、高い経済成長を達成することは

難しいということになるだろう。そこで、イノベーションが重視されることになる。イノベーションの基礎となるアイデアや知識は使い尽くされることがなく、蓄積された知識やアイデアが基となって、さらなる知識やアイデアが次々と生み出されていく。このように、アイデアや知識には、労働や資本とは異なり、収穫逓減の法則が当てはまらない（Coyle, 2007）。このことが、日本政府や企業が科学振興に熱心である理由である。つまり、科学的知識やアイデアを蓄積し、それを基に革新的技術開発を生じさせ、大きな経済成長をもたらすことを意図しているのである[2]。

そこで、まず第2節で、イノベーションによる経済成長の顕著な一例として、IT化を契機に世界的に起こっている産業構造の転換について概観した上で、第3節で脳神経科学の分野でのイノベーションの可能性と方向性について論じることにする。

2. 産業構造の転換

IT化、グローバル化、産学連携

1990年代以降、他の先進諸国と比較して日本の経済成長が低い水準にとどまっている原因としてしばしば指摘されるのが、日本が世界的な傾向である産業のIT化とグローバル化に乗り遅れたことである。産業のIT化とは、ITにおけるイノベーションによって経済成長が起こり、次いで高度化したITによって産業全体の効率が高まることであるが、日本ではIT産業の成長のテンポがアメリカなどと比較して遅い[3]。IT技術の活用によって労働生産性が飛躍的に上昇することが知られており、IT化の遅れは日本経済の失速の大きな原因と見なされている（文部科学省, 2002: pp. 8-9）。また、産業のグローバル化と

---

2) 平成20年版『科学技術白書：国際的大競争の嵐を超える科学技術の在り方』は、以下の文言から始まっている。「今後、我が国が向かう先には、これまでとは全く異なる激しい国際的な競争が、恐るべき嵐となって立ち塞がっている。この嵐を越えなければ、我が国は世界の主要なプレーヤーからの脱落を余儀なくされ、今日の豊かで安定した国民生活を失うことになるおそれもある。人口減少が進み、未曾有の少子高齢化により、国力の源泉である労働人口の急速な回復が見込めない今、イノベーションを創出し、生産性を向上させることが、我が国にとって不可欠である」（文部科学省, 2008: p. 2）。
3) 1990年において、日本のIT産業は、年平均0.33％程度の経済成長をもたらしたが、それに対してアメリカでは同時期、IT産業が0.88％の経済成長を生みだしている（文部科学省, 2002, p. 8）。

は地理的に遠い諸地域と情報ネットワーク網を作り、そのネットワークを使って生産拠点や研究拠点を海外の最適地（たとえば、中国やインド）に移転させ、生産性を上げていく動きのことである。アメリカは情報ネットワークの要に位置し、インドや中国などと情報や人材の交流を緊密に行うことで、高い経済成長率を維持している（文部科学省, 2008: p. 4）が、日本はこの点でも立ち遅れている。この現状認識に基づいて、日本の産業構造をIT化やグローバル化に適した構造に組みかえることが必要だと主張されているのである。

では、IT化やグローバル化に適した産業構造とはどのようなものなのだろうか。標語的に「タテからヨコへ、自前主義から連携・協力へ」（西村, 2003: p. 114）、あるいは「垂直的統合の分解」（ハジウ, 2006: p. 173）などといわれるが、要点は研究と開発、販売といった商品開発のプロセスすべてを自社、ないし閉鎖的に組織化された自社と系列会社とのネットワーク内だけで行う垂直的な企業組織を解体し、商品の各構成要素（つまり、部品）の開発や生産を市場に任せることである。こうすれば、市場内で競合する多数の中小企業が、製品の構成要素の開発を競争的に行い、企業は市場から状況に応じて自社にとって最適な構成要素を効率よく購入することができる。また、垂直的な企業構造を解体することにより、企業内にある高収益部門と不良収益部門を切り分けることが可能になるといったメリットがあるといわれる（青木, 2002: p. 28）。商品の構成要素の開発と生産を市場に任せることができれば、必要な商品を国内から調達する必要性も低下し、グローバル化が進むことになる（ハジウ, 2006: p. 179）。

このような垂直的な産業構造から、水平的な産業構造への変化は、アメリカのコンピュータ産業に明確に現れており、1980年代までアメリカのコンピュータ産業はIBMに独占される状態だったが、その後水平化が進み、1990年代半ばには中小規模の多数の企業（1,000社から1,500社）からなるクラスター状の構造になった。この構造転換により、1990年代の5〜6年間に、コンピュータ産業全体の市場価値は3倍近くに増加している（1990年には年間300億ドルであったのが、1996年には年間1,000億ドルとなった）（ボールドウィン, 2002）。

垂直的統合の分解は、研究組織にも大きな影響を与えることになる。垂直的に構造化された企業体においては、自社の商品開発に適合した技術を独自に開発し、独占的に使用するために自社内に大きな研究部門をもつ傾向が強くなり、

大学や国立研究所といった外部の研究機関との提携はそれほど必要とされなかった。しかし、商品の構成要素の開発を市場に任せる水平的産業構造では、それぞれの企業の規模が小さく、必要な科学的知見や技術を持っている外部の研究機関と柔軟にネットワークを構築して商品開発を進めるという方式が採用される。このため、水平的生産組織を作るのと同時並行的に産学連携を効率的に進める制度的体制作りが必要となる（西村, 2003）。このことが大学法人化などの大学改革が行われた理由の一つであるが、改革が進んだ後の大学に期待されていることは、先端的な科学研究を行い、革新的な科学的知見を競争力のある部品の開発につなげていくことである（文部科学省, 2009: pp. 5-10）。

アーキテクチャと産業構造の適合性

　しかし、垂直的産業構造の解体や産学連携の推進がすべての産業にとって有用であるとはいえない。例として、自動車産業を考えてみよう。乗用車の構成部品は2万から3万個と数多く、安全で効率的な走行を可能とするためには、走行時における各部品の機能の複雑な影響関係を突き止め、微妙な調整を行う必要がある。したがって、乗用車の開発過程では、開発に関与する人々の間で綿密なすり合わせ作業が欠かせず、市場でばらばらに調達してきた部品を組み立てるといった仕方では乗用車の生産はできない。このため、自動車の生産には、水平的な産業構造ではなく、垂直的な産業構造が望ましいと考えられる（藤本他, 2007）。というのも、単一の企業の中で頻繁な配置転換を経験することにより、技術者は商品開発に必要な情報を共有して共通した暗黙知を形成することができ、すり合わせ作業を効率的に進めることができるからである（後藤, 2006: pp. 7-8）。日本の自動車産業の競争力を支えているのは、自動車産業の構造やそこでの労働慣行など「組織能力」にあるのであり、アメリカのIT産業に見られるような水平的組織に解体してしまうと、日本の自動車産業の競争力が失われる可能性がある。結局、日本の自動車産業の国際競争力が高いのは、日本の自動車メーカーの組織としての能力が、自動車生産に「フィット」しているからだと考えられる（藤本他, 2007）。

　より一般化すると、ある機器やその生産工程のアーキテクチャ（構造上の特性や設計思想）と、その機器を生産する産業構造との相性によって、その産業の競争力が決まるといえる。自動車のように、部品間の相互依存性が高く、部品それぞれの性質を決めるさいに他の多数の部品の性質を考慮しなければなら

ない統合的な製品を開発するためには、垂直的に統合された企業組織が適しており、コンピュータとその周辺機器のように部品の間に標準化されたインターフェイスがあらかじめ定められている製品を開発するためには、市場に存在する中小の企業に個々の部品の商品開発を分担させるような水平的な組織を作ればよいということになる（藤本他、2007）。

モジュール化

とはいえ、商品開発を閉鎖的に組織されている自社系列会社群に任せるのではなく、市場で競合する企業に任せることの利点は大きい。イノベーションの創出という観点からみると、大企業による商品開発は保守的であり、社会生活を一変させるような革新的なイノベーションはもっぱら中小企業によって行われることが知られている（Christensen, 1997）。他の産業も、IT産業と同様に、グローバルに広がる市場の創造力を利用すべきだと考えられる。そのためには、水平的な産業構造に適合的な仕方で、製品や工程のアーキテクチャを定めていく必要がある。このための手法がモジュール化（modularity）である。

モジュール化の代表例として取り上げられるのが、IBMが1964年に開発した「システム／360」と呼ばれるコンピュータである。この機種よりも前に開発されていたコンピュータは、それぞれのモデルに独自のOS、プロセッサー、周辺機器、アプリケーションソフトが用意されており、新しい機種が開発されるたびにそれらすべてを設計しなおさなければならなかった。このため、コンピュータの使用者はそれまでに蓄積したデータの管理に問題が生じる可能性を恐れて、新しく開発された機種の導入を積極的には行わなかった。

この問題を解決するために、IBMの技術者たちが取り組んだのが、コンピュータをモジュール化することだった。彼らは、情報処理システムにおいて、情報処理を「見える」情報（つまり明示的規則によって処理される情報）と「隠された」情報とに分離した。そのうえで、「隠された」情報は、独立したユニットにおいて必ずしも明示的規則には従わない仕方で情報処理されるものとしてシステムを設計した。こうして、コンピュータの構造においては、自律的に機能するサブシステム（モジュール）と、モジュールから入出力される情報を明示的な規則に従って処理する中央処理装置（CPU）とが区別されることになった。定められた規則に従って情報を入出力しさえすれば、モジュール内部で行われる情報処理はどのような仕方で設計されてもよく、他のモジュールやCPUな

どモジュール外部の環境から影響を受けない。このように、モジュール内部での情報処理は「隠されて」おり、カプセル化されているのである（Baldwin and Clark, 1997）。各モジュールは特定の情報処理課題を担当する（つまり、領域特定的である）。このようにモジュール化とは、カプセル化されたサブシステム（モジュール）を汎用性の高いインターフェイスで結合するような仕方でシステム全体を構成することである。

モジュール設計されたコンピュータと周辺機器は、事前に定められたインターフェイスによって接続されるために、互換性が保障される。また、モジュール内部での情報処理は、他のモジュールとは独立であるため、各モジュールの研究開発は他のモジュールの研究開発とは無関係に——つまりすり合わせ作業なしで——進めることができる。このためモジュールの研究開発は、多数の企業が競争的に行うこととなり、イノベーションが加速するのである。

バイオテクノロジーと水平的産業構造

以上から確認できたことは、コンピュータのモジュール化が起爆剤となり、アメリカのIT産業に従来みられた垂直的構造の解体や、ITにおけるイノベーションの推進、産業全体のIT化やグローバル化が生じたことである。先ほど確認したように、日本政府は、この産業構造の転換を後追いできるように、研究開発機関の構造改革を進めている。脳神経科学のイノベーションとの関連で確認しなければならないのは、ITによる産業構造の水平化がIT産業以外の先端科学技術開発にとって、どのような意味をもつのかということである。そこで今度はIT産業と並んで経済成長の牽引役になることが期待されているバイオテクノロジー産業をとりあげよう。

バイオテクノロジーには、発酵・醸造に関与する微生物や農作物の遺伝子組み換え、再生医療などさまざまな種類があるが、ここでは創薬についてみてみよう。アメリカの医薬品市場の成長のテンポは速く、1994年から2004年までの10年間で市場規模は4倍になり、世界全体でアメリカ市場が占める割合は、現在では43%である。これとは対照的に、日本市場は現時点で世界第2位の規模を誇るが、伸びはアメリカや他の先進諸国よりかなり低い（1994年から2004年までで30%しか市場規模が増加していない）。もしも日本の医薬品市場の伸びが低いままに留まると、日本の製薬会社が日本市場向けの新薬の研究開発に乗り出す意欲が失われていくのではないかと懸念されている（医薬産

業政策研究所, 2005: pp. 25-7)。

　製薬産業で典型的なのは、世界的大企業が他社と合併を行って規模を拡大していくことで業界の再編が進んでいることだが（厚生労働省, 2007）、同時にアメリカにおいては、分子生物学における新しい発見や技術革新の商業化を目指す小規模のバイオテクノロジー企業が多数市場に参入している。このように、産業構造の垂直化と水平化が同時進行している状況であるといえる。巨大製薬企業を除き、水平的に構造化されているバイオテクノロジー企業全体の商業成績を見る限り、1970年代以降、売上高は急増しているが、営業利益はゼロか赤字に留まっていることがわかる（図15-2を参照）。このことから、ピサノは、アメリカにおけるバイオテクノロジー産業では「目覚ましい科学的成果はまだ経済的成功に結び付いて」いないと述べる（Pisano, 2006: 邦訳 p. 23）。

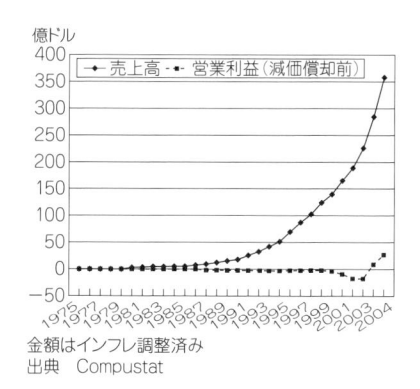

図15-2　バイオテクノロジー産業の売上高と利益の推移（Pisano, 2006）

　バイオテクノロジー産業が失敗している原因の一つとして指摘されているのが、医薬品がITのようなモジュール型の製品ではなく、乗用車のようなインテグラル型の製品だとみなされることである。車を典型例とするインテグラル型の製品では、部品間の相互依存性が高く、部品それぞれの性質を決めるさいに他の多数の部品の性質を考慮しなければならない。バイオテクノロジー産業の失敗の原因を分析したピサノは次のように述べている。「人体を一つのシステム、医薬品をそのシステムを構成する部品と考えてみよう。人間の生物学的仕組みは、極めて複雑な上に、インテグラル型の性格が非常に強い。しかも、そのシステムはあらかじめ決まっている。新薬開発に携わる科学者に、このシ

ステムをモジュール型に変える力はない。そのインテグラル型の性格ゆえに、問題解決のプロセスを区分けしてモジュール化することは難しい」(Pisano, 2006: 邦訳 p. 101)。

新薬の開発とは、人体のような内部の詳細な生理的機能が十分には明らかになっていない複雑なシステムにうまく適合し、目的とする機能を果たす化学物質を開発することである。コンピュータのソフトや周辺機器を開発するさいには、コンピュータのアーキテクチャが事前に定まっているため、開発途上のモジュールがコンピュータシステムの中でどのような機能を果たしたらよいのかについて、事前に十分な見通しを持つことができる。このことがIT機器の研究開発の効率を劇的に高めたのだが、それとは対照的に、新薬の開発は極めて不確実性が高く、また異なる専門分野の間のすり合わせ作業が欠かせない。したがって、IT産業にみられるような水平的な産業構造は、バイオテクノロジー産業には適合的ではない可能性が高いのである。

3. 脳神経科学に基づくイノベーションの可能性

脳神経科学研究に対する戦略的支援

脳神経科学研究、がん研究、ゲノム研究は、ライフサイエンスの中で政府からの重点的な財政的支援を受ける研究分野だったのだが、最近になって、脳神経科学研究を戦略的に振興していこうとする動きが現れている[4]。これには、大きく二つの理由がある。第一の理由は、脳はあらゆる認知活動の生物学的基盤であるために、これまで人文科学や社会科学で蓄積されてきた人間についての知見を、脳機能を調べていくことによって生物学的観点から統合的に再解釈していくことができるかもしれないと考えられていることである。このことを通じて、脳神経科学は人間や社会に対する理解の深化に貢献することができる。第二の理由として、脳神経科学研究は、社会の高齢化から生じる社会的コストを軽減するためのテクノロジーとして活用可能だと考えられていることがある。人口減少と高齢化が進展すれば、労働人口が減少し、経済成長率が低下するが、それだけではなく、高齢社会では認知症やうつ病など精神の病にかかる人口も

---

4) 2007年10月18日に文部科学大臣から「長期的展望に立つ脳科学研究の基本的構想及び推進方策について」検討するようにとの諮問が、科学技術・学術審議会に出され、それに基づいて脳科学委員会が作られて、脳神経科学研究の推進戦略が検討されている。

増加し、その治療や介護のために多くの人出が必要となるため、社会の生産性が低下する懸念がある。このため、老化の制御や精神神経疾患の原因の解明、予防法や治療法の確立は社会の存続のために極めて重要である。

脳神経科学研究の中で産業化が特に期待されているのが、脳情報双方向活用技術（interactive brain information technology, IBIT）である。これは入力型 BMI と出力型 BMI を組み合わせることで、身体を媒介とせずに脳と外界とで直接情報をやりとりする技術のことである（科学技術振興機構研究開発戦略センター, 2007）。この技術により、高機能の義肢や人工感覚器、効果的な脳リハビリテーション法の開発が期待されている。また、ニューロマーケティングにも応用可能である。このように、IBIT は、IT に続く新たな通信技術として大きな社会的、経済的インパクトをもつ可能性がある。

IBIT などの脳神経科学技術によって、IT 革命に匹敵するような大規模なイノベーションを創出し、そこから大きな経済成長を生みだしていくためには、国レベルで適切な研究開発体制をつくらなければならない。水平的に組織化された産業は、グローバルに広がる市場で激しく競争する企業群の技術開発能力を最大限に利用することができるため、新しい技術によるイノベーションを生み出すのに適している。したがって、できれば IBIT の研究開発を行う場合に、多数のベンチャー企業が産学連携を進めながら市場で研究開発競争を行うという、水平的な産業構造をつくっていくように制度設計を行うことが望ましい。しかし、これまで見てきたように、産業を水平的に組織するためには、生産される製品がモジュール化されていなければならない。モジュール化の程度が低いインテグラル型の製品を開発するためには、生産工程に関連する諸部門の綿密なすり合わせ作業が不可欠となるため、垂直統合された産業組織が適している。ただし、垂直統合された産業組織における技術革新は保守的で、技術革新の効率も悪く、大規模なイノベーションが生じる可能性は低くなる。このように、研究開発しようとするシステムをモジュール化できるかどうかによって、どのような研究開発体制をつくっていくべきなのかが左右されるのである。

モジュール化にかんする二つの視点

さて、IBIT のように、脳と外部にある機械やコンピュータを直接結びつけて情報のやり取りを行う技術にとって、どのような研究開発体制が適しているのだろうか。ここで、モジュール化にかんして、二つの点を確認しておくこと

が重要である。まず、モジュール型のシステムとインテグラル型のシステムの区別をするさいに、システム全体が何であるのかが明確になっていなければならないことである。たとえば、これまで乗用車をインテグラル型のシステムの典型として扱ってきたが、その場合にシステムの全体と見なされているのは、個々の乗用車である。しかし、もしも乗用車に人間がドライバーとして乗車している状態を一つのシステムと見なした場合には、人間と乗用車はそれぞれ、このシステムを構成するモジュールと見なすことができるだろう。逆に、モジュール型のシステムの典型として扱ってきたコンピュータについても、これを構成する個々の部品(モジュール)がインテグラル型のシステムであることは十分に考えられる。

　もう一つは、コンピュータや人間の脳などの情報処理システムについて論じる場合には、その物理的側面と機能的側面を区別する必要があり、モジュール化についても、システムの物理的側面をモジュール化する場合と、機能的側面をモジュール化する場合とを区別する必要があることである。たとえば、コンピュータの物理的組成であるハードウェアのモジュール化とコンピュータの情報処理機能を定めるソフトウェアのモジュール化は別々な作業である。ハードウェアをモジュール化することによって、ハードウェアはCPUとメモリ、入出力装置(I/O)といった物理的に区別された構成要素に分解することができる。それに対して、ソフトウェアのモジュール化では、あるプログラムをひとまとまりの情報処理手続きを定めたまとまり(これがソフトウェアにおけるモジュールである)に区分していく形となる。ハードウェアであれ、ソフトウェアであれ、それらをモジュール化することで、システムを相互に独立性の高い構成要素に分解することが可能なのである。

IBITのモジュール化

　では、IBITはモジュール化できるのだろうか。まずは、機械やコンピュータと脳とが一体化したものをシステムの全体であると見なしたうえで、このシステム全体を、脳と機械という二つのモジュールに分解できるかどうか考えてみよう。

　比較対象として、乗用車に人間がドライバーとして乗車している状態を取り上げる。乗用車はインテグラル型のシステムの典型例である。人体もおそらくは乗用車と同様にインテグラル型のシステムと見なすことができるはずである。

しかし、乗用車と人間が接触するインターフェイスは、かなり明確に定義できる。人体を支える座席や身体運動を乗用車の運動に変換するハンドルなどがインターフェイスになるのだが、そこでの人間と乗用車の相互作用のあり方は定型的であり、十分な技量をもつドライバーの標準的運転技能（標準的身体特性や運動傾向）を前提として、乗用車を設計することができる。もちろん、乗用車の設計・製造段階では、人間が乗車した状態で安全走行できるかどうか、綿密なテストが行われる。とはいえ、乗用車は、標準的といえるすべてのドライバーが乗車して、直ちに運転可能であるように設計されている。したがって、乗用車とドライバーが一体化したシステムは、乗用車とドライバーの二つのモジュールからなるシステムとして、モジュール化可能であるといえる。

それと対照的なのは、新しく開発された薬剤である。先に述べたように、バイオテクノロジーに基づくアメリカの製薬産業が経済的に見て期待されたような成功をおさめていない理由の一つとして、薬と人体を合わせて一つのシステムとして見た場合に、そのシステム全体を、薬剤と人体とにモジュール化することが困難であることがある。人体における代謝については研究が進んでいるが、まだ不明な点も多い。したがって、摂取された薬剤が予想外の部位で思わぬ副作用を及ぼすことが珍しくない。つまり、標準的な人体において、薬剤の結合部位がどこであり、どのような作用が現れるのかについて、十分に詳細な知見がまだ得られていないのである。もしも開発途上にある薬剤が人体に許容可能でないほど深刻な悪影響を与えることが治験等により明らかになれば、その薬剤を販売することはできず、その薬剤の研究開発に費やされた費用は無駄になってしまう。そこで、ひとつの薬剤を研究開発するためには、試験用の動物や人間に投与してみて、薬剤が生物において発揮する機能を逐一確かめながら、薬剤の化学的組成を微調整していかなければならない。化学的組成に関して標準的な人体のモデルが存在しないため、薬剤と人体との相互関係を調査するのに、乗用車を開発する場合と比較して、膨大な時間と労力、資金が必要となる。しかも、創薬において最終的に安全性が確認される化学物質は、6,000のうちで1つ以下である（Pisano, 2006: 邦訳 p. 95）。つまり、創薬のために投資された時間、労力、資金の大半は無駄になる。このように、薬剤と人体を相互に独立したモジュールとして分離することは難しく、このことがバイオテクノロジー産業の発展を妨げている。

では、IBITはどうだろうか。たとえば、運動機能の全般が失われていてい

る人間の脳と乗用車がIBITによって接続されるとしよう。この特殊な乗用車のドライバーは、手を使って車を操縦することができない。したがって、技術者が直面する課題は、IBITを使ってドライバーの意図を読み取り、その意図に従って乗用車の運動を制御する技術開発を行うことである。このようなIBITは、第9章に紹介されている出力型BMI（brain machine interface）の一例である。脳から情報を取り出すために、頭蓋をあけて電極を脳に直接接続する技術を侵襲的BMIと呼び、またfMRI（functional magnetic resonance imaging, 機能的磁気共鳴画像法）などを使って、脳機能を計測することで頭蓋に傷をつけずに脳から情報を取り出す技術を非侵襲的BMIとよぶ。侵襲的BMIによって脳とコンピュータを結ぶことにより、脊髄損傷者がディスプレイ上のカーソルを考えるだけで動かすことや（Hochberg et al., 2006）、また非侵襲的BMIによって、グー・チョキ・パーの動作を行っている人間の脳活動を読み取り、対応する動作をロボット・ハンドに行わせることが可能である[5]（cf. Kamitani and Tong, 2005）。これらに類似した侵襲的BMI、もしくは非侵襲的BMIを使って脳と乗用車を接続すれば、人間は身体を経由せずに乗用車を操縦することができるであろう[6]。脳と機械・コンピュータが一体となったシステムを、脳と機械やコンピュータという二つのモジュールに分割可能であるのならば、IBITの開発は比較的容易であると考えられる。しかし、もしもモジュール化が困難であるのならば、IBITの開発はバイオテクノロジー産業と同様の困難に直面する可能性が高い。

　現状では、侵襲的BMIも非侵襲的BMIも、脳と機械やコンピュータとの間の汎用性の高いインターフェイスとしては使えないため、脳と機械やコンピュータをモジュールとして分離することは困難である。脳と機械をモジュール化するためには、デコーディング技術――脳活動を計測することで人間の認知状態を推定する技術――の水準を現状よりもかなり高いレベルまで引き上げなければならない。

　人間の意図を読み取り、その意図通りに外部のロボットを動かすためには、事前に脳の活動パターンによって符号化されている意図内容を読み取るシステ

5）　著者が確認した限りでは、神谷が中心となって実施されたこの研究そのものは学術論文として公表されていないが、非侵襲的BMIによって脳機能を読み取るデコーディング技術については2005年に公表された論文（Kamitani and Tong, 2005）で詳しく議論されている。
6）　実際には、fMRIで使われる計測装置は巨大であり、また振動が生じている場所では脳機能を計測できないため、乗用車にfMRI計測装置を載せて使用することは今のところ現実的ではない。

ム（デコーダ）を作成しておく必要がある。この点では、侵襲的 BMI と非侵襲的 BMI とに違いはない。たとえば、脊髄損傷者の脳とディスプレイ付きのコンピュータを接続した侵襲的 BMI では、一辺が 4mm 程度の四角形をした剣山型の多極電極を、外科手術によって被験者の一次運動野に刺して固定しておき、被験者の脳活動を計測する。デコーダを作成するためには、被験者に頭のなかでカーソルを上下左右に動かしてもらって、カーソルの動きの違いに応じて現れる異なる脳活動パターンを計測し、被験者の意図（上下左右のどちらにカーソルを動かしたいと思っているのかということ）と脳活動の発火パターンとの対応関係を調べておく。次に実際に被験者にカーソルを動かしてもらうさいには、被験者がカーソルを動かしたいと思う方向の違いに応じて異なる脳活動パターンが現れるが、デコーダが脳活動パターンから被験者の意図を推定し、意図に対応した方向にカーソルの位置を変えるのである（Hochberg et al., 2006）。

　この侵襲的 BMI の問題点は、計測される脳の活動パターンが不安定で、一週間程度の時間の経過とともに変化してしまうことである。そのため、毎週一回の頻度で実験を行うとすると、毎回実験の初めにデコーダをつくり直さなければならない（ただし、この作業は 8 分間という短時間で終了する）。また、被験者は意図によってカーソルを動かすだけではなく、電子メールを操作したり、テレビゲームで遊んだり、ロボット・ハンドを操作したりすることができるようになったが、目的に応じて別々のデコーダを用意する必要がある。また同じ装置を使用しても、うまくカーソルの操作をできるようになる人とそうならない人がいる点も指摘しておく必要があるだろう。結局、現状では侵襲的 BMI を使用した IBIT は、使用できる人間が限られており、使用目的に応じて別々のインターフェイスが必要であり、またインターフェイスが安定せず、使用するたびに利用者の協力を得てシステムを調整する必要がある。このように、脳機能とコンピュータシステムとで綿密な相互影響関係が成立するので、人間とコンピュータシステムをモジュールとして切り分けることはできないように思われる。また、詳しい議論は省くが、非侵襲的 BMI でも、現在使用されているデコーダは、特定の課題（たとえば、被験者がグー・チョキ・パーのどれかの仕方で手を動かそうとするときの被験者の意図を読み取る課題）を行っている特定の人物の脳活動を解析することしかできない。結局、非侵襲的 BMI においても、被験者とデコーダは一体であり、それぞれを独立したモジュールとして

分解することは現状ではできないのである。

　汎用性の高いIBITを作成することができれば、脳と接続される機械やコンピュータを独立したモジュールとして設計することが可能になり、IBITから大きなイノベーションが生じる可能性が出てくる。今後の脳神経科学に基づくイノベーションの進展は、汎用性の高いIBITの開発にかかっているといえよう。

脳はモジュール型のシステムか

　別の観点からIBITの産業化可能性について検討してみよう。一般に人間の認知機能は、心理学の分類に基づいて知覚、記憶、意思決定、感情、言語などに区別されるが、そういった認知機能が別々のモジュールによって情報処理されているのであれば、脳をモジュール型のシステムと見なすことができる。

　先ほども述べたように、脳はコンピュータと同様、情報処理を行っている。コンピュータのハードウェアに相当するのが、脳の解剖学的構造、たとえば個々の神経細胞やそれが組み合わされてできる構造物、神経伝達物質やその受容体などである。それに対して、ソフトウェアに相当するのが、知覚刺激や運動出力と神経細胞の電気的活動パターンとの関係を定める規則や、神経活動パターン同士を関係づける規則である。電気活動パターンは何らかの情報を担っていると考えられるから、電気活動の変形規則によって情報処理方法が決まると考えられる。このように、脳についても、その物理的組成と情報処理方法という二つの側面に関して、モジュール型であるのかどうかを問題にすることができる。

　もしも知覚や記憶、意思決定などの認知機能が、決まった脳部位によって担われている（つまり局在的である）のならば、それは脳が物理的組成の点でモジュール型であるということであろう。その場合には、それぞれの脳部位が担当している情報処理は相互に独立して行われ、それらは限定的にしか相互作用を及ぼさないと考えられる[7]。

---

7) コンピュータ科学や技術経営学におけるモジュール概念と認知科学におけるモジュール概念の違いを明確化しておこう。コンピュータ科学や技術経営学では、モジュールは特定の認知課題に対処する役割を持つ点で領域特定的であり、内部の情報処理が外部からの影響を受けない点で、カプセル化されている。認知科学では、ある認知サブシステムをモジュールと見なすことができるかどうかを判断する基準として、そこでの情報処理がカプセル化されているかどうか、領域特定的であるかどうかという視点に加えて、それが生得的であるかどうかという視点も重視される

脳が物理的組成と機能の両面でモジュール型である、つまり認知機能が局在的であり、それぞれの認知機能が相互に独立して行われている場合、脳がインテグラル型のシステムである場合と比較して、IBITの研究開発はかなり容易になる。というのも、もし脳がモジュール型なら、ある特定の認知機能にかんする情報を脳から入出力する技術開発を行う場合、脳機能全体を考慮する必要はなく、その認知機能が局在している脳部位の機能とその部位の操作方法だけを検討すれば済むからである。つまり、それぞれの認知機能にかんするIBITの研究開発は、研究プロジェクトとして独立に行うことができ、プロジェクト間でのすり合わせ作業はさほど必要なくなるのである。

　これとは対照的に、もしも脳がインテグラル型のシステムであるのならば、つまり認知機能の局在性が低く、文脈に応じて認知機能を担う部位が柔軟に変化し、またそれぞれの認知機能が相互に強く影響しあう場合には、それぞれの認知機能にかんするIBITの研究開発は、かなり困難になる。というのも、その場合、個々の認知機能にかんするIBITの研究開発を行うさいに、脳機能全体を考慮しなければならなくなるため、それぞれの研究プロジェクトの間で密接なすり合わせ作業が必要となるからである。

　では、脳はモジュール型なのか、インテグラル型なのか。現状では、どちらとも結論づけられない。脳の物理的組成について見てみると、脳内では神経細胞の生産や死滅、シナプスの形成や脱落は人間の一生涯を通じて常に行われており、脳の解剖学的構造は常に変化している。とはいえ、脳にはある程度の機能局在が認められることは確かである。たとえば、第6章で紹介されているように、前頭前野腹内側部（ventromedial prefrontal cortex, VMPFC）が選択的に破壊された人間では、感情が平板になり、道徳的な意思決定がゆがめられるが、この部位が担っていた認知機能が別な脳部位によって新たに担われるわけではない。しかし、他方で、脳は高い可塑性を示すことが知られている。たとえば、脳室に髄液がたまり大脳皮質が圧迫され死滅する水頭症にかかっていた人間でも、通常の社会的生活を送り、標準的人間よりも高い知能を示すこともある。この例では、大脳皮質が通常担っている機能を、残った脳部位が代理して担っているのである（塚原, 1987: pp. 15-6）。

　また、認知機能は、その機能的側面でも、モジュール型の性質を示す場合も

（Coltheart, 1999）。認知システムの生得性は、脳神経科学の産業化可能性とは関係しないので、ここでは考慮しない。

あれば、インテグラル型の性質を示す場合もある。たとえばコップに水を入れて、そこに棒を差し込んだ場合、その棒は曲がって見える。その棒を見ている人は、実際の棒はまっすぐであると知っていても、その棒が水の中にあれば、まっすぐに見えることはない。この例は、「棒はまっすぐである」という知識は、視覚情報処理に影響を与えることができないことを示している。つまり、視覚は信念から機能的に独立なのである（Fodor, 1983）。とはいえ、視覚が他の認知機能からの影響を受ける場合もある。たとえば、左右を逆転させて見せるプリズムがはめ込まれている眼鏡をかけると、最初は当然左右が逆転して見える。右手に車が現れると、それが左側に現れたように知覚され、人間は右側に避けようとする。ところが、この眼鏡をしばらく（一週間から数週間ほど）かけ続けると、眼鏡をかけ始める前のように、外界は左右が正常の状態で知覚されるようになる。これは、視覚情報と、それ以外の様々な感覚（たとえば聴覚や身体感覚、運動感覚など）や身体運動機能との整合性が保たれるように、視覚情報処理法が脳内で調整されたためであると理解される（Noë, 2004: pp. 7-9）。この例では、逆さ眼鏡をかけてそれに順応するまでの数週間程度の間は、視覚は他の様々な感覚や運動機能の影響を受けているから、必ずしもモジュールであるとはいえない。

　知覚や運動など外界からの情報の入出力を担当する認知サブシステムは機能的独立性が高く、モジュールとして取り扱うことができるのに対して、思考や感情、意思決定といったより高次の認知機能は文脈依存的であり、モジュールではないという見方には、説得力が感じられる（Fodor, 1983）。しかし、先ほど確認したように、知覚ですらモジュールでない可能性があり、果たして認知機能が全体としてモジュール型のシステムなのか、それともインテグラル型のシステムなのかについて、現時点ではまだ最終的な結論を述べることはできない。

　また、心理学では人間の認知機能を知覚、運動、思考、感情、意思決定などといった仕方で分類してきたが、実際の人間の脳において実現されている認知機能の観点からすると、このような区別が不適切である可能性もある。たとえば、人間の行動選択メカニズムは、実際の脳の認知機能の観点からすると、直感的モジュール（与えられた知覚刺激に応じて半ば反射的に適応行動を選択するシステム）と熟慮的モジュール（知覚刺激の有無に関わらず、熟慮に基づく行動選択を行うシステム）とに区別されるのかもしれない。このような仕方で脳の

認知機能をモジュール化できるとすれば[8]、知覚と運動を別々のモジュールとして扱うことは必ずしも妥当ではないということになるだろう（Hurley, 1998: pp. 406-8）。このように、現実の脳の認知機能のモジュール化可能性について検討を進めて行けば、従来の心理学上の認知能力区分を無効化し、脳機能のモジュール的構造に適した認知能力区分を採用する必要性が生じる可能性も十分考えられる。

4. 脳神経科学リテラシーの必要性

　脳の認知機能の区分をどれほど明確化したとしても、コンピュータと同程度まで脳をモジュール化できるとは考えにくい。どちらかといえば、脳は少なくとも乗用車程度にはインテグラル型であると考えられるだろう。もしそうだとすると、脳神経科学に基づくイノベーションを創出していくためには、その技術開発にあたる技術者が脳の認知機能全般に対して深い知識をもっておく必要がある。また、脳研究を専門に行っている研究者たちも、人間の認知を研究している人文・社会科学分野——心理学や認知科学、政治学、経済学、社会学、言語学、宗教学、文化人類学、哲学、倫理学など——に加えて、情報科学、コンピュータ科学などについて一通りの理解を持っておく必要がある。脳神経科学リテラシーは、このような多様なアプローチによって脳や認知にアプローチする人々の相互理解を助け、脳神経科学に基づくイノベーションの創出に不可欠な他分野の研究者や技術者とのすり合わせ作業を円滑に進めるための知識上のプラットフォームとなるべきものである。この意味で、脳神経科学リテラシーは、脳神経科学の産業的応用を目指す工学者や企業人、脳神経科学の専門家的研究者にとって必要不可欠なものなのである。

　では、脳神経科学リテラシーは、このような広義の脳神経科学の専門家にとってのみ必要なのだろうか。そうではない。日本が脳神経科学に基づくイノベーションの創出に成功すれば、経済成長が起こり、国民生活が豊かになっていくはずである。それは同時に、わたしたちの日常生活の中で脳神経科学が幅広く使用され、より一層身近なものになることを意味する。これまでの章で述べてきたように、脳神経科学的技術は、第三者が物質的手段によって個人の認知機

---

[8]　脳全体をモジュールの組み合わせによって構成されたものとして記述することを、「脳をモジュール化する」と呼んでいる。

構に大々的に介入することを可能にするため、悪用されれば、人々のプライバシーを脅かしたり、自律的判断能力を損なわせたりする可能性をもつ。また不正確で、過度に単純化された脳神経科学言説が社会の中に広がってしまうと、似非脳神経科学が教育や介護の現場で悪用される懸念がある。このような脳神経科学の産業化から帰結しかねない害悪から社会を守り、社会の健全な発展をもたらすように脳神経科学によるイノベーションを促進するためには、脳神経科学の産業化の影響を受ける一般市民も、脳神経科学リテラシーを身につけ、脳神経科学の専門家と意思疎通をはかり、脳神経科学が応用されるあり方に意思表明を行う必要があるのである。

参考文献

青木昌彦. 2002.「産業アーキテクチャのモジュール化：理論的イントロダクション」青木昌彦・安藤晴彦編著『モジュール化：新しい産業アーキテクチャの本質』東洋経済新報社. pp. 3-33.

ボールドウィン, カーリス・Y. 2002.「モジュール化のコストと価値」青木昌彦・安藤晴彦編著『モジュール化：新しい産業アーキテクチャの本質』東洋経済新報社. pp. 67-98.

Baldwin, C. Y. and Clark, K. B. 1997. *Managing in an age of modularity*. Harvard Business Review September-October 75: 84-93. カーリス・Y・ボールドウィン, キム・B・クラーク. 2002.「モジュール化時代の経営」安藤晴彦訳, 青木昌彦・安藤晴彦編著『モジュール化：新しい産業アーキテクチャの本質』東京経済新報社. pp. 35-64.

Coltheart, M. 1999. Modularity and cognition. *Trends in Cognitive Sciences* 3: 115-20.

Christensen, C. M. 1997. *The Innovator's Dilemma: When New Technologies Cause Great Firms to Fail*. Harvard Business School Press. クレイトン・クリステンセン. 2007.『イノベーションのジレンマ：技術革新が巨大企業を滅ぼすとき』玉田俊平多監修, 伊豆原弓訳, 翔泳社.

Coyle, D. 2007. The *Soulful Science: What Economists Really Do, and Why It Matters*. New Jersey. Princeton University Press. ダイアン・コイル. 2008.『ソウルフルな経済学』室田泰弘・矢野裕子・伊藤慶子訳, インターシフト.

Fodor, J. 1983. *The Modularity of Mind: An Essay on Faculty Psychology*. Cambridge, M. A., The MIT Press. ジェリー・フォーダー. 1985.『精神のモジュール形式：人口知能と心の哲学』伊藤笏康・信原幸弘訳, 産業図書.

藤本隆宏. 2006.「アーキテクチャの比較優位にかんする一考察」後藤晃・児玉俊洋編著『日本のイノベーション・システム：日本経済復活の基盤構築にむけて』東

京大学出版会. pp. 199-228.
藤本隆宏・東京大学21世紀COEものづくり経営研究センター. 2007.『ものづくり経営学：生産業を超える生産思想』光文社新書.
後藤晃. 2006.「日本のイノベーション・システム：強みと弱み」後藤晃・児玉俊洋編著『日本のイノベーション・システム：日本経済復活の基盤構築にむけて』東京大学出版会. pp. 1-17.
ハジウ, アンドレイ. 2006.「マルチサイド・ソフトウェア・プラットフォーム：ビジネスモデル, 産業政策とイノベーション」後藤晃・児玉俊洋編著『日本のイノベーション・システム：日本経済復活の基盤構築にむけて』東京大学出版会. pp. 171-98.
Hochberg, L. R., Serruya, M. D., Friehs, G. M., Mukand, J. A., Saleh, M., Caplan, A. H., Branner, A., Chen, D., Penn, R. D., and Donoghue, J. 2006. Neuronal ensemble control of prosthetic devices by a human with tetraplegia. *Nature* 442: 164-71.
Hurley, S. 1998. *Consciousness in Action.* Cambridge, M. A., Harvard University Press.
医療産業政策研究所編. 2005.『"創薬の場"としての競争力強化に向けて：製薬産業の現状と課題』.
科学技術振興機構研究開発戦略センター編. 2007.「戦略プログラム：脳情報双方向活用技術」.
Kamitani, Y. and Tong, F. 2005. Decoding the visual and subjective contents of the human brain. *Nature Neuroscience* 8: 679-85.
厚生労働省編. 2007.「新医薬品産業ビジョン」.
――. 2009.『平成20年度 国民生活基礎調査の概況』.
文部科学省編. 2002.『平成14年版 科学技術白書』.
――. 2006.『平成18年版 科学技術白書』.
――. 2008.『平成20年版 科学技術白書』.
――. 2009.『平成21年版 科学技術白書』.
文部科学省研究振興局編. 2007.「脳科学研究ルネッサンス：新たな発展に向けた推進戦略の提言」.
Mankiw, N. G. 2004. *Principles of Economics,* Third Edition, Mason, South-Western Cengage Learning. N・グレゴリー・マンキュー. 2005.『マンキュー経済学（第2版）Ⅱマクロ編』足立英之・石川城太・小川英治・地主敏樹・中馬宏之・柳川隆訳, 東洋経済新報社.
西村吉雄. 2003.『産学連携：「中央研究所の時代」を超えて』日経BP社.
Noë, A. 2004. *Action in Perception.* Cambridge, M. A., The MIT Press.
Pisano, G. P. 2006. *Science Business: The Promise, the Reality, and the Future of Biotech.* Boston. Harvard Business School Press. ゲイリー・P・ピサノ. 2008.『サイエンス・ビジネスの挑戦：バイオ産業の失敗の本質を検証する』池村千秋

訳, 日経 BP 社.

Rosenbloom, R. S., and Spencer, W. J. 1996. *Engines of Innovations: U. S. Industrial Research at the End of an Era. Boston.* Harvard Business School Press. リチャード・S・ローゼンブルーム, ウイリアム・J・スペンサー. 1998. 『中央研究所の時代の終焉：研究開発の未来』西村吉雄訳, 日経 BP 社.

塚原仲晃. 1987.『脳の可塑性と記憶』紀伊国屋書店.

あとがき

　脳神経科学リテラシーの研究を開始したのは、4年ほど前のことである。そのころ、信原と原は、10名ほどの研究仲間とともに、脳神経科学がわたしたちの社会にどのような倫理的問題を引き起こす恐れがあるかを考察する脳神経倫理学の研究を行い、その成果をまとめつつあった（2008年に勁草書房より刊行された『脳神経倫理学の展望』としてその成果は結実した）。そのなかで、わたしたちは脳神経倫理学の諸問題を考察するためには、その基礎として、わたしたちの社会に大きな影響を及ぼす可能性のある脳神経科学上の成果を正しく把握する能力、つまり脳神経科学リテラシーの能力を多くの人が共有することが重要だと痛感した。

　ちょうどそのころ、たまたま絶好の研究プロジェクトの募集があった。それは、科学技術振興機構の社会技術研究開発センターによる研究領域「科学技術と人間」（村上陽一郎領域総括）の研究開発プログラム「21世紀の科学技術リテラシー」の募集であった。この募集にたいして「文理横断的教科書を活用した神経科学リテラシーの向上」というテーマで応募したところ、幸いにも採択された。こうして2006年12月から2009年11月まで3年間、脳神経科学リテラシーの研究に本格的に従事することができた。

　この脳神経科学リテラシーの研究プロジェクトでは、東京大学、玉川大学、南山大学の3つの拠点を中心に研究を行った。東京大学では、信原幸弘、村田純一、廣野喜幸、原塑（後半は玉川大学拠点に移動）、永岑光恵、植原亮、中澤栄輔、立花幸司、西堤優、山口まりのメンバーが参加し、おもに脳神経科学が社会に及ぼす影響を研究した。玉川大学では、坂上雅道、中山剛史、山本愛実（後半は東京大学拠点に移動）のメンバーが参加し、おもに心の働きと直接、関係する脳の高次機能の研究を行った。南山大学では、横山輝雄、服部裕幸、

鈴木貴之のメンバーが参加し、おもに科学論的観点から脳神経科学の知識がどんな特徴をもつかを研究した。また、京都大学の楠見孝氏には、脳神経科学リテラシーの授業が受講者にどんな効果をもたらしているかを測定する授業評価法の開発のために、研究協力者として参加してもらった。さらに、玉川大学グローバル COE プログラム「社会に生きる心の創成」には、脳神経科学の実験の現場や最先端の研究状況、および今後の有力な研究など、書物からは得られない貴重な情報をいろいろ教えていただいた。

この研究プロジェクトでは、最終成果として、脳神経科学リテラシーの教科書、授業用スライド、および授業評価アンケートを作成した。また、じっさいに授業用スライドを使って、東京大学、玉川大学、南山大学で授業を行い、本年度も継続している。そして授業を行ったさいには、授業評価アンケートを実施し、それの解析も行っている。

本書のもとになっているのは、この研究プロジェクトの最終成果として作成した脳神経科学リテラシーの教科書である。この教科書にさらに推敲を加え、内容上の微調整と表現上の工夫を行ったのが本書である。本書には研究プロジェクトに参加したメンバーの多くが執筆者として名を連ねているが、そうでないメンバーも多い。本書に名を連ねていないメンバーにも、むろん多大な貢献をしていただいた。心からお礼を申し上げたい。また、その他のいろいろお世話になった方々にも、深くお礼を申し上げたい。

最後に、本書の刊行を引き受けていただいた勁草書房の土井美智子さんにも、心から感謝の意を表したい。土井さんには『脳神経倫理学の展望』に続いて、本書の編集作業をしていただいた。今回は図版が多く、その著作権処理もあって、いっそう煩瑣な編集作業が必要であったが、いつものように迅速かつ丁寧な仕事をしていただいた。本書が脳神経科学リテラシーの教科書として多くの大学で活用され、また一般の方々にも本書を利用して脳神経科学リテラシーを身につけていただければ幸いである。

2010 年 7 月

編者

図表出典一覧

図 2-1（24 頁）「間違い探し用の図」 Reprinted from Durlach, P. J. 2004. Change Blindness and Its Implications for Complex Monitoring and Control Systems Design and Operator Training, *Human-Computer Interaction* 19(4): Figure 1, p. 427, Figure2, p. 428, with permission from Taylor & Francis Group.

図 2-2（26 頁）「大脳の葉」『脳神経倫理学の展望』（勁草書房、2008 年）より図 1（ix 頁）を転載

図 2-3（30 頁）「変化の検出に関与する脳部位」 Reprinted from Beck, D. M., Rees, G., Frith, C., and Lavie, N. 2001. Neural correlate of change detection and change blindness. *Nature Neuroscience* 4: Figure 3, p. 647. Reprinted by permission from Macmillan Publishers Ltd: *Nature Neuroscience* 4, Copyright 2001.

図 3-1（45 頁）「ニューラルネットワークのモデル（出力は (0, 1, 0)）」 自作

図 3-2（45 頁）「ニューラルネットワークのモデル（出力は (0, 1, 1)）」 自作

図 3-3（48 頁）「意味ネットワーク」 自作

図 3-4（50 頁）「True, False, New それぞれのターゲットを提示されたときの海馬前部および海馬傍回後部の活性化」 Reprinted from Cabeza, R., Rao, S. M., Wagner, A. D., Mayer, A. R., and Schacter, D. L. 2001. Can medial temporal lobe regions distinguish true from false? An event-related functional MRI study of veridical and illusory recognition memory. *Proceedings of the National Academy of Sciences of the United States of America* 98(8): Figure 1, p. 4807. Copyright 2001 National Academy of Sciences, U.S.A.

図 4-1（63 頁）「ザイアンスの実験」 自作

図 4-2（66 頁）「準備電位」 藤澤清・柿木昇・山崎勝男編『新生理心理学 1 巻 生理心理学の基礎』（北大路書房、1998 年）より図 7-7（113 頁）を転載

図 4-3（67 頁）「リベットによる実験の設定」 Reprinted from Ohbi, S. and Haggard, P. 2004. Free Will and Free Won't. *American Scientist* 92: Figure 2, p. 360.

図 4-4（67 頁）「リベットによる実験の結果」 自作

図 4-5（69 頁）「リベットによる実験結果の解釈」 自作

図 4-6（73 頁）「ウェグナーらの二人羽織実験」 Reprinted from Wegnar, D. M., Sparrow, B., and Winerman, L., Vicarious agency: Experiencing control over the movements of others, *Journal of Personality and Social Psychology* 86: Figure 1, p. 841. Copyright 2004 American Psychological Association.

図4-7（73頁）「眺めている腕をゴムで叩かれたときの皮膚伝導反応」　Reprinted from *ibid.*: Figure 2, p. 842, Figure 3, p. 843. Copyright 2004 American Psychological Association.

図4-8（74頁）「ウェグナーの考える意識的な意志と行為の関係」　自作

図5-1（83頁）「年代別生涯使用経験率」　国立精神・神経センター精神保健研究所薬物依存研究部. 2007.『薬物使用に関する全国住民調査』（平成19年度厚生労働科学研究費補助金分担研究報告書）年より図29（30頁）を転載

図5-2（84頁）「大麻の入手可能性についての年次推移」　同書: 図37（31頁）を転載

図5-3（86頁）「意思決定における意識的判断の意味を問い直す実験」　Reprinted from Johansson, P., Hall, L., Sikstrom, S., Olsson, A. 2005. Failure to detect mismatches between intention and outcome in a simple decision task. *Science* 310: Figure 1, p. 117. Reprinted with permission from AAAS.

図5-4（87頁）「顔選好課題」　Reprinted from Kim, H., Adolphs, R., O'Doherty, J. P., Shimojo, S. 2007. Temporal isolation of neural processes underlying face preference decisions. *Proceedings of the National Academy of Science of the United States of America* 104: Figure 1, p. 18254. Copyright 2007 National Academy of Sciences, U.S.A.

図5-5（88頁）「顔選好課題時の最終的に選んだ顔呈示時における脳活動」　Reprinted from *ibid.*: Figure 2, p. 18254. Copyright 2007 National Academy of Sciences, U.S.A.

図5-6（89頁）「ハレらの実験のタスクパラダイム」　Reprinted from Hare, T. A., Camerer, C. F., Rangel, A. 2009. Self-control in decision-making involves modulation of the vmPFC valuation system. Science 324: Figure 1, p. 646. Reprinted with permission from AAAS.

図5-7（90頁）「最終的に選んだ食品に対する価値と相関のあった脳部位」　Reprinted from *ibid.*: Figure 2, p. 647. Reprinted with permission from AAAS.

図5-8（91頁）「自制心を働かせることができた試行において活動の高かった部位」　Reprinted from *ibid.*: Figure 3, p. 648. Reprinted with permission from AAAS.

図5-9（92頁）「後から得られる報酬の現在の価値」　Reprinted from Bickel, W. K. and Marsch, L. A. 2001. Toward a behavioral economic understanding of drug dependence: delay discounting processes. *Addiction* 96(1): Figure 1, p. 76. Reprinted with permission from John Wiley and Sons.

図5-10（93頁）「時間とともに価値が減衰するモデル」　Reprinted from Rangel, A., Camerer, C., Montague, P. R. 2008. A framework for studying the neurobiology of value-based decision making. *Nature Reviews Neuroscience* 9(7): Box. 3, p.550. Reprinted by permission from Macmillan Publishers Ltd: *Nature Reviews Neuroscience* 9(7), Copyright 2008.

図5-11（95頁）「マクルーアらの実験の流れ」　Reprinted from McClure, S. M., Laibson, D. I., Loewenstein, G., Cohen, J. D. 2004. Separate neural systems value immediate and delayed monetary rewards. *Science* 306: Supplement On Line p. 9. Reprinted with permission from AAAS.

図5-12 (95頁)「マクルーアらの実験結果」　Reprinted from *ibid*.: Figure 1, p. 504. Reprinted with permission from AAAS.

図5-13 (97頁)「マデンらの金銭報酬予測実験」　Reprinted from Bickel, W. K. and Marsch, L. A. 2001. Toward a behavioral economic understanding of drug dependence: delay discounting processes. *Addiction* 96(1): Figure 2, p. 78. Reprinted with permission from John Wiley and Sons.

表6-1 (109頁)「ハインツのジレンマにおけるレベルと答え」　自作

図6-1 (116頁)「人身的ジレンマと非人身的ジレンマ」　Reprinted from Koenigs, M. and Tranel, D. 2007. Irrational Economic Decision-Making after Ventromedial Prefrontal Damage: Evidence from the Ultimatum Game. *The Journal of Neuroscience* 27: Figure 2, p. 910. Copyright 2007 by Society For Neuroscience. Reproduced with permission of Society For Neuroscience in the format Other book via Copyright Clearance Center.

図6-2 (118頁)「難しいジレンマと容易なジレンマ」　Reprinted from *ibid*.: Figure 3, p. 910. Copyright 2007 by Society For Neuroscience. Reproduced with permission of Society For Neuroscience in the format Other book via Copyright Clearance Center.

表7-1 (129頁)「交換の利得表」　山岸俊男. 1991.「社会的交換と社会的ジレンマ」盛山和夫・海野道朗編.『秩序問題と社会的ジレンマ』(ハーベスト社) より図8-1 (230頁) を転載

表7-2 (131頁)「分業の利得表」　同書: 図8-2 (240頁) を転載

図7-1 (134頁)「オキシトシンの放出経路」　Reprinted from Moberg, K. U. 2003. *The Oxytocin Factor: Tapping the Hormone of Calm, Love, and Healing*. Da Capo Press. Copyright 2003 Airi Iliste.

図7-2 (135頁)「信頼ゲームの概要」　川越敏司. 2007.『実験経済学』(東京大学出版会) より図3-13 (99頁) を転載

図7-3 (137頁)「信頼ゲームにおけるオキシトシン投与の効果」　Kosfeld, M., Heinrich, M., Zak, P. J., Fischbacher, U., and Fehr, E. 2005. Oxytocin increases trust in humans. *Nature* 435: Figure 2a, p. 674. Reprinted by permission from Macmillan Publishers Ltd: *Nature* 435, Copyright 2005.

図8-1 (148頁)「脳波の計測のために電極を装着した被験者」　画像提供：玉川大学脳科学研究所

図8-2 (150頁)「MRI装置に入る被験者」　画像提供：玉川大学脳科学研究所

図8-3 (154頁)「P300の波形」　藤澤清・柿木昇治・山崎勝男編. 1998.『新生理心理学1巻 生理心理学の基礎』(北大路書房、1998年) より図7-5 (110頁) を転載

図8-4 (159頁)「ラングレーベンらの実験結果」　Reprinted from *Neuroimage* 15(3), Langleben, D. D., Schroeder, L., Maldjian, J. A., Gur, R. C., McDonald, S., Ragland, J. D., O'Brien, C. P., and Childress, A. R. Brain activity during simulated deception: an event-related functional magnetic resonance study: Figure 2, p. 728, Copyright 2002, with permission from Elsevier.

図 9−1（166 頁）「BMI の基本的アイデア」　Reprinted from Nicolelis, M. A. L., 2003. Brain-machine interfaces to restore motor function and probe neural circuits. *Nature Reviews Neuroscience* 4: Figure 1, p. 418. Reprinted by permission from Macmillan Publishers Ltd: *Nature Reviews Neuroscience* 4, Copyright 2003.

図 9−2（168 頁）「チェーピンらの実験の概略図」　Reprinted from Chapin, J. K., Moxon, K. A., Markowitz, R. S., and Nicolelis, M. A. L. 1999. Real-time control of a robot arm using simultaneously recorded neurons in the motor cortex. *Nature Neuroscience* 2: Figure 1, p. 665. Reprinted by permission from Macmillan Publishers Ltd: *Nature Neuroscience* 2, Copyright 1999.

図 9−3（169 頁）「ドナヒューらの実験」　Reprinted from Hochberg, L. R., Serruya, M. D., Friehs, G. M., Mukand, J. A., Saleh, M., Caplan, A. H., Branner, A., Chen, D., Penn, R. D., and Donoghue, J. P. 2006. Neural ensemble control of prosthetic devices by a human with tetraplegia. *Nature* 442: Figure 1, p. 165. Reprinted by permission from Macmillan Publishers Ltd: *Nature* 442, Copyright 2006.

図 9−4（173 頁）「人工内耳」　左図：自作　右図：米国の国立聴覚・伝達障害研究所のホームページ（http://www.nidcd.nih.gov/health/hearing/coch.asp）を参照して自作

図 9−5（175 頁）「fMRI を用いた BMI の実験」　本田技研工業のホームページ（http://www.honda.co.jp/news/2006/c060524a.html）より転載

図 9−6（176 頁）「デコーディングの模式図」　神谷之康. 2005.「脳情報復号化によるブレイン・マシン・インターフェイス」2005 年情報論的学習理論ワークショップ資料より図 3（4 頁）を転載

図 9−7（177 頁）「デコーダの学習と予測」　同資料: 図 2（4 頁）を転載

図 9−8（180 頁）「統合型 BMI による義手の構想」　Reprinted from *Trends in Neurosciences* 29, Lebendev, M. A. and Nicholelis, M. A. L. Brain-machine interfaces: past, present and future: Figure 3, p. 543, Copyright 2006, with permission from Elsevier.

図 10−1（191 頁）「神経細胞とシナプス」　自作

図 10−2（191 頁）「シナプスの構造」　自作

図 10−3（192 頁）「セロトニン系」　野村総一郎・樋口輝彦編. 2005.『標準精神医学第 3 版』(医学書院、2005 年) より図 12（131 頁）を転載

図 10−4（195 頁）「正常なシナプス」　エゼル, C. 2003.「脳の中で何が起きているか」『日経サイエンス』2003 年 5 月号より 34 頁の図を転載

図 10−5（195 頁）「うつ病患者のシナプス」　前掲エゼル（2003）の同じ図を改変

図 10−6（195 頁）「MAO 阻害薬の働き」　前掲エゼル（2003）の同じ図を改変

図 10−7（195 頁）「三環系抗うつ薬および選択的セロトニン再取込阻害薬の働き」　前掲エゼル（2003）の同じ図を改変

図10−8（200頁）「電極の挿入部位」　This article was published in *Cognition, Brain, and Consciousness: Introduction to Cognitive Neuroscience*, Baars, B. J., and Gage, N. M., Figure 5.7, p. 130, Copyright Elsevier 2010.

表10−1（201頁）「うつ病症状のテストスコア」　Reprinted from *Neuron* 45, Mayberg, H., Lozano, A. M., Voon, V., McNeely, H. E., Seminowicz, D., Hamani, C., Schwalb, J. M. and Kennedy, S. H. Deep brain stimulation for treatment-resistant depression, Table 2, p. 654, Copyright 2005, with permission from Elsevier.

図10−9（201頁）「PETによる血流量の測定結果」　Adapted from *ibid.*: Figure 2, p. 655, Copyright 2005, with permission from Elsevier.

図11−1（209頁）「認知エンハンスメントを目的に使用した経験（年齢別）」　Reprinted from Maher, B. 2008. Poll results: look who's doping. *Nature* 452(10): p.674. Reprinted by permission from Macmillan Publishers Ltd: *Nature* 452, Copyright 2008.

図11−2（210頁）「シナプス伝達と再取り込み」　自作

図11−3（210頁）「再取り込みの阻害（アゴニスト効果）」　自作

図11−4（212頁）「健康な人の知的な能力に対するリタリンの効果」　Reprinted from Volkow, N. D., Wang, G-J., Fowler, J. S., Telang, F., Maynard, L., Logan, J., Gatley, S. J., Pappas, N., Wong, C., Vaska, P., Zhu, W. and Swanson, J. M. 2004. Evidence that methylphenidate enhances the saliency of a mathematical task by increasing dapamine in the human brain. *American Journal of Psychiatry* 161: Figure 1, p. 1175. Copyright 2004 by American Psychiatric Association (Journals). Reproduced with permission of American Psychiatric Association (Journals) in the format Other book via Copyright Clearance Center.

図12−1（227頁）「中前頭回の位置」　自作

図12−2（227頁）「体積あたりの神経細胞数の年齢による変化（中前頭回）」　Reprinted from *Brain Research* 163(2), Huttenlocher, P. R. Synaptic density in human frontal cortex - developmental changes and effects of aging: Figure 4, p. 200, Copyright 1979, with permission from Elsevier.

図12−3（228頁）「体積あたりのシナプス数の年齢による変化（中前頭回）」　Reprinted from *ibid.*: Figure 3, p. 199, Copyright 1979, with permission from Elsevier.

図12−4（230頁）「子ネコが置かれた環境」　Reprinted from Blakemore, C. and Cooper, G. 1970. Development of the brain depends on the visual experience. *Nature* 228: Figure 1, p. 478. Reprinted by permission from Macmillan Publishers Ltd: *Nature* 228, Copyright 1970.

図12−5（231頁）「一次視覚野の神経細胞の興奮を引き起こした線分」　Reprinted from Blakemore, C. and Cooper, G. 1970. Development of the brain depends on the visual experience. *Nature* 228: Figure 2, p. 478. Reprinted by permission from Macmillan Publishers Ltd: *Nature* 228, Copyright 1970.

図12−6（233頁）「樹状突起の枝分かれ数の数え方」　This article was published in *Cognition, Brain, and Consciousness: Introduction to Cognitive Neuroscience*, Baars, B. J., and Gage, N. M., Figure 3.2, p. 65, Copyright Elsevier 2010.

図12−7（233頁）「実験結果」　Reprinted from *Experimental Neurology* 40(2), Greenough, W. T., and Volkmar, F. R., Pattern of dendritic branching in occipital cortex of rats reared in complex environments: Figure 1, p. 495, Copyright 1973, with permission from Elsevier.

図12−8（238頁）「健常者と読字障害患者における脳部位の活動の違い」　上図：Reprinted from Shaywitz, S. E., Shaywitz, B. A, Pugh, K. R., Fulbright, R. K., Constable, R. T., Mencl, W. E., Shankweiler, D. P., Liberman, A. M., Skudlarski, P., Fletcher, J. M., Katz, L., Marchione, K. E., Lacadie, C., Gatenby, C., and Gore, J. C. 1998. Functional disruption in the organization of the brain for reading in dyslexia. *Proceedings of the National Academy of Sciences of the United States of America* 95(5): Figure 2, p. 2639. Copyright 1998 National Academy of Sciences, U.S.A.　下図：This article was published in *Cognition, Brain, and Consciousness: Introduction to Cognitive Neuroscience*, Baars, B. J., and Gage, N. M., Figure 5.6, p. 130, Copyright Elsevier 2010.

表13−1（244頁）「振り込め詐欺被害者の年齢別、性別構成の割合」　内閣府編. 2008.『国民生活白書：消費者市民社会への展望—ゆとりと成熟した社会構築にむけて—』より第2−1−28表（108頁）を転載

表14−1（266頁）「ワイスバーグの実験課題例」　Reprinted from Weisberg, D. S., Keil, F. C., Goodstein, J., Rawson, E., and Gray, J. R. 2008. The seductive allure of neuroscience explanations. *Journal of Cognitive Neuroscience* 20: Table 1, p. 471. Copyright 2008 by the Massachusetts Institute of Technology, with permission from MIT Press.

図14−1（269頁）「架空の科学記事」　McCabe, D. P. and Castel, A. D. 2008. Seeing is believing: The effect of brain images on judgments of scientific reasoning. *Cognition* 107: p. 345 の記述をもとに自作

図15−1（289頁）「1995年〜2004年における主要国の経済成長率」　文部科学省編『平成20年版 科学技術白書』より第1−1−19図を転載

図15−2（295頁）「バイオテクノロジー産業の売上高と利益の推移」　Translated and reprinted by permission of Harvard Business Publishing. This chart was originally published under the *Science Business: The Promise, the Reality, and the Future of Biotech*, by Pisano, G. P. in 2006. Copyright 2006 by the Harvard Business School Publishing Corporation; all rights reserved. Source: Compustat. Permission from Standard & Poor's.

人名索引

ア　行

阿部修士　51
アリストテレス　Aristotelēs　106
アンドリアセン　Andreasen, N.　189
イアコボーニ　Iacoboni, M.　262-4
ウィルソン　Wilson, T.　64-5
ウェグナー　Wegner, D.　71-5
ヴォルコウ　Volkow, N. D.　211-4
エインズリー　Ainsley, G.　93
エドワーズ　Edwards, J.　263
エリオット（症例 EVR）Elliot　111-3
オバマ　Obama, B.　262

カ　行

ガザニガ　Gazzaniga, M. S.　208
カステル　Castel, A. D.　268
神谷之康　175-8
萱野稔人　126
川島隆太　270-1, 275-7, 279, 282-3
河西千秋　6
カンデル　Kandel, E. R.　215
カント　Kant, I.　105
キム　Kim, H.　87
ギリガン　Gilligan, C.　110
クーパー　Cooper, G.　229, 232
グリーノー　Greenough, W.　232, 234
クリントン, B.　Clinton, B.　223
クリントン, H.　Clinton, H.　223, 225
ゲージ　Gage, F.　111-3
ケーニヒス　Koenigs, M.　114, 116, 118-9
コールバーグ　Kohlberg, L.　107-10
コスフェルト　Kosfeld, M.　135, 137

サ　行

ザイアンス　Zajonc, R.　63
サイモンズ　Simons, D. J.　23, 34

山海嘉之　182
シェイウィッツ　Shaywitz, S.　237
シャクター　Schacter, D. L.　50-1
シンプソン　Simpson, C. A.　96
スクルニック　Skurnik, I.　249, 251-3

タ　行

ダマシオ, A. R.　Damasio, A. R.　111-2
ダマシオ, H.　Damasio, H.　113
チェーピン　Chapin, J. K.　167-9
DF　26
ディーズ　Deese, J.　47
ディヴィタ　DiVita, J.　33
デンブルク　Denburg, N. L.　255
トゥラット　Turatto, M.　32
ドナヒュー　Donoghue, J. P.　169-71, 181
ドンチン　Donchin, E.　155

ナ　行

ナイサー　Neisser, U.　54
ニクソン　Nixon, R. M.　54
ニスベット　Nisbett, R.　64-5

ハ　行

バートレット　Bartlett, F. C.　54
ハーンスタイン　Hernstein, R. J.　93
ハッテンロッカー　Huttenlocher, P.　226-8
ハレ　Hare, T. A.　89
ピアジェ　Piaget, J.　107-8, 110
ビッケル　Bickel, W. K.　96
ヒューム　Hume, D.　106
ファーウェル　Farwell, L.　155-7
ブチニック　Vuchinich, R. E.　96
フランク　Frank, E.　198
ブルーア　Bruer, J.　234
ブレイクモア　Blakemore, C.　229, 232

ヘインズ　Haines, R. F.　33
ベック　Beck, D. M.　29, 32
ベンサム　Bentham, J.　104
ホーキング　Hawking, S. W.　174
ホッブズ　Hobbes, T.　126-7

マ 行

マーシュ　Marsch, L. A.　96
マクダモット　McDermott, K. B.　47
マクルーア　McClure, S. M.　94
マケイン　McCain, J.　262
マッケーブ　McCabe, D. P.　268
マデン　Madden, G. J.　96
ミッチェル　Mitchell, S. H.　96
ミル　Mill, J. S.　104-5
メイバーグ　Mayberg, H.　200
モベリ　Moberg, K. U.　133

ヤ 行

山岸俊男　128, 133
ヨハンソン　Johansson, P.　86

ラ 行

ラヴェッツ　Ravetz, J.　3, 7
ラングレーベン　Langleben, D.　158-9
リベット　Libet, B.　65-71, 75
ルター　Luther, M.　3
ロディゲル　Roediger, H. L.　47
ロフタス　Loftus, E. F.　55
ロムニー　Romney, M.　263

ワ 行

ワイスバーグ　Weisberg, D. S.　265-6

事項索引

ア　行

アーキテクチャ　292-3, 296
アイオワギャンブル課題　254-5, 257
悪質商法　242-3, 250, 254
アゴニスト（作動薬）　210-1
アセチルコリン　192
アルツハイマー病　216, 219
安心ゲーム　131, 133
アンタゴニスト（拮抗薬）　211-2
意思決定　64-5, 78, 82, 85-6, 88-9, 97-8, 228
萎縮　247-8, 255-6
位置効果　64
一次運動野　301
一次視覚野　10, 25-6, 230
一般的信頼　139-41
遺伝　194, 202
イノベーション　287-90, 293-4, 296-7, 302, 305-6
イメージング技術　146, 150-4, 159-63, 237-8
　機能的──　146-8
　構造的──　146
医療保険　218
因果的決定論　77-8
インターフェイス　293-4, 299-301
インテグラル型　295, 297-8, 303-5
ウェルニッケ野　237-8
嘘発見器　12
うつ病　4-6, 9, 151, 187-90, 192-5, 197-200, 202
裏切り者検知モジュール　132
運動前野　95, 158
運動野　66, 77, 158
エストロゲン　140-1
縁上回　42
エンハンスメント　183, 205-9, 211, 216-20

カ　行

応報戦略　130
オキシトシン　133-5, 137-8, 140
オレオレ詐欺　244-6, 248, 251-2, 254
音読　270-6, 278-83

回想　252-3
海馬　50-1, 134, 196, 247-8, 253
　──傍回　50-1
灰白質　247
解離性障害　187
架空請求詐欺　244-5
角回　237-8
格差　217, 219
学習　192, 223, 227-8, 235-6
　──障害　187, 236, 239
覚せい剤　83-5, 98
下垂体　133-4, 196
ガバナンス　122
刈り込み　228
還付金詐欺　244-5
偽陰性　157
記憶　37, 39-44, 47-57, 192
　意味──　41, 248
　エピソード──　41-2, 55, 248, 252
　偽──　37, 39-40, 47-58
　長期──　40-4, 46, 51
　手続き──　41, 248
義務論　104-6, 119
記銘　40
教育　223-9, 231, 234-5, 239
　脳に基づく──　223
偽陽性　153-4, 157
強迫神経症　9
虚偽検出　152-6, 159-61
虚偽証言　11

拒否権　68-9
筋電位　66
空間分解能　148-51
グローバル化　290-1, 294
軍事　182-4
　　——作戦モニター　33
経済成長　289-91, 294, 296-7, 305
刑事司法制度　14
契約　126
ゲーム脳　224
血流量　28, 147, 175, 179, 200
抗うつ薬　194-9, 202
　　三環系——　196-8
交換　127-33, 136
広告　261-2, 264-5, 270-6, 282-3
向精神薬　12, 85, 193
後頭葉　25-6
広範囲調節系　192-4
後部帯状皮質　94
功利主義　104-6, 119
合理的経済人　125, 127, 131, 136, 139
高齢化　241-2, 256
　　少子——　7-8, 10, 14-5, 289
高齢社会　242, 296
コカイン　83
黒質　134
互恵性　136
国家　126
骨相学　263
雇用の世代間格差　257
コンピュータ　291, 293-4, 296-8, 300-2, 305

サ　行

『サイエンス』　263-4
最後通牒ゲーム　114
最大多数の最大幸福　104-6, 118
再認　252-3
裁判員制度　37-8, 40, 57
細胞体　233
サッカード　22, 24-5, 27
査読　264-5, 273, 283
産学連携　290, 292, 297
三歳児神話　224-6, 232, 234-5, 239
視覚皮質（視覚野）　228, 230, 232-3, 247

時間分解能　148-50
時間割引率　92, 94, 96-7, 99
軸索　192
自殺　188, 193, 198-9
　　——対策　5-6
四肢まひ　169, 171, 181
視床　196
　　——下部　134, 196
市場　291-5, 297
事象関連電位　66, 154
指数関数モデル　93
自制心　89-91, 97-9
自然状態　126
自動的で潜在的な認知システム　10-1, 13
シナプス　44, 190, 192, 226-9
　　——可塑性　44
　　——間隙　191, 195-6
　　——後ニューロン　191, 195-6
　　——前ニューロン　190-1, 195-6
　　——伝達　209-11
自閉症　188-9
資本　289-90
社会
　　——的感情　118
　　——的交換ヒューリスティックス　132-3
　　——的交換理論　127-8, 133
　　——的資本　139-40
　　——の増強　139-40
自由意志　12-4, 61-2, 68-71, 74-8
収穫逓減の法則　289-90
囚人のジレンマ　128-9, 131-3
主観的等価点（IP）　94, 97
熟知感　252-3
熟慮的で意識的な認知システム　10-1, 13
樹状突起　233
馴化　73-4
準備電位　66-8, 70
上前頭回　158-9
小脳　41, 192
賞罰システム　131
乗用車　292, 295, 298-300, 305
自律神経系　134
ジレンマ　114-9
　　人身的（で道徳的内容をもつ）——　114-7

道徳的内容をもたない―― 114-6
　　ハインツの―― 108-9
　　非人身的（で道徳的内容をもつ）――
　　　114-6
　　（判断が）難しい―― 116-8
　　（判断が）容易な―― 116-8
人格　56
神経
　　――経済学　125, 141
　　――細胞　68, 147-51, 190-2, 226-30, 233
　　――神話　224-6, 234-5, 239
　　――伝達物質　191, 194-6
　　――マーケティング　152
人工内耳　167, 172-4
新古典派経済学　125
真実の幻想効果　250-2
侵襲　167, 171-2, 174, 178
深部脳刺激　9
信頼　125, 132-3, 136, 138-41
　　――ゲーム　135-7
髄鞘化　229
水頭症　303
推論　268-9, 271-4, 276, 280-3
すり合わせ　292, 294, 296-7, 303, 305
精神依存　85
精神疾患　148, 187-90, 192-3, 199, 202-3
青斑核　192
責任　13, 184
セロトニン　134, 192, 194, 196-7, 202, 265
線条体　196, 247-8,
前帯状回　158-9
前頭眼窩野（OFC）　95, 113
　　内側――　87, 94
前頭前野　98, 196-7, 234, 265, 270-6, 279,
　　282
　　――外側部　113
　　――背外側部　29, 31-3, 42, 90-1
　　――腹内側部（VMPFC）　90-1, 113-4,
　　　116-9, 255, 303
前頭側頭型認知症　277-8
前頭葉　192, 226, 228, 247-8, 253, 255-6,
　　266, 271, 277
想起　40, 49, 52
双曲関数モデル　92-3
ソース・モニタリング　250, 252

側坐核　87
側頭葉　10, 25-6, 30-1, 41, 268-9
　　――内側部　42, 50

タ　行

帯状回　192
対照群　137
対照実験　263
大脳基底核　87-8, 97, 192
　　――の腹側線条体　94
大脳皮質　97-8, 192, 196
大麻　81, 83-5, 97
他人の手症候群　71
単純計算　270-6
単純提示効果　63
秩序問題　125-8
中前頭回　226
デコーダ　301
デコーディング　9, 176, 178, 300
テストステロン　265
デューク大学　8
転移効果　275-6, 279, 282
電極　147-8, 200, 230
島　114, 263
統合失調症　187-8, 192-3
投資　127, 135-8
頭頂間溝　95
頭頂葉　10, 25-6, 29, 31-3, 42, 158
ドーパミン　134, 192, 209-14
　　――細胞　248
　　――ニューロン　87-8
読字障害　236-8
徳倫理学　104, 106
努力　220-1
トロッコ問題　111, 114

ナ　行

内側前頭皮質　94
『ニューヨーク・タイムズ』　262-3
ニューラルネットワーク　44-8, 177
ニューロン　43-6, 48, 56
認知症　188, 271, 275-80
認知トレーニング　275-6
任天堂　270, 272, 274
『ネイチャー』　208, 214

ネガティヴィティバイアス　253-5
脳科学委員会　7, 121, 296
脳画像　261-2, 264-5, 269-70, 272, 274, 283
脳幹　192
脳機能イメージング　175
脳指紋法　157
脳神経科学リテラシー　1-2, 14-6, 305
脳深部刺激　190, 200
脳トレ　224, 261, 270-5, 282
脳ブーム　iii
脳を鍛える　270-2, 276
ノルアドレナリン　192, 194

ハ　行

パーキンソン病　9, 190
バイオテクノロジー産業　294-6, 299-300
背外側前頭皮質　95
背側路　10, 25-9, 31-2
白質　247
発達　235
　　――障害　188
汎化　275, 279
非侵襲　174-5, 178-9
左半球　32-3
皮膚伝導反応　72-3, 153, 156
敏感期　232, 235
不安障害　187
副作用　196, 199, 214, 217
腹側路　10, 25-30
不注意盲　22-3, 25, 28, 33-5
フライトシュミレータ　33
プライバシー　ii, 161
プラシーボ（偽薬）　135, 137-8
振り込め詐欺　11, 242-6, 256-7
ブローカ野　237
ブロードマン9野　200
ブロードマン24野　200
ブロードマン25野　200
プロジェクト型科学　4, 7
プロプラノロール　216-7
分業　130-1
ヘロイン　83, 96-7
辺縁系　247
変化盲　22-5, 28-35
扁桃体　114, 196, 254, 263

法　126, 184
報酬　113
　　――系　85
　　――情報　248
　　――の価値　91-2, 99
紡錘状回顔領域　30
縫線核　192, 196
暴力　126
ボクセル　151
保持　40-4, 46
ポジティヴィティバイアス　253-4
補足運動野　66, 68, 95
ポリグラフ　153-4, 160

マ　行

マインド・コントロール　ii
マインド・リーディング　ii, 9, 145-6, 152, 161-3, 176
マンハッタン計画　4
見落とし　11, 22-5, 28-9, 33-5
右体性感覚野　114
右半球　32-3
目撃証言　38-9, 52-5, 57
モジュール　293-4, 297-302, 304-5
　　――型　295-6, 298, 303-4
モノアミン
　　――欠乏仮説　194, 197-8
　　――酸化酵素（MAO）阻害薬　195
　　――類　194, 196-8
モラル・エンハンスメント　120
文部科学省　7-8

ヤ　行

薬物依存　81
　　――者　82
薬理的資源　219-20
有機溶剤　83-5
有罪知識テスト　156, 158
融資保証金詐欺　244-5

ラ　行

乱用　82-4
利他的行為　126
リタリン　206-15
リフォーム商法　248, 250

臨界期　226, 230-2, 234-5
ロボットスーツ　1

ワ　行

ワーキングメモリ　40-3, 46, 51

アルファベット

ADHD（注意欠陥・多動性障害）　207, 211, 213-4
ATR（国際電気通信基礎技術研究所）　8, 175
BMI（ブレイン・マシン・インターフェイス）　9, 12, 152, 297, 300-1
　出力型——　165-7, 179
　総合型——　179-81
　入力型——　167, 172
CPU（中央処理装置）　293, 298
CT（コンピュータ断層撮影）　146
DARPA（米国防総省国防高等研究計画局）　183, 215
DRM パラダイム　47-51, 53-5
EEG（脳波、脳電図）　66, 147-8, 150, 154-7, 160, 174
FAB（前頭葉機能検査）　277-82
FDA（食品医薬品局）　6
fMRI（機能的磁気共鳴画像法）　1, 9, 28-9, 31-2, 48-50, 53-4, 57, 114, 120, 148-51, 154, 158-60, 174-9, 237, 261-2, 264-5, 270-2, 274, 283, 300
——に基づく政治論評　262-3
IBIT（脳情報双方向活用技術）　9, 297-300, 302-3
IBM　291, 293
IT 化　290-1, 294
MDMA　83-4
MEG（脳磁図）　147
MFP（全要素生産性）　289
MMSE（ミニメンタルステート検査）　277, 279-80, 282
MRI（磁気共鳴画像）　146-7
NIRS（近赤外分光法）　1, 261
P300　154, 156-7
PET（陽電子放射断層撮影）　147, 149-50, 200, 211-2, 214
PTSD（心的外傷後ストレス障害）　216
SNRI（セロトニン・ノルアドレナリン再取り込み阻害剤）　4-5
SSRI（選択的セロトニン再取り込み阻害剤）　4-6, 196-7, 199, 202
TMS（経頭蓋磁気刺激法）　32-3

編著者略歴

信原幸弘（のぶはら　ゆきひろ）　はしがき・あとがき
　1954年生まれ。東京大学名誉教授。著書に『情動の哲学入門』（勁草書房、2017年）、『意識の哲学』（岩波書店、2002年）、『心の現代哲学』（勁草書房、1999年）、『脳神経倫理学の展望』（編著、勁草書房、2008年）、『シリーズ心の哲学』全3巻（編著、勁草書房、2004年）ほか。

原　塑（はら　さく）　第1章・第2章・第7章・第13章（共著）・第14章・第15章・あとがき
　1968年生まれ。東北大学大学院文学研究科准教授。著書に『脳神経倫理学の展望』（編著、勁草書房、2008年）、主論文に "The Unity of Rational Agency"（*Annals of the Japan Association for Philosophy of Science* 14(1)、2005年）、「大学における教養教育を通じた脳神経科学リテラシーの向上」（共著、『科学技術コミュニケーション』7、2010年）。

山本愛実（やまもと　まなみ）　第5章・あとがき
　1975年生まれ。玉川大学脳科学研究所特別研究員、玉川大学・成蹊大学非常勤講師。主論文に「脳内報酬情報処理に及ぼす知覚的曖昧性の影響」（共著、『日本神経回路学会誌』15(1)、2008年）。

執筆者略歴

中澤栄輔（なかざわ　えいすけ）　第3章
　1975年生まれ。東京大学医学部医療倫理学分野講師。著書に『脳神経倫理学の展望』（共著、勁草書房、2008年）、主論文に「MRIにおける偶発的所見の倫理」（『臨床精神医学』47(1)、2018年）。

鈴木貴之（すずき　たかゆき）　第4章・第8章・第10章・第12章
　1973年生まれ。東京大学大学院総合文化研究科准教授。著書に『100年後の世界』（化学同人、2018年）、『ぼくらが原子の集まりなら、なぜ痛みや悲しみを感じるのだろう』（勁草書房、2015年）、『実験哲学入門』（編著、勁草書房、2020年）。

立花幸司（たちばな　こうじ）　第6章
　1979年生まれ。熊本大学文学部准教授、東京大学大学院医学系研究科業務協力者。著書に『科学技術の倫理学Ⅱ』（共著、梓出版社、2015年）ほか。主論文に "Moral Neuroscience and Moral Philosophy"（『科学哲学』42(2)、2009年）、「モラル・エンハンスメント（道徳能力の増強）は脳神経倫理学の議題となるか？」（『哲学・科学史論叢』11、2009年）。

植原　亮（うえはら　りょう）　第9章・第11章
　1978年生まれ。関西大学総合情報学部教授。著書に『思考力改善ドリル』（勁草書房、2020年）、『自然主義入門』（勁草書房、2017年）、『実在論と知識の自然化』（勁草書房、2013年）、『脳神経倫理学の展望』（共著、勁草書房、2008年）ほか。

永岑光恵（ながみね　みつえ）　第13章（共著）
　1974年生まれ。東京工業大学リベラルアーツ研究教育院准教授。主論文に "Pre-specified Anxiety Predicts Future Decision-Making Performances Under Different Temporally Constrained Conditions"（共著、*Frontiers in Psychology* 10(1544)、2019年）、"Effect of Cortisol Diurnal Rhythm on Emotional Memory in Healthy Young Adults"（共著、*Scientific Reports* 7(10158)、2017年）、「脳神経科学リテラシーをどう評価するか」（共著、『科学技術コミュニケーション』7、2010年）。

脳神経科学リテラシー

2010年10月15日　第1版第1刷発行
2021年 3月10日　第1版第5刷発行

編著者　信　原　幸　弘
　　　　原　　　　　塑
　　　　山　本　愛　実

発行者　井　村　寿　人

発行所　株式会社　勁草書房

112-0005 東京都文京区水道2-1-1　振替 00150-2-175253
　　　　（編集）電話 03-3815-5277／FAX 03-3814-6968
　　　　（営業）電話 03-3814-6861／FAX 03-3814-6854
　　　　日本フィニッシュ・中永製本所

©NOBUHARA Yukihiro, HARA Saku,
　YAMAMOTO Manami　2010

ISBN978-4-326-10201-3　　Printed in Japan

JCOPY ＜(社)出版者著作権管理機構 委託出版物＞

本書の無断複写は著作権法上での例外を除き禁じられています。
複写される場合は、そのつど事前に、(社)出版者著作権管理機構
（電話 03-5244-5088、FAX 03-5244-5089、e-mail: info@jcopy.or.jp）
の許諾を得てください。

＊落丁本・乱丁本はお取替いたします。

http://www.keisoshobo.co.jp

信原幸弘・原塑編著
脳神経倫理学の展望 3000 円

信原幸弘
情動の哲学入門 2700 円
　　価値・道徳・生きる意味

横澤一彦
視覚科学 3000 円

道又　爾
心理学入門一歩手前 2200 円
　　「心の科学」のパラドックス

ヤン・エルスター／染谷昌義訳
合理性を圧倒する感情 3400 円

フレッド・ドレツキ／鈴木貴之訳
心を自然化する 3100 円

ティム・クレイン／植原亮訳
心の哲学 3200 円
　　心を形づくるもの

金杉武司
心の哲学入門 2000 円

信原幸弘編著
シリーズ心の哲学 各 2800 円
　　Ⅰ人間篇／Ⅱロボット篇／Ⅲ翻訳篇

信原幸弘・太田紘史編　　　　　　　　　　Ⅰ 3000 円
シリーズ新・心の哲学　　　　　　　　Ⅱ 3200 円
　　Ⅰ認知篇／Ⅱ意識篇／Ⅲ情動篇　　　Ⅲ 2800 円

信原幸弘
心の現代哲学 2700 円

＊表示価格は 2021 年 3 月現在。消費税は含まれておりません。